JN013376

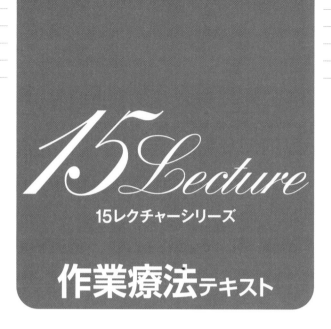

15レクチャーシリーズ

作業療法テキスト

# 義肢装具学

総編集

**石川　朗**

**種村留美**

責任編集

**白戸力弥**

中山書店

総編集 ——————— 石 川　朗　神戸大学生命・医学系保健学域
　　　　　　　　種 村 留 美　関西医科大学リハビリテーション学部作業療法学科

編集委員（五十音順）——— 木 村 雅 彦　杏林大学保健学部リハビリテーション学科理学療法学専攻
　　　　　　　　小 林 麻 衣　晴陵リハビリテーション学院理学療法学科
　　　　　　　　仙 石 泰 仁　札幌医科大学保健医療学部作業療法学科
　　　　　　　　玉 木　彰　兵庫医科大学リハビリテーション学部理学療法学科

責任編集 ——————— 白 戸 力 弥　北海道文教大学医療保健科学部リハビリテーション学科
　　　　　　　　　　　　　　　作業療法学専攻

執筆（五十音順）——— 石 川　朗也　神戸大学生命・医学系保健学域
　　　　　　　　奥 村 修 也　常葉大学保健医療学部作業療法学科
　　　　　　　　草 川 裕 宏　鈴鹿医療科学大学保健衛生学部リハビリテーション学科
　　　　　　　　　　　　　　　作業療法学専攻
　　　　　　　　佐 竹 將 宏　秋田大学大学院医学系研究科保健学専攻理学療法学講座
　　　　　　　　白 戸 力 弥　北海道文教大学医療保健科学部リハビリテーション学科
　　　　　　　　　　　　　　　作業療法学専攻
　　　　　　　　野 田 和 惠　神戸大学生命・医学系保健学域
　　　　　　　　三 橋 幸 聖　昭和大学保健医療学部リハビリテーション学科作業療法学専攻
　　　　　　　　山 中　佑 香　済生会小樽病院リハビリテーション室作業療法課

# 刊行のことば

　本15レクチャーシリーズは，医療専門職を目指す学生と，その学生に教授する教員に向けて企画された教科書である.

　作業療法士，理学療法士，言語聴覚士，看護師などの医療専門職となるための教育システムには，養成期間として4年制と3年制課程，養成形態として大学，短期大学，専門学校が存在しており，混合型となっている. どのような教育システムにおいても，卒業時に一定水準の知識と技術を修得していることは不可欠であるが，それを実現するための環境や条件は必ずしも十分に整備されているとはいえない.

　これらの現状をふまえて15レクチャーシリーズでは，医療専門職を目指す学生が授業で使用する本を，医学書ではなく教科書として明確に位置づけた.

　学生諸君に対しては，各教科の基礎的な知識が，後に教授される応用的な知識へどのように関わっているのか理解しやすいよう，また臨床実習や医療専門職に就いた暁には，それらの知識と技術を活用し，さらに発展させていくことができるよう内容・構成を吟味した. 一方，教員に対しては，オムニバスによる講義でも重複と漏れがないよう，さらに専門外の講義を担当する場合においても，一定水準以上の内容を教授できるように工夫を重ねた.

　具体的に本書の特徴として，以下の点をあげる.

- 各教科の冒頭に，「学習主題」「学習目標」「学習項目」を明記したシラバスを掲載する.
- 1科目を90分15コマと想定し，90分の授業で効率的に質の高い学習ができるよう1コマの情報量を吟味する.
- 各レクチャーの冒頭に，「到達目標」「講義を理解するためのチェック項目とポイント」「講義終了後の確認事項」を記載する.
- 各教科の最後には定期試験にも応用できる，模擬試験問題を掲載する. 試験問題は国家試験に対応でき，さらに応用力も確認できる内容としている.

　15レクチャーシリーズが，医療専門職を目指す学生とその学生たちに教授する教員に活用され，わが国における作業療法の一層の発展にわずかながらでも寄与することができたら，このうえない喜びである.

2010年9月

　　　　　　　　　　　　　　　　　　　　　　　総編集を代表して　石川　朗

# 序　文

　作業療法における義肢装具の主な対象は，義肢では切断者に対する義手が多く，装具では運動器疾患や中枢神経疾患の患者などに対する上肢装具が多くなっています．これらの義肢装具を適切に活用するには，「○○の疾患には，○○の義肢装具」といったステレオタイプの思考のみでは不十分であり，「なぜ，眼前の障害や変形が起きているのか」を病態学，解剖学，生理学，運動学の側面から確実に分析し，「なぜその義肢装具が必要か」を説明できる知識を持ち合わせていることが必要になります．一方，作業療法士が活動や参加を促す対象には，上肢の義肢装具だけでなく，下肢の義肢装具や体幹装具を装着していることも多々あります．したがって，「どのような目的でこの義肢装具を装着しているのか，この義肢装具にはどのような効果があるのか」といった疑問を解決できる義肢装具に対する基本的な知識も必要です．また，義肢装具の処方から支給までには，医師，義肢装具士，理学療法士などと連携を図りながら行うチームアプローチが必要不可欠であり，このチームアプローチを行ううえでは，義肢装具に関する「共通言語」の習得が必須であり，そのための義肢装具全般に関する知識が重要になります．

　本書は，前半を義肢学，後半を装具学から構成し，これらに自助具，車椅子・歩行補助具，支給体系とチームアプローチを加え，義肢装具学の基本的知識全般を網羅できる内容になっています．近年，普及が著しく，技術の進歩も目覚ましい筋電義手についても，比較的多くのページを割いて触れました．また，作業療法士にとって習得すべきであるスプリント作製実習の項目も設けました．さらに，各レクチャーのStep upでは，最新の知見，技術について触れた内容になっています．養成校での義肢装具学の教育だけでなく，臨床現場での実践に役立つ手引書になるものと思っています．

　本書が学生のみならず義肢装具にかかわるすべての臨床の先生方にとって価値ある一冊となり，ご活用いただけることを願っております．

　最後に，本書の刊行にあたり，ご多忙の折，玉稿を賜りました執筆者の先生方，出版の労をいとわずにご尽力をくださった出版社，並びに関係各所の皆さま，先生方に深く感謝申し上げます．


2024 年 1 月

責任編集　白戸力弥

**15レクチャーシリーズ**
**作業療法テキスト／義肢装具学**

# 目次

# 2 LECTURE　義手の分類と構造・機能

白戸力弥　11

## 上肢切断の作業療法評価と義手のチェックアウト　白戸力弥　25

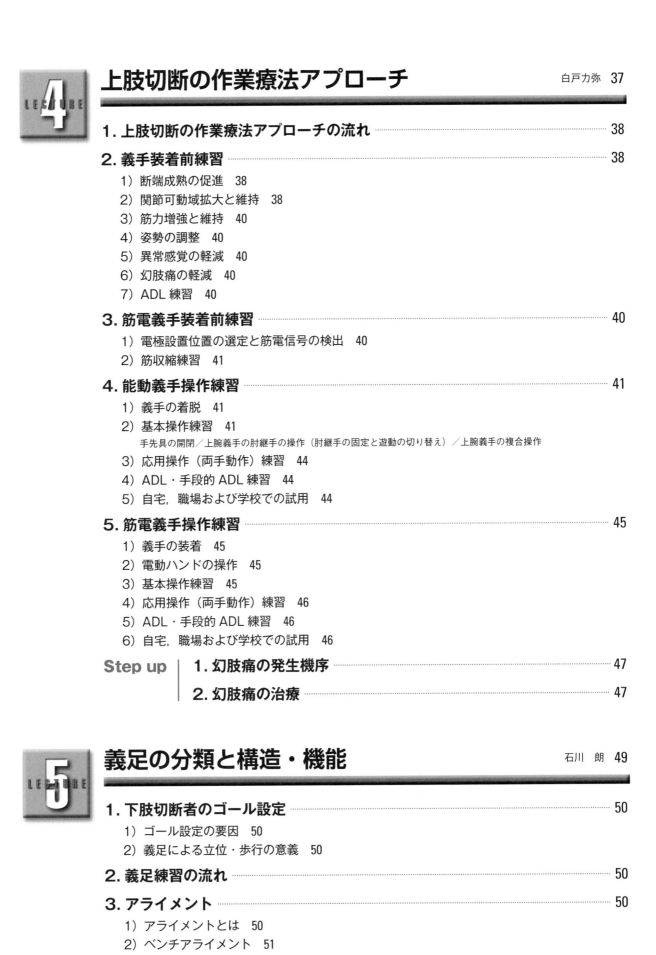

## LECTURE 6 下肢切断の評価とアプローチ

# 装具学総論

## 11 自助具
草川裕也

## 12 下肢装具
佐竹將宏

# 車椅子・歩行補助具

# 15レクチャーシリーズ　作業療法テキスト
# 義肢装具学
シラバス

| | |
|---|---|
| 一般目標 | 義肢装具は，身体機能や構造を回復させる役割と，身体の一部の補完や身体機能の代償により生活行為を獲得・向上させるための役割をもつ．作業療法士には，これらを適応させるための広い知識と高度な技術が求められる．本書では義手，上肢装具や自助具の構造や機能を理解し，疾患や障害に適したこれらの選択と適応，作業療法実践を学習する．また，体幹・下肢機能障害者や下肢切断者への ADL 訓練，指導における作業療法士の役割も大きく，体幹・下肢装具，義足，車椅子，歩行補助具の基本的な構造と機能についても理解する．さらに，関連法規を踏まえた義肢装具の支給体系と切断者のチームアプローチを理解する． |

| 回数 | 学習主題 | 学習目標 | 学習項目 |
|---|---|---|---|
| 1 | 義肢学総論：切断と義肢の基礎知識 | 四肢切断・欠損の原因と切断・欠損レベル・切断術・術後管理・義肢の種類と基本構成を理解する | 作業療法と義肢学，切断と四肢欠損，切断部位，切断原因，切断端，断端管理，義肢の種類，義肢の基本構成，骨格構造と殻構造 |
| 2 | 義手の分類と構造・機能 | 義手の構造上の分類と機能的分類，切断部位（レベル）に対応する義手の構造・機能，義手の構成要素を理解する | 構造上の分類，機能的分類（装飾用義手，作業用義手，能動義手，動力義手），切断部位による分類（肩義手，上腕義手，肘義手，前腕義手，手義手，手部義手，手指義手），構成要素，筋電義手 |
| 3 | 上肢切断の作業療法評価と義手のチェックアウト | 上肢切断に対する作業療法評価，義手のチェックアウトを理解する | オリエンテーション，義手の装着前評価，装着後評価，義手のチェックアウト |
| 4 | 上肢切断の作業療法アプローチ | 作業療法アプローチの流れを理解する義手装着前練習，義手操作練習を理解する | 上肢切断の作業療法アプローチの流れ，義手装着前練習，筋電義手装着前練習，能動義手操作練習，筋電義手操作練習 |
| 5 | 義足の分類と構造・機能 | 股義足・大腿義足・膝義足・下腿義足・サイム義足の基本構造と特徴を理解するベンチアライメント，スタティックアライメント，ダイナミックアライメントを理解する | 下肢切断者のゴール設定，義足練習の流れ，ベンチアライメント，スタティックアライメント，ダイナミックアライメント，大腿義足・膝義足，下腿義足・サイム義足，股義足，足部義足 |
| 6 | 下肢切断の評価とアプローチ | 下肢切断の評価，立位バランスから歩行練習への流れを理解する歩行練習と起居動作練習，応用動作を理解する | 下肢切断の評価，下肢切断へのアプローチ（義足装着前，義足装着後），下肢切断のADL，切断原因別のアプローチの留意点 |
| 7 | 装具学総論 | 装具の目的と分類，3 点固定の原理，製作の流れ，装具に必要な運動学を理解する | 装具の目的・機能・分類，使用される材料，3 点固定の原理，装具製作の流れ，チームアプローチ，処方箋，運動学 |
| 8 | 上肢装具 | 上肢装具の分類と目的，適応疾患，種類，基本的構造や機能を理解する | 分類と目的，適応疾患，肩装具，肩肘装具．肩肘手関節装具，肘装具，手関節装具，対立装具，手装具，指装具 |
| 9 | 上肢装具作製とチェックアウト | 上肢装具の作製法，手順とチェックアウトを理解する | 素材の種類と選択，必要な道具・物品，表面解剖・機能解剖，作製法，作製手順，チェックアウト |
| 10 | 装具作製実習 | 代表的な装具の作製を体験し，理解する | 短対立装具，サム・スパイカ，ボタン穴変形用装具，槌指用装具，装具の作製の要点，スプリントの請求方法 |
| 11 | 自助具 | 自助具の種類と目的，使用方法，適応疾患を理解する | ニーズの確認，評価・動作分析，自助具の考案・選定，試用，調整・改造・変更，決定，実場面での使用，フォローアップ，自助具の実際 |
| 12 | 下肢装具 | 下肢装具の基本的な部品の名称・構造・機能を理解する疾患別に下肢装具の種類や目的，基本的構造や機能を理解する | 下肢装具の部品の種類と名称，目的と構造，短下肢装具，長下肢装具，靴型装具，疾患別装具 |
| 13 | 体幹装具 | 各体幹装具の目的や対象疾患，種類，基本的構造や機能を理解する | 体幹の基礎知識，目的，対象疾患，使用される材料，分類と名称，各種の体幹装具，側彎症装具 |
| 14 | 車椅子・歩行補助具 | 車椅子・歩行補助具の目的や対象疾患，種類，基本的構造や機能について理解する | 車椅子の種類，構造と名称・部品の種類，障害と車椅子の適用，選択．基本的メンテナス，歩行補助具の種類と選択，寸法合わせ |
| 15 | 義肢・装具の支給体系とチームアプローチ | 義肢・装具の支給制度とその流れを理解する切断のリハビリテーションチームと作業療法士の役割を理解する切断者の心理と行動を理解する | 義肢・装具の支給体系と支給の流れ，切断のリハビリテーションチーム，切断者の心理と行動の理解 |

# 義肢学総論：切断と義肢の基礎知識

## 到達目標

- 切断者に対する作業療法の役割を理解する.
- 四肢切断の部位とその原因について理解する.
- 切断術における断端の処理と術後の断端管理について理解する.
- 分類別の義肢の種類を理解する.
- 義肢の基本構成を理解する.

## この講義を理解するために

　四肢切断者に対する作業療法士のアプローチは，上肢切断者への義手の装着練習に加え，下肢切断者への ADL 指導など広範囲に及びます．そのため，この講義では切断術の概要と，切断により失った手足を補う義肢の基本について学びます.

　近年，悪性腫瘍による切断は，化学療法の発展や患肢温存術の進歩などにより減少傾向にあります．一方，高齢化社会の急激な進行と生活習慣病の蔓延は，高齢者の血管原性による切断を増加させています．したがって，作業療法士の対象となる切断者は，重複障害を有した下肢切断者が多くなることが予想されます.

　上肢切断者における義手の処方は，切断部位，切断原因，切断者の年齢，全身状態などによって義手の種類は異なり，到達できる ADL 能力も異なります．また，下肢切断者のすべてが義足を装着して歩行できるようになるわけではありません．そのため，個々の切断者に応じた作業療法アプローチが必要となり，そのために義肢に関する基本的知識が不可欠となります.

　以下の項目を学習しておきましょう.

- □ 切断部位に関する解剖を復習しておく.
- □ 閉塞性動脈硬化症や糖尿病など生活習慣病の概要を学習しておく.
- □ 四肢に発生する悪性腫瘍について学習しておく.

## 講義を終えて確認すること

- □ 切断高位の名称と特徴について説明できる.
- □ 切断の疫学について理解できた.
- □ 作業療法に必要な切断術の知識について理解できた.
- □ 切断術後の断端管理について説明できる.
- □ 義肢の分類と名称，基本的な構造を説明できる.

## 1. 作業療法と義肢学

昭和62（1987）年に制定された義肢装具士法において，義肢とは「上肢又は下肢の全部又は一部に欠損のある者に装着して，その欠損を補てんし，又はその欠損により失われた機能を代替するための器具器械」と定義されている．切断術を受けた対象者や先天性四肢欠損者にとって，義肢は欠損部を補うために必要不可欠なものである．

切断術の施行や義肢の処方は医師が行い，義肢の製作は義肢装具士が行う．一方，作業療法士は上肢切断者への義手の装着練習に加え，下肢切断者へのADL指導などアプローチ内容は広範囲に及ぶ．そのため，義手の種類や基本的構造，能力と限界に関しての知識が必須であり，また，義足の基本的な知識も必要となる．さらに切断肢や断端の評価に加え，健側や全身の残存能力の評価に関する知識も求められる．

切断肢の代わりに義肢を装着すれば，すぐにもとの肢の機能を発揮できるわけではない．また，切断者個別の条件や装着する義肢の機能特性に応じ，獲得可能な動作能力は異なる．さらに高齢者の場合，義肢を装着しないで生活することも多い．作業療法士として切断者とのかかわりは，切断肢の状態に年齢や職業などの個人的な背景を加味し，ADLの改善とQOLの向上を目指すことが重要となる．

## 2. 切断と四肢欠損

切断術とは，四肢の一部を切り離すことであり，関節部を除く肢の一部分での切離を切断，関節での切離を離断とよぶ．

一方，四肢欠損とは四肢形成不全に起因することが多い．四肢形成不全は胎生期に生じ出生時に四肢の形態異常を示す疾患の総称である．多くの疾患の原因は不明であり，義肢の対象となるのは，主に四肢の横軸性欠損である[1]．

## 3. 切断術の意義

種々の疾患外傷が切断術の対象となる．原疾患への治療や処置で対応が困難な場合に切断術が選択される．その医学的処置は，患者やその家族にとって容易に受け入れられるものではない．しかし，切断術は救命目的の最終選択肢だけではなく，残存する機能や能力を最大限発揮するための積極的な選択肢となることも多く，さらに治療に必要な期間が短縮される．

## 4. 切断・四肢欠損の疫学

厚生労働省の報告によると，平成18（2006）年度の肢体不自由による身体障害者手帳の全交付者のうち，切断者数は上肢切断が82,000人，下肢切断は60,000人と推計されている．平成13（2001）年度の同調査と比較すると，上肢切断者数は16,000人減少し，下肢切断者数は11,000人増加している[2]．

切断部位別において，上肢切断では手指切断が最多であり，義肢製作対象に絞ると前腕切断が最多（37.5%）で，次いで上腕切断（27.9%）の頻度が高い．下肢切断では，下腿切断が最多（42.9%）で，次いで大腿切断（39.7%）が多い[3]．

四肢欠損に関する疫学には，不明な点が多い．四肢形成不全の発生率はカナダで1万出生中5.43人と報告されており，日本ではクリアリングハウス国際モニタリングセンターの2010年の報告で，指趾のみを除き1万生存出生中4.09人とされている[4]．

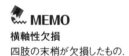

**MEMO**

**義肢装具士（prosthetist and orthotist）**

義肢装具士は法律上，「医師の指示の下に，義肢及び装具の装着部位の採型並びに義肢及び装具の製作及び身体への適合を行うことを業とする者」と定められている．

**MEMO**

**横軸性欠損**

四肢の末梢が欠損したもの．

**MEMO**

**クリアリングハウス国際モニタリングセンター**

日本産婦人科医会が中心となっている，全国規模の出産児の外表奇形調査機関．

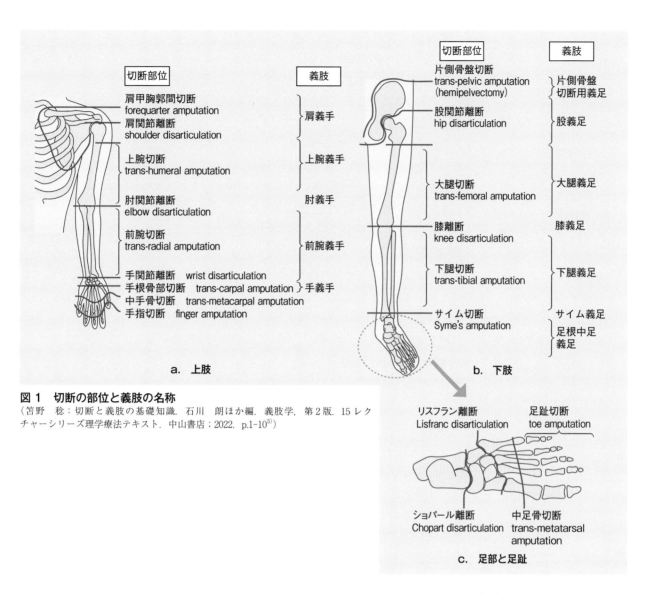

**図1 切断の部位と義肢の名称**
（笘野　稔：切断と義肢の基礎知識. 石川　朗ほか編. 義肢学, 第2版. 15 レクチャーシリーズ理学療法テキスト. 中山書店；2022. p.1-10[5]）

a. 上肢

b. 下肢

c. 足部と足趾

## 5. 切断部位

　切断の部位と義肢の名称を**図1**[5]に示す. 四肢欠損の場合, 欠損部位と残存部位の関係により義肢が選択される.

## 6. 切断原因

　切断原因は, 一般的に外傷性, 腫瘍性, 糖尿病性, 末梢血管性, 先天性に分類される[6].

### 1) 外傷性

　多くは労働災害や交通事故による. 近年は交通事故や労働災害の減少によって減りつつある. 労働災害や交通事故による切断では, 高エネルギー外傷のため, 多発外傷を合併している場合が多い. 上肢切断では, プレス機や印刷機による事故が多い. 鉄道事故による切断は, 特に轢断とよばれ, 二肢や三肢などの多肢切断の場合もある.

### 2) 腫瘍性

　骨肉腫, 軟骨肉腫, 巨細胞肉腫, ユーイング肉腫などが多い. 化学療法の発展と患肢温存術の進歩により, 減少傾向にある[7].

### 3) 糖尿病性

　糖尿病では, 四肢, 特に足部において神経障害と血流障害などにより壊疽, 潰瘍を合併し, それに随伴する足部感染症から下肢切断に至る頻度が高い. また, 糖尿病性壊疽

**MEMO**
**高エネルギー外傷**
速い速度での交通事故や高所からの転落によって身体に大きな力が加わって発生した外傷.

**MEMO**
**多発外傷**
交通事故や高所からの転落によって, 頭部・頸部・胸部・腹部・骨盤・四肢の複数の領域に重い損傷が生じている状態.

ユーイング（Ewing）肉腫

**MEMO**
**患肢温存術**
四肢の転移がない悪性骨軟部腫瘍において, 一般に腫瘍辺縁から2〜3 cm健常部での広範切除を実施し, 腫瘍切除後に自家組織, 同種骨, 人工材料などを用いて患肢の再建を行うこと. 上肢では温存肢は切・離断より機能が優れることが多いが, 下肢では義足の歩行能力が優れている場合もある.

は，糖尿病を起因とする末梢神経障害，末梢動脈閉塞，易感染症が主因となり生じる[8]．

母趾の潰瘍から母趾切断，そして下腿切断，大腿切断へと進行する場合や，一側切断が両側切断へと進行する場合もある．また，虚血性心疾患や脳血管障害，視力障害などを合併することも多く，予後が不良のこともある．

### 4）末梢血管性

末梢動脈疾患の下肢切断の多くは，末梢閉塞性動脈疾患である．その中で，慢性の末梢閉塞性動脈疾患として閉塞性動脈硬化症とバージャー病が代表的である．

閉塞性動脈硬化症は動脈硬化により狭窄や閉塞が生じた状態であり，全身の動脈に生じる．下肢の皮膚や筋では，血流不足により小さな傷などをきっかけに，皮膚に潰瘍や壊死が生じ，細菌感染を伴い最終的に切断の原因となる．

### 5）先天性

先天性四肢欠損は，医学的には切断ではない．しかし，義肢の対象として分類する場合，先天性としていることが多い．

### 6）その他

熱傷や凍傷の後遺症，骨髄炎やガス壊疽などがある．

### 7）切断者・原因の推移

澤村ら[9]による兵庫県下の神戸市以外の市町村を対象とした疫学調査が実施されている．

上肢切断は 1965 年からの 10 年間では業務上の事故が 86％を占めていたが，1995 年からの 10 年間では 61％に減少していた．また，1995 年からの 10 年間では業務上の事故，交通事故，その他の外傷を合わせると 85％であり，上肢切断の原因に関しては外傷が多い．

下肢切断では，1965 年からの 10 年間と 1995 年からの 10 年間を比較すると，業務上の事故，交通事故，その他の外傷を合わせたすべての外傷の割合は半減していた．一方，末梢動脈疾患（下肢動脈疾患）の割合は 4.3 倍に増え，糖尿病だけでみると 35.4 倍に増加していた．

## 7．切断端

### 1）断端長

義肢を装着した際，切断端が長いほど断端からの力が義肢に伝わりやすいため，一般的に断端長は長いほうがよいとされてきた．しかし，切断部位によっては義肢の製作やパーツの選択に制限が生じることがあり，切断端の組織の状態やその後の義肢装着を考慮して切断端の長さを決定する．

### 2）皮膚の処理

断端末端は皮膚で覆われ，義肢を装着するために適した先細りの形状が好ましく，加えて皮膚の適度な可動性と，緊張性も必要となる．そのため，皮膚と皮下組織は各切断部位に適した形状に切開され，縫合される．断端末端を覆うための皮膚や筋肉などを総称して，皮膚弁（皮弁）という．

下肢切断ではソケットを介して荷重がかかるため，縫合創が骨断端の後方に位置するように魚口状の皮膚弁（**図 2a**）とすることが多く，大腿切断では一般的である．血管原性の下腿切断においては，血流が豊富な筋や皮膚を多く残すことで創傷治癒を促進させる目的で，後方の皮膚弁を長くして縫合創を断端末前面に形成する（**図 2b**）ことが多い．一方，上肢切断では前後皮膚弁は同じ長さとする断端が多い．

### 3）骨の処理

横断した骨は辺縁が角張っている．そのまま軟部組織で被覆すると，荷重時に疼痛

を誘発し，仮骨が生じる場合がある．そのため，辺縁は丸く滑らかになるようヤスリで丸みをつけるなどの処理がなされる．

### 4）筋肉の処理

切断術の筋肉に対する処理には以下の方法がある[3,6]（**図3**）[10]．

①**筋膜縫合術**（**図3a**）：筋膜だけを縫合する．

②**筋肉形成術**（**図3b**）：拮抗筋どうしを縫合し，筋の生理的緊張を残す．

③**筋肉固定術**（**図3c**）：筋を骨に固定し，人工的な筋停止部を形成する．

④**筋肉形成部分固定術**（**図3d**）：断端内層の筋を骨に固定し，ほかは筋肉形成術を行う．

筋肉形成部分固定術を筋肉固定術とする場合が多く，現在は筋肉形成部分固定術が主流である．筋肉が切断前と同様な生理的緊張下となり，断端の周径変化が少なく，一定の筋力を得ることができる．一方，血管原性切断の場合，循環を重視し筋肉形成術を行うことがある．その場合，筋が骨に固定されていないために切断後の断端の筋萎縮が生じやすくなる．

### 5）血管の処理

動静脈は基本的に結紮し，特に動脈は必ず二重結紮する．術後はドレーンを留置し，断端内の血腫を可能な限り少なくする．断端内に血腫が形成されると，感染や浮腫の増悪の原因となり，創閉鎖にも影響を及ぼす．

### 6）神経の処理

神経は可能な範囲で遠位に引き，近位で鋭利なメスにて切断し，術後の神経腫を予防する．

## 8. 断端管理

### 1）断端の成熟

切断術後，創傷治癒を促進させ，循環障害，浮腫，腫脹を予防することが重要で

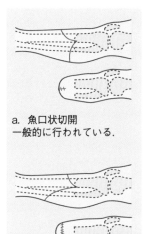

a. 魚口状切開
一般的に行われている．

b. 長後方皮膚弁
虚血性の切断で用いられる．

**図2 下肢切断の皮膚弁**
（笘野　稔：切断と義肢の基礎知識. 石川　朗ほか編. 義肢学. 第2版. 15レクチャーシリーズ 理学療法テキスト. 中山書店；2022. p.1-10[5]）

**MEMO**
骨の処理

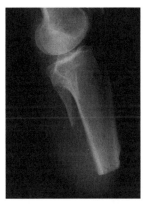

（笘野　稔：切断と義肢の基礎知識. 石川　朗ほか編. 義肢学, 第2版. 15レクチャーシリーズ 理学療法テキスト. 中山書店；2022. p.1-10[5]）

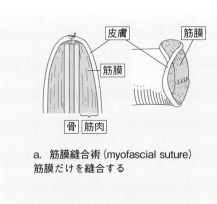

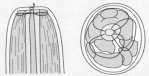

a. 筋膜縫合術（myofascial suture）
筋膜だけを縫合する

b. 筋肉形成術（myoplasty）
拮抗筋どうしを縫合し，筋の生理的緊張を残す

c. 筋肉固定術（myodesis）
筋を骨に固定し，人工的な筋停止部を形成する

d. 筋肉形成部分固定術（osteo-myoplasty）
現在はこの術式を筋肉固定術と呼ぶ場合が多い．断端内層の筋を骨に固定し，ほかは筋肉形成術を行う

**図3 筋肉の処理**
（澤村誠志. 切断と義肢, 第2版. 医歯薬出版：2016. p.46[10] より. 説明を追加した）

**表1 ドレッシングの各方法の利点と欠点**

| | ソフトドレッシング | シリコンライナー | リジッドドレッシング |
|---|---|---|---|
| 利点 | ● どこの施設でも行える<br>● 創の観察と処置が容易 | ● 適度な圧迫が確実に持続的に可能<br>● 自身で着け外しが容易 | ● 早期に成熟断端となる<br>● 断端痛・幻肢痛が少ない |
| 欠点 | ● 断端包帯を正しく巻くことが難しい<br>● ゆるみ・包帯抜けを生じる<br>● 成熟断端となるまで時間を要する<br>● 断端痛・幻肢痛が強い | ● ライナーが高価<br>● サイズ変化に合わせ交換が必要<br>● シリコンかぶれを起こすことがある<br>● 蒸れる<br>● 形のいびつな断端の圧迫は難しい | ● 創観察が困難<br>● 温度，湿度などが細菌感染に適する条件となりやすい<br>● ギプスソケットの正確な適合が必要<br>● 断端の変化に合わせギプスソケットの交換が必要 |

（永冨史子：早期義肢装着法と義足適合の流れ—アライメントの概念．石川　朗ほか編．義肢学，第2版．15レクチャーシリーズ理学療法テキスト．中山書店；2022．p.11-20[11]）

**表2 成熟断端と理想的断端の条件**

1. 創治癒している ｝成熟断端
2. 周径が安定
3. 適当な断端長と軟部組織量
4. 断端痛・幻肢痛がない
5. 関節可動域が良好
6. 筋力が良好
7. 皮膚に癒着・脆弱性がない

（1〜7 ｝理想的断端）

（永冨史子：早期義肢装着法と義足適合の流れ—アライメントの概念．石川　朗ほか編．義肢学，第2版．15レクチャーシリーズ理学療法テキスト．中山書店；2022．p.11-20[11]）

ある．そして，浮腫を軽減し，切断された筋の萎縮により断端周径が減少し，徐々に周径変動が少なくなり，断端のサイズ変化がなくなった状態を断端の成熟という．この断端の成熟を促す手段として，術後から断端を持続的に圧迫する断端管理を行う．断端管理には，ソフトドレッシングやリジッドドレッシング，シリコンライナーを用いた方法などがあり，それぞれに利点と欠点がある（**表1**）[11]．断端管理で目指す成熟断端と理想的断端の条件を**表2**[11]に示す．

ソフトドレッシング（soft dressing）

リジッドドレッシング（rigid dressing）

シリコンライナー（silicone liner）

### 2) ソフトドレッシング

弾力包帯を巻いて断端を圧迫する方法である．安価であり，創の確認や処置も容易に行えるため多用されている．一方，適正な圧をかけながら断端包帯を巻く技術は難しく，また，徐々に弾性包帯がゆるむため巻き直しの必要性があることが問題点である．

### 3) シリコンライナーを用いたドレッシング

ライナーとは内張りのことを意味し，切断者に対しては断端にソックスのように装着し断端を保護する役割を果たす．義肢で多く使用されているライナーはシリコン性が多く，伸縮性が高く，形状が変化しないという特徴がある．

断端管理において，シリコンライナーを用いた場合，切断者自身で着け外しをしても確実に適切な圧迫を持続的に加えることができる．注意点としては，適正なサイズのライナーを使用する必要があり，ライナーが高価なことが問題点である．また，シリコンかぶれや蒸れの問題にも留意する必要がある．

義肢を断端に装着する際には，義肢の懸垂，体重支持，断端の保護などをするなどの役割を有する．

### 4) リジッドドレッシング

術直後にギプス包帯を断端に巻いてソケットを作製し，浮腫予防，静脈血還流促進を図り，断端痛予防に有利な方法として生まれた．ギプスに直接義肢を装着する術直後義肢装着法（**図4**）にも応用でき，超早期から荷重開始ができる利点もある．しかし，断端観察が行えず感染リスクなどを予防することが難しく，本法は習熟したチーム体制が必要であり，現在一般病院においてはほとんど実施されていない．

### 5) 幻肢と幻肢痛

幻肢とは，切断術により切除され失われた手足が断端部または断端から離れた位置に残っているかのような感覚のことである．その幻肢に疼痛を伴う場合，幻肢痛という．幻肢は多くの切断者に存在し，切断術からの時間経過とともに位置や形状が変化する．意図的に動かすことができることがあり，下肢切断者では義足の振り出しの練

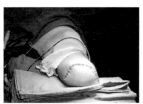
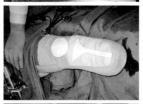
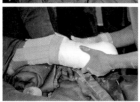
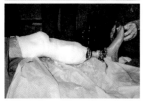

**図4 術直後義肢装着法**
切断術直後に手術台上でソケットを装着し，義肢を取り付ける方法．早期に練習を開始できる利点がある．

習に幻肢を有効に用いる場合もある．一方，幻肢痛の発現機序はいまだ不明の点も多い．

## 9. 義肢の種類

### 1) 構造による分類

①骨格構造（内骨格）：義肢の構成要素をパイプ状の支柱で接続し，この上からスポンジ製のコスメティックカバーを被せて外観を整える．骨格義肢の部品は規格化され，切断者の条件に応じたものを選択できる．

②殻構造（外骨格）：エビやカニのように義肢の外表面が硬く強度のあるもので覆われている構造．ソケットと継手のあいだが四肢の形状に合わせて中空構造で形成されている．多くは軽量であるが，製作に手間を要し，ソケットや足部などのパーツ交換が困難である．

### 2) 製作時期による分類

①仮義肢（訓練用仮義肢）：初めての義肢であり，練習を目的とする．医療機関で切断後より本義肢の装着までの義肢．

②本義肢：仮義肢後に作製し，日常生活で使用する義肢．

### 3) 機能による主な義肢の分類

①装飾用義肢：外観的な面の復元を目的とした義肢．

②常用義足：日常動作において，主に歩行などを目的として使用するための義足．

③作業用義肢：外観的なことは考慮せず，種々の作業に使用すること目的とした義肢．

④能動義手：手先の開閉や，肘の曲げ伸ばしなどの機能があり，切断者が自分で操作して手の機能を再現しようとするための義手．

⑤筋電義手：筋電位によって手指の把持などを制御する，体外力源義手．

⑥スポーツ義足：陸上用や水泳用，スキー用などスポーツに合わせたパーツや素材を使用した義足．

### 4) 切断部位による分類

（1）切断部位によって分類され，それぞれに対応した義手

①肩義手：肩周囲での切断に処方される．

②上腕義手：上腕部での切断に処方される．ソケットには，差し込み式，吸着式，オープンショルダー型などがある．

③肘義手：肘関節離断に処方される．

④前腕義手：前腕部での切断に処方される．ソケットには，差し込み式，吸着式，スプリット型，自己懸垂型などがある．

⑤手義手：手関節離断に処方される．

⑥手部義手：手掌部での切断に処方される．主に装飾用が多い．

⑦手指義手：指の切断に処方される．切断部にはめる装飾用が多い．

（2）切断部位によって分類され，それぞれに対応した義足

①股義足：股離断，片側骨盤切断で処方される．カナディアン式股義足が一般的．

②大腿義足：大腿部での切断に処方．ソケットには座骨収納型，四辺形型，差し込み式などがある．

③膝義足：膝離断に対して処方される．

④下腿義足：下腿部での切断に処方．ソケットには，TSB式，PTB式，KBM式，PTS式などがある．

⑤サイム義足：サイム切断に処方される．

⑥足部義足：足根部，中足骨部，足趾のいずれかでの切断に処方される．

---

**LECTURE 1**

💡 **ここがポイント！**
幻肢（phantom limb）
幻肢は6歳未満の小児切断ではみられない．15歳ごろには成人と同様の性状を訴えるようになり，これらの事実からボディイメージと幻肢が密接な関係をもっていると考えられている．

💡 **ここがポイント！**
幻肢痛（phantom pain）
幻肢痛が存在すると治療の阻害因子となる場合があり，特に心理面への影響が大きい．問診において，「幻肢痛はいかがですか？」などと幻肢痛を強調するのではなく，「切断された部分に痛みがありますか？」などと確認することが有効である．

TSB（total surface bearing）

PTB（patella tendon bearing）

KBM（Kondylen Bettung Münster）

PTS（Prothèse Tibiale〈à Emboitage〉Supracondylien）

## 10. 義肢の主な基本的構成（図5）[5]

### 1）ソケット

断端を収納し，身体と義手や義足をつなぐ部分．ソケットを通じて切断肢の運動が義肢に伝達される．また，義足では体重を支持する機能を有する．ソケットの形状は，身体の機能と能力，年齢，活動量や生活スタイルによって選択される．

### 2）継手

切断により失われた関節の機能を代償する人工の関節．義手の場合，肩

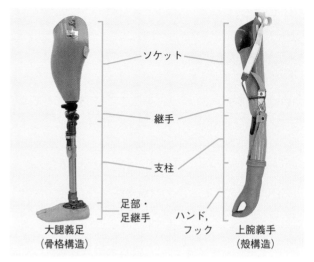

図5 義肢の基本構成要素
（笘野 稔：切断と義肢の基礎知識．石川 朗ほか編．義肢学，第2版．15レクチャーシリーズ理学療法テキスト．中山書店；2022．p.1-10[5]）

継手，肘継手，手継手がある．義足の場合，股継手，膝継手，足継手がある．

### 3）手先具

手継手の機能はなく，手の形状や，把持や引っかけるなどの機能を再現する部分．能動フック，能動バンド，装飾手袋，電動ハンド，作業用手先具などがある．

### 4）足部

足継手の機能がなく，足の形状や機能を再現する部分であり，SACH足やスポーツ用のカーボン性エネルギー蓄積型などがある．

### 5）支持部（支柱）

義肢のソケットと継手，または継手どうしを接続し，力を伝達する部分．

### 6）懸垂装置

義肢が身体から脱落することを防ぐための部分．義手にはハーネス，義足にはシレジアバンドやPTBカフベルトがある．

SACH（solid ankle cushion heel）足

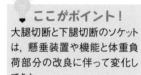

**ここがポイント！**
大腿切断と下腿切断のソケットは，懸垂装置や機能と体重負荷部分の改良に伴って変化してきた．

### ■引用文献

1）芳賀信彦：四肢形成不全の疾患概念と重症度分類法の確立に関する研究．厚生労働科学研究費補助金難治性疾患等政策研究事業．2016．
2）厚生労働省社会・援護局障害保健福祉部企画課：平成18年身体障害児・者実態調査結果．2008．https://www.mhlw.go.jp/toukei/saikin/hw/shintai/06/dl/01.pdf
3）中村 隆：補装具製作部における切断者の調査とその傾向―義肢装具士の製作記録から．国リハ研紀 2007；28：93-103．
4）高村和幸ほか：整形外科・リハビリテーション領域からみた全国疫学調査の手法に関する検討．厚生労働科学研究費補助金 難治性疾患等政策研究事業．2016．
5）笘野 稔：切断と義肢の基礎知識．石川 朗ほか編．義肢学，第2版．15レクチャーシリーズ理学療法テキスト．中山書店；2022．p.1-10．
6）水落和也：切断の疫学―最新の動向．Jpn J Rehabil Med 2018；55：372-7．
7）守田哲郎：悪性骨軟骨腫瘍に対する患肢温存手術の治療成績．Cli Reha 2013；22：1173-9．
8）上村哲司：糖尿病足病変に対する下腿切断術―その問題点と現状．創傷 2012；3：196-200．
9）澤村誠志：義肢学，第3版．医歯薬出版；2016．
10）澤村誠志：切断と義肢，第2版．医歯薬出版；2016．p.46．
11）永冨史子：早期義肢装着法と義足適合の流れ―アライメントの概念．石川 朗ほか編．義肢学，第2版．15レクチャーシリーズ理学療法テキスト．中山書店；2022．p.11-20．

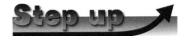

## 1. 切断部位の決定

　一般に，てこの原理より断端長が長いほうが筋力発揮において有利である．しかし，義足パーツの選択などにおいて，残存する部位が問題となる場合がある（図1）．

### 1）大腿切断長断端（顆部より遠位の切断）

　断端が長すぎると，膝継手を取り付けるための間隙がないために膝継手の選択肢が制限され，非切断肢と膝関節位置に差が生じた場合は，歩容に違和感が発生する．加えて，日本の生活様式には不可欠なターンテーブルを取り付けることができない．

　一方，膝離断でも同様の問題は生じるが，断端末で荷重可能な場合は膝歩きが可能となる．高齢者において，非義足装着での移動動作が安全に行える利点となる．

### 2）下腿切断極短断端（脛骨粗面より近位の切断）

　下腿切断極短断端の切断において，膝蓋腱が残存し大腿四頭筋が作用可能な場合は膝関節の機能を保持することができる．そのため，極短断端であっても膝離断より際立って有効である．

　一方，膝蓋腱が残存できない場合は，膝関節機能が有効に作用することができず，膝継手が必要となる．この場合，大腿切断長断端と同様の問題が生じるため，一般に切断部位としては回避する．

### 3）下腿切断長断端

　下腿遠位部は，他の部位より血流が不足しやすく，創治癒も遅れることがある．そのため，血管原性切断ではこの部位の切断を避ける．また，長断端の場合，ソケットの適合が難しく，さらに義足足部パーツの選択に制限を受けるため，積極的には導入されない．

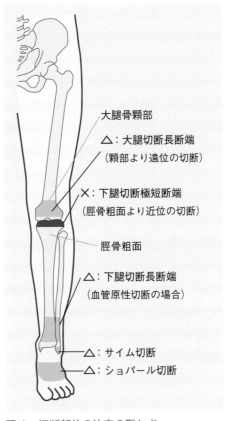

大腿骨顆部

△：大腿切断長断端
（顆部より遠位の切断）

×：下腿切断極短断端
（脛骨粗面より近位の切断）

脛骨粗面

△：下腿切断長断端
（血管原性切断の場合）

△：サイム切断

△：ショパール切断

**図1　切断部位の決定の難しさ**
（笘野　稔：切断と義肢の基礎知識．石川　朗ほか編．義肢学．第2版．15レクチャーシリーズ理学療法テキスト．中山書店；2022．p.1-10[1]をもとに作成）

### 4）サイム切断

　断端末で体重を負荷することが可能であれば，非切断肢との脚長差が5 cm以内となり，高齢者において非義足装着で家屋内歩行が可能となり有用となる．一方，断端末で体重負荷により疼痛が誘発されることがある．その場合，膝蓋腱にて体重負荷が必要となり，ソケットの適合が著しく難しくなる．また，内果・外果の部分でソケットが膨隆し，外観状好ましくない．さらに，義足足部パーツの種類が少なく，この部分での切断は事前に十分な検討が必要である．

### 5）ショパール切断

　以前は多くの場合，尖足となるため，この部分での切断は慎重であった．しかし，足関節背屈筋の前脛骨筋の処理を行い，切断直後より足関節の関節可動域練習を積極的に導入することで尖足を予防できるようになってきた．その場合，裸足で室内でのADLが可能となるため，有効な切断部位となる．一方，前脛骨筋の処理が困難な場合は尖足となるリスクが高く，疼痛が誘発されやすくなる．

## 2. シリコンソケット

　シリコンなどの素材で作られるライナーは，装着により断端に密着する伸縮性を有しているため，義足の懸垂機能として有効に作用する．また，摩擦や圧迫など断端へのストレスに対する緩衝作用をもつことも利点となる（図2）．一方，シリコンライナーには，使用時の注意点や問題点もある．

### 1）汗の問題

　多くの切断者は，ライナーを装着すると断端に発汗を生じる．症例によっては，ライナーの中に汗が溜まる場合

もある.

発汗によって，皮膚のかぶれなど炎症や傷が発生することがある．また，汗によってライナーが滑り，義足が脱げやすくなるなどフィッティングに問題が生じる場合があり，特に活動性の高い切断者では問題となることがある．

発汗に対応する方法として，汗をかいた時点でライナーを脱ぎ，断端とライナーの汗を拭き取り，乾かした後に再度装着することが前提となる．また，1日の義足装着の最後には，ライナーの内側を殺菌作用のある石鹸で洗って干し，ライナーの衛生を保つ（図3）．さらに，入浴などによって断端の衛生を保ち，傷の発生などの確認を行う．

### 2）素材の不適応

切断者の中には，ライナーの素材が皮膚に接触することによって，発疹やかゆみなどのアレルギー反応を生じることがある．このようなトラブルを回避するため，ライナーの使用前にパッチテストによるチェックを行う．

### 3）装着時の締め付け・引っ張りに対する違和感

ライナーの装着により断端全体が加圧された状態となる．この状態に対し，不快感や疼痛を強く訴える切断者では適応が困難となる場合がある．特に，外ソケットと装着がピンロックタイプではライナーが長軸方向に引かれ，陰圧や断端の変形により疼痛を生じる例があり，この場合も適応は困難になる．

### 4）下腿切断での膝屈曲による疼痛

長時間膝屈曲位をとる場合，膝窩の部分でライナーに皺ができる．膝窩の皮下脂肪が少なく，皮膚は脆弱のため，疼痛や表皮剥離を生じる場合がある．可能な範囲で膝を伸展位にするなどの対応を考える．

### 5）縁の部分の炎症

ライナーを装着した際に，ライナーの縁の部分で皮膚が発赤を起こすことがある．繰り返すと，水疱やみみず腫れを生じることもある．その主な原因は，ライナーの縁の部分で皮膚が引っ張られ刺激を受けることである．その場合，ライナーの縁を折り返し，縁の高さを変えることで刺激を分散させること，また，刺激を受ける部位にベビーオイルを塗ることなどが有効である．

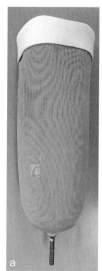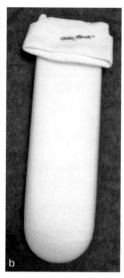

**図2 ライナーのバリエーション**
a. キャッチピンを用いるタイプ.
b. ピンを用いないタイプ. 断端袋の代わりに用いられ断端保護の効果が高い. ただし懸垂装置が必要である.
（笘野　稔：切断と義肢の基礎知識. 石川　朗ほか編. 義肢学，第2版. 15レクチャーシリーズ理学療法テキスト. 中山書店；2022. p.1-10[1]）

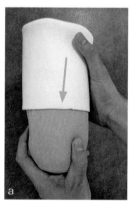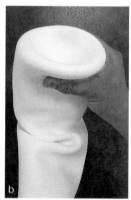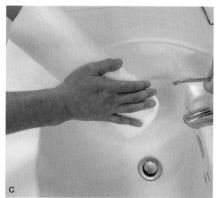

**図3 ライナーのメンテナンス**
a, b. 端から裏返して完全に反転させる（装着時も同様）.
c. 殺菌作用のある石鹸でしっかり洗う.
（笘野　稔：切断と義肢の基礎知識. 石川　朗ほか編. 義肢学，第2版. 15レクチャーシリーズ理学療法テキスト. 中山書店；2022. p.1-10[1]）

■引用文献

1）笘野　稔：切断と義肢の基礎知識. 石川　朗ほか編. 義肢学，第2版. 15レクチャーシリーズ理学療法テキスト. 中山書店；2022. p.1-10.

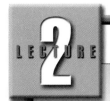

# 義手の分類と構造・機能

## 到達目標

- 義手の構造上の分類と機能的分類を理解できる.
- 切断部位（レベル）の名称と，それに応じて適応となる義手を理解できる.
- 義手の構成要素を理解できる.
- 筋電義手の構造と機能を理解できる.

## この講義を理解するために

　この講義では，義手の分類と構造，機能について学習します. 特に，前腕能動義手と上腕能動義手の構造，仕組みの違いを理解することが重要です. 加えて，労働者災害保険補償制度により片側切断者にも支給が可能となり，日本でも普及が広まってきた前腕筋電義手の構造と機能を学びます. これらの内容の理解は，次講義以降の義手のチェックアウト（適合判定），義手の装着練習を学習するうえで，非常に重要です.

　以下の項目を学習しておきましょう.

　　□ 上肢の解剖学・運動学を中心に復習しておく.

　　□ Lecture 1 で学んだ切断・欠損レベルと義肢の名称を復習しておく.

　　□ Lecture 1 で学んだ義肢の種類と基本的構成を復習しておく.

## 講義を終えて確認すること

　　□ 義手の構造上の分類と機能的分類が理解できた.

　　□ 切断部位（レベル）に応じて適応となる義手の分類が理解できた.

　　□ 義手の構成要素であるソケット，継手，手先具，ハーネスの種類，構造と特徴が理解できた.

　　□ 単式および複式コントロールケーブルシステム，肘ロックコントロールケーブルの部品の名称，構造，適応となる義手について理解できた.

　　□ 筋電義手の構成部品と制御方法が理解できた.

## 1. 構造上の分類

### 1）殻構造義手 （図1a）

義手で一般的に用いられる構造である．合成樹脂の外側の殻（外殻）が機械的強度と外観を決定する．

### 2）骨格構造義手 （図1b）

内部の中心に存在する金属支柱により，機械的強度が得られる．外観はスポンジなどの軟性素材によって形成される．

## 2. 機能的分類

障害者総合支援法の補装具交付基準に基づき，以下に大別される[1]．

### 1）装飾用義手

外観を本物の手に似せることを目的とした義手で，義手そのものに能動的な動きはない（図2a）．物を押さえたり，引っかけたりすることはできる．

### 2）作業用義手

種々の作業に特化し，これらの作業が可能となるように作製された義手である（図2b）．作業の内容に応じて手先具を交換して使用する．

### 3）能動義手（体内力源義手）

肩甲骨や肩の動きを力源にハーネスを介し力をケーブルへ伝え，手先具を操作することで物の把持を可能にする義手である（図2c）．

### 4）動力義手（体外力源義手）

モーターを力源として手先具などを操作する義手である．切断肢断端の筋活動で得られる電気信号を利用して，モーターを内蔵した手先具（電動ハンド）の開閉を制御する筋電義手がある（図2d）．

## 3. 切断部位（レベル）による分類

上肢の切断部位と義手の適応を図3[2]に示す．

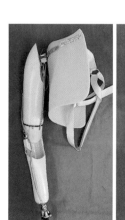
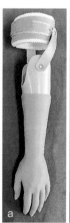
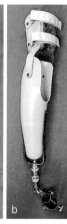
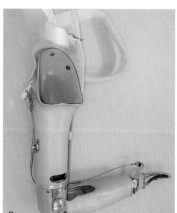
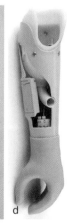

**図1 義手の構造上分類**
a．殻構造義手（肩能動義手），b．骨格構造義手（肩装飾用義手）．

**図2 義手の機能的分類**
a．装飾用義手（前腕装飾用義手），b．作業用義手（前腕作業用義手），c．能動義手（上腕能動義手），d．筋電義手（前腕筋電義手：オットーボック・ジャパン〈株〉より提供）．

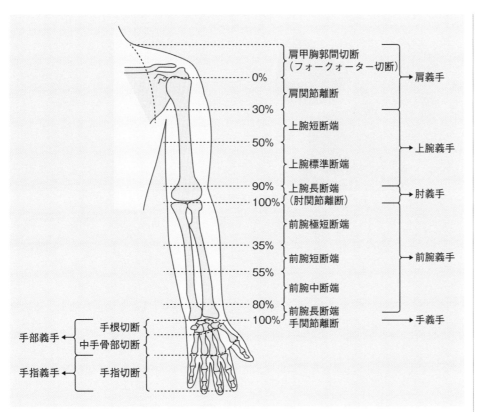

**図 3　切断部位と義手の適応**
(柴田八衣子，大庭潤平：上肢切断．大庭潤平ほか編．義肢装具と作業療法．医歯薬出版；2017．p.13[2]) をもとに作成)

### 1）肩義手 （図 4a）

肩甲胸郭間切断（フォークォーター切断），肩関節離断に適応となる．

#### （1）肩甲胸郭間切断（フォークォーター切断）

肩甲骨が離断され，胸郭が断端を形成するため，ソケットの懸垂には胸郭バンド式ハーネスを用いる．断端の動きがなく，非切断肢のみの動きに依存するため，義手の操作性は大きく劣る．

#### （2）肩関節離断（0〜30%）

肩甲骨，または上腕骨近位部が残存し，これらの動きを能動義手の力源として利用できる．

### 2）上腕義手 （図 4b）

上腕短断端，上腕標準断端に適応となる．

#### （1）上腕短断端（30〜50%）

断端が短く，肩外転位になりやすい．肩甲上腕関節の拘縮が生じやすい．

#### （2）上腕標準断端（50〜90%）

切断側の肩関節の動きを能動義手の操作の力源に大きく利用できる．また，断端で直接物を押さえるなどの補助手として利用できる．

### 3）肘義手

肘関節離断に適応となる．

#### 肘関節離断（上腕長断端 90〜100%を含む）

断端の支持面積が大きく，義手を有効に使用できる．また，断端が長いため，能動単軸肘ヒンジ継手を使用する．

### 4）前腕義手 （図 4c）

前腕極短断端，前腕短断端，前腕中断端，前腕長断端に適応となる．残存する前腕が短いほど，肘自動屈曲運動と前腕回旋運動が少なくなる．

---

🖊 **MEMO**

上腕短断端，上腕標準断端，上腕長断端は上腕切断に含まれ，前腕極短断端，前腕短断端，前腕中断端，前腕長断端は前腕切断に含まれる（Lecture 1 図 1 参照）．

LECTURE
**2**

💡 **ここがポイント！**
肩甲胸郭間切断では，切断肢の肩甲骨を含めた以遠が存在しないため，非切断肢の肩甲骨と肩関節の動きにより，義手を操作するための力源を生み出さなければならない．

💡 **ここがポイント！**
上腕能動義手では，断端が長い場合，能動単軸肘ブロック継手を装着できない．

💡 **ここがポイント！**
前腕切断では，残存する前腕が短いほど，回旋できる角度が少なくなる（下図）[3]．

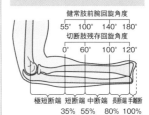

前腕断端レベルと前腕の残存回旋角度

（澤村誠志：切断と義肢，第2版．医歯薬出版；2016．p.140[3]) をもとに作成）

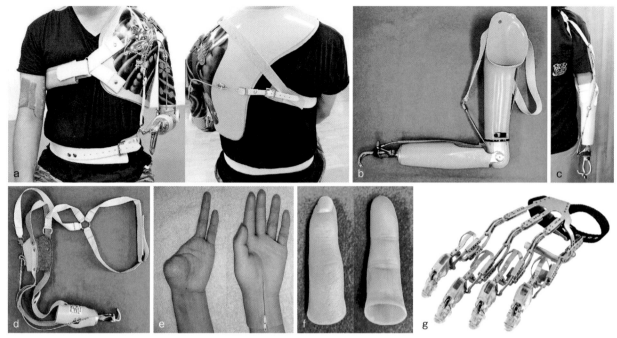

**図4 切断部位別の各種義手**
a. 肩義手（肩能動義手），b. 上腕義手（上腕能動義手），c. 前腕義手（前腕能動義手），d. 手義手（手能動義手），e. 手部義手（装飾用手袋），f. 手指義手（キャップ式），g. 手指義手（可動式）(X-Finger®：愛和義肢製作所より提供)．

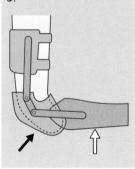

**（1）前腕極短断端（0〜35%）**

肘自動屈曲運動が少なく，前腕の回旋運動が認められない．ソケットは顆上支持式であるミュンスター式や，少ない肘自動屈曲角度を補う場合には，倍動肘ヒンジ継手を用いるためのスプリットソケットを適用する．

**（2）前腕短断端（35〜55%）**

有効な肘関節屈曲運動が認められるが，前腕の回旋運動は60°以下であり，前腕回外肢位となりやすい．ソケットにはミュンスター式の顆上支持式ソケットが用いられる．

**（3）前腕中断端（55〜80%）**

前腕回旋運動が60°以上残存し，ソケットの選択肢が広がる．差し込み式ソケットは残存した前腕回旋機能を活用することができる．一方，顆上支持式ソケットはノースウェスタン式（p.15 サイドノート）が用いられ，上腕カフやハーネスが不要になるが，前腕回旋と肘伸展運動を制限する欠点が生じる．

**（4）前腕長断端（80〜100%）**

前腕回旋運動が100°以上残存する．ソケットの選択は，前腕中断端と同様である．非切断肢の前腕長よりも長くならないよう，手先具の選択が重要になる．

**5）手義手**　（図4d）

手関節離断に適応となる．

**手関節離断**

前腕回旋運動が120°以上残存し，義手の操作性はさらに良好になる．義手の長さが非切断肢より長くなる．

**6）手部義手**　（図4e）

手根切断，中手骨部切断に適応となる．この部位での切断は，症例ごとに多様で複雑な断端形状となる．手部義手は欠損部を補うために，手や指の大きさや肌の色に合わせた装飾用手袋を使用することが多い．また，特定の作業に特化した作業用義手を作製する場合がある．

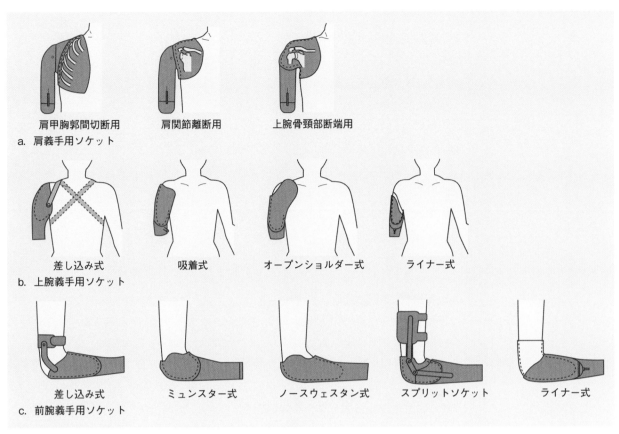

肩甲胸郭間切断用　　肩関節離断用　　上腕骨頸部断端用

a. 肩義手用ソケット

差し込み式　　吸着式　　オープンショルダー式　　ライナー式

b. 上腕義手用ソケット

差し込み式　　ミュンスター式　　ノースウェスタン式　　スプリットソケット　　ライナー式

c. 前腕義手用ソケット

**図5 各種ソケット**

(a；日本整形外科学会，日本リハビリテーション医学会監：義肢装具のチェックポイント，第9版. 医学書院；2021. p.94[4]/b，c；川村義肢 (株)：義手カタログ[5]をもとに作成)

### 7) 手指義手 （図4f，g）

手指切断に適応となる. キャップ式の手指義手 (**図4f**) が一般的に用いられる. また，近年では，可動式手指義手 (**図4g**) が公的支給の対象になっている.

## 4. 義手の構成要素

義手は基本的にソケット，支持部，継手，手先具，ハーネス (懸垂装置)，コントロールケーブルシステムの6つの要素から構成される.

### 1) ソケット

断端と義手の直接的な接触部分として最も重要な構成要素である. 断端の収納，力と運動の伝達，体重 (荷重) の支持，懸垂機能の役割をもつ. 肩義手用，上腕義手用，前腕義手用の各種ソケットを**図5**[4,5]に示す.

**(1) 肩義手用ソケット** (**図5a**)

#### a. 肩甲胸郭間切断

胸郭が断端を形成し，義手を懸垂できる部位がないため，非切断側の頸部までかかるよう作製する. ハーネスは胸郭バンド式を用いる.

#### b. 肩関節離断

ソケットが肩甲骨の動きを妨げないように作製する.

#### c. 上腕骨頸部断端

肩甲骨と上腕骨近位が残存し，義手を懸垂することができる.

**(2) 上腕義手用ソケット** (**図5b**)

#### a. 差込み式ソケット

断端を差し込んで装着するソケットで，自己懸垂性機能なく，ハーネスの装着が必

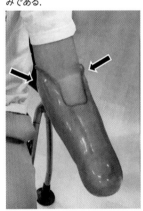

顆上支持式ソケット

要である.

### b. 吸着式ソケット

断端とソケットを密着させ,吸着作用により自己懸垂機能を有したソケットである.

### c. オープンショルダー式ソケット

肩峰と上腕骨頭部を覆う部分を取り除き,ソケット装着による肩の可動域制限の軽減を目的とした自己懸垂型のソケットである.

### d. ライナー式ソケット

シリコーンライナーの先端ピンとソケットのキャッチピン/ロック機構により自己懸垂を可能としたソケットである.

### (3) 前腕義手用ソケット (図5c)

### a. 差込み式ソケット

断端を差し込んで装着するソケットで,断端が長い場合に適応となる.懸垂機能をもたないため,懸垂のための上腕カフが必要である.

### b. 顆上支持式自己懸垂ソケット

極短断端や短断端の短い断端に用いるミュンスター式ソケットと,中断端や長断端の断端が長い場合に用いるノースウェスタン式ソケット (p.15 MEMO 参照) がある.

### c. スプリットソケット

倍動肘ヒンジ継手とともに用いられる.極短断端で肘屈曲角度が不足している場合に用いられる (p.14「覚えよう!」参照).

### d. ライナー式ソケット (図6)[6]

シリコーンライナーピンとソケットのキャッチピン/ロック機構により自己懸垂を可能にしたソケットである.

## 2) 支持部

ソケットと継手,継手と継手を結合する部分である.義手のアライメントを決定し,操作性や外観に影響を与える.

## 3) 継手

肩,肘,手それぞれの関節に相当する部分である.各種肩継手,肘継手,手継手を図7に示す.

### (1) 肩継手 (図7a)[7]

肩義手のソケットと上腕部を連結する機能がある.他動的にその角度を変化させることができる.

### a. 屈曲外転肩継手

上腕部の屈曲伸展 (白矢印) と内転外転 (黒矢印) の2方向の運動が可能な2軸性の肩継手である.

### b. 肩隔板肩継手

2枚の板を重ねた構造により,上腕部の一定の屈曲伸展が可能である.

### c. ユニバーサル肩継手

球形の関節構造をしており,自由度の高い動きを可能とした肩継手である.

### (2) 肘継手 (図7b)

義手の上腕部と前腕部を結合する.肘継手の機能には,肩義手や上腕義手に用いられる肘関節機能の代償を担うもの,および前腕義手に用いられる義手本体と上腕カフを連結,牽引するものに大別できる[8].断端長と義手の分類における肘継手の適応を表1に示す.

### a. 能動単軸肘ブロック継手

肘継手前部にある肘ロックコントロールケーブル (矢印) で肘継手の固定・遊動を

---

**MEMO**

前腕切断用ライナー式ソケット

ライナー先端のピンをキャッチピン (図6矢印) に挿入することでロックがかかり,ソケットを懸垂することができる.したがって,ハーネスが不要となる.

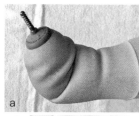
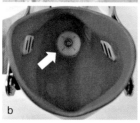

**図6 ライナー式ソケット**
a. ライナー (Iceross® アッパーX:オズール社),b. キャッチピン/ロック機構 (Icelock®:オズール社).
(白戸力弥ほか:日ハンドセラピィ会誌 2021;13:61-5[6])

**MEMO**

肘ロックコントロールケーブルとは

肘継手の遊動 (フリー) と固定 (ロック) を切り替える装置である.

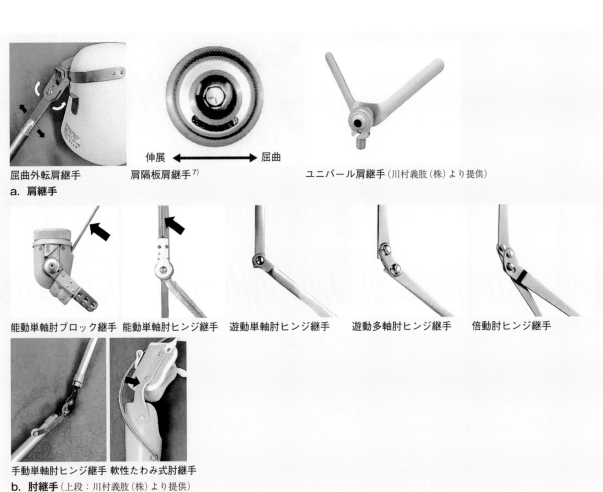

屈曲外転肩継手　　　　　　　　　肩隔板肩継手[7]　　　　　　　　　　　ユニバール肩継手（川村義肢（株）より提供）

a. 肩継手

能動単軸肘ブロック継手　能動単軸肘ヒンジ継手　遊動単軸肘ヒンジ継手　遊動多軸肘ヒンジ継手　倍動肘ヒンジ継手

手動単軸肘ヒンジ継手 軟性たわみ式肘継手

b. 肘継手（上段：川村義肢（株）より提供）

摩擦式手継手（面摩擦式）迅速交換式手継手　屈曲用手継手

c. 手義手（川村義肢（株）より提供）

**図7　各種継手**

**表1　断端長と義手の分類における肘継手の適応**

| 断端長と義手の分類 | | 能動義手 | 作業用義手 | 装飾用義手 |
|---|---|---|---|---|
| 肩離断 | 肩義手 | 能動単軸肘ブロック継手 | ・作業用継手 | 手動単軸肘ヒンジ継手 |
| 上腕　短・標準断端 | 上腕義手 | | | |
| 上腕　長断端 | | 能動単軸肘ヒンジ継手 | | |
| 肘離断 | 肘義手 | | | |
| 前腕　極短断端 | 前腕義手 | （倍動肘ヒンジ継手） | ・作業用継手 ・遊動単軸肘ヒンジ継手 ・遊動多軸肘ヒンジ継手 | |
| 前腕　短断端 | | 軟性たわみ式継手 | | |
| 前腕　中断端 | | | | |
| 前腕　長断端 | | | | |

（大庭潤平ほか編著：義肢装具と作業療法．医歯薬出版；2017．p.36[8]）

**MEMO**
能動単軸肘ブロック継手と能動単軸肘ヒンジ継手には，これらの継手を制御可能な肘ロックコントロールケーブルが付属している．

行う．ソケットの継手取付部で手動により回旋でき，上腕部の内旋・外旋に相当する動きが可能である．上腕義手，肩義手，肩甲胸郭間切断用義手に用いる．

**b. 能動単軸肘ヒンジ継手**

断端が長く，能動単軸肘ブロック継手を組み込むことができない上腕切断長断端や

肘離断に用いる．肘ロックコントロールケーブル（矢印）を牽引することで，継手の固定と遊動を繰り返す．

### c． 遊動単軸肘ヒンジ継手

肘の内側・外側に設置し，前腕ソケットと上腕カフを連結する．ソケットと断端の適合性を高め，義手の懸垂の役割を果たしながら，肘関節の屈伸を許容する．前腕切断の作業義手や上腕カフを用いる義手に使用する．

### d． 遊動多軸肘ヒンジ継手

単軸肘ヒンジ継手と比べ，運動軸が2点となるため，肘屈曲角の大きい運動が行いやすい特徴がある．

### e． 倍動肘ヒンジ継手

前腕切断極短断端で用いられる．断端が短く，肘関節自動屈曲角度が少ない場合に，ヒンジのリンク機構により，実際の肘屈曲角度よりも義手の前腕幹部を2倍に屈曲させることができる継手である．スプリットソケットが同時に用いられる（p.14「覚えよう！」参照）．

### f． 手動単軸肘ヒンジ継手（骨格用手動式肘継手）

非切断側上肢でロックレバーを手動で操作し，任意の角度に屈曲して固定する継手で，骨格構造の装飾用義手に用いられる．

### g． 軟性たわみ式肘継手

前腕義手の差し込み式ソケットを懸垂し，上腕カフとの連結部分となる．皮革やナイロンベルトなど柔軟でたわむ素材で作られる．

### （3）手継手（図7c）

### a． 摩擦式手継手

手先具の回旋を任意の角度に固定するために，ゴムワッシャーを挟み込み，その摩擦を利用する面摩擦式手継手と，手先具をねじ込むスリーブにナイロンやプラスチック材を用い，これらの摩擦を利用する軸摩擦式手継手がある．

### b． 迅速交換式手継手

継手のレバー（矢印）を押すことで，ワンタッチ式で容易に手先具の交換が可能である．

### c． 屈曲用手継手

継手の屈曲角度を手動で数段階に固定できるため，屈曲位での手先具操作が可能となる．

### 4）手先具

手の機能を代償し，義手の操作性を左右する重要なパーツである（図8）．義手の使用場面に応じ，付け替えて使用する場合がある．

### （1）能動フック（図8a）

能動義手で使用する一般的な手先具である．ケーブルの牽引により，フックの操作が可能になる．

### （2）能動ハンド（図8b）

手の形状をしており，ケーブルの牽引で母指のみ動くもの，母指・示指・中指が動くもの，5指すべてが動くものがある．能動フックと同様に随意開き式（VO）と閉じ式（VC）がある．

### （3）装飾ハンド（図8c）

手の外観の再現を重視したものである．指関節に可動性を有し，指の形状を自由に変えられる「パッシブハンド」がある．

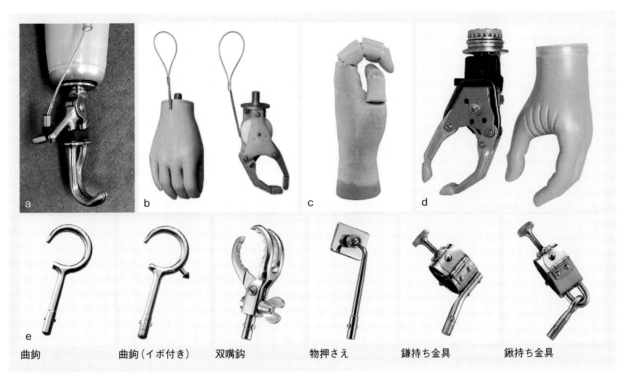

曲鉤　　　　　曲鉤（イボ付き）　　双嘴鉤　　　　物押さえ　　　　鎌持ち金具　　　　鍬持ち金具

**図8　各種手先具**
a. 能動フック，b. 能動ハンド，c. 装飾ハンド（内部），d. 電動ハンド，e. 作業用手先具（b〜e：川村義肢〈株〉より提供）.

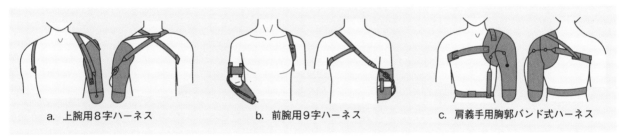

a. 上腕用8字ハーネス　　　　　b. 前腕用9字ハーネス　　　　c. 肩義手用胸郭バンド式ハーネス

**図9　各種ハーネス**
（日本整形外科学会，日本リハビリテーション医学会監：義肢装具のチェックポイント，第9版．医学書院；2021．p.87[9]をもとに作成）

### （4）電動ハンド（図8d）

モーターを内蔵し，バッテリーからの電気エネルギーによって可動する．筋電義手で用いられる．

### （5）作業用手先具（図8e）

作業に応じて機能性を重視したもので，農業，林業や机上の作業などで用いる．

### 5）ハーネス（懸垂装置）

義手の懸垂，身体運動の義手への伝達，断端とソケットの安定性保持の役割を有する．8字ハーネス，9字ハーネス，胸郭バンド式ハーネスがある（図9）[9]．

### （1）8字ハーネス（図9a）

一般的に広く用いられ，ベルトが背中で交差し，非切断側の腋窩にかけたループと義手を支えるベルトが8の字を形成する．前腕義手，上腕義手，一部の肩義手で用いられる．

### （2）9字ハーネス（図9b）

ハーネスに懸垂作用がなく，前腕義手の自己懸垂機能をもつソケットと組み合わせて用いられる．

### （3）胸郭バンド式ハーネス（図9c）

義手の確実な懸垂や強固な固定を必要とする高位切断症例，作業用義手に用いられ

**MEMO**
電動ハンドはモーターを内蔵しているため，一般的に他の手先具より重量がある．

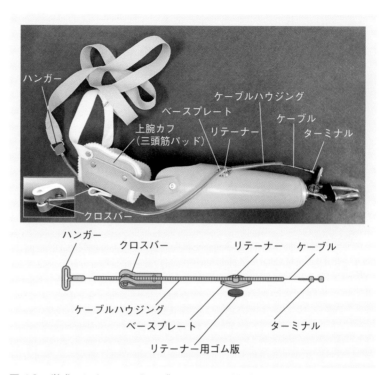

図10　単式コントロールケーブルシステム（前腕能動義手）

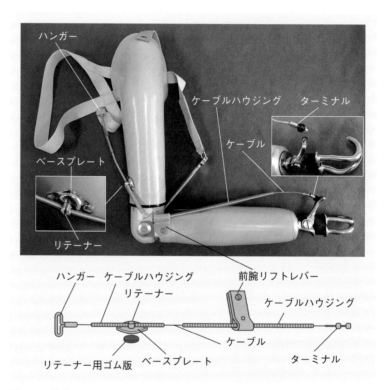

図11　複式コントロールケーブルシステム（上腕能動義手）

れる.

**6) コントロールケーブルシステム**

（1）**単式コントロールケーブルシステム**（**図10**）

　1本のケーブルで単一の機能（手先具の開閉）を制御するシステムである．前腕能動義手，手能動義手，手部能動義手で用いられる．

（2）**複式コントロールケーブルシステム**（**図11**）

　1本のケーブルで手先具の開閉と肘継手の屈伸の2つの機能を制御するシステムで

ある．肩能動義手，上腕能動義手，肘能動義手で用いられる．肘継手の固定（ロック）と遊動（フリー）の切り替えには，肘ロックコントロールケーブルの操作を必要とする．

**（3）肘ロックコントロールケーブル（図12）**

　肩能動義手または上腕能動義手の肘継手の固定と遊動を切り替えるためのものである．ケーブルを上方へ牽引するたびに，固定（ロック）→遊動（フリー）→固定（ロック）の順に肘継手を制御できる．

**（4）肘プーリーユニット（図13）**

　肩甲骨胸郭間切断，肩離断，上腕短断端などの高位切断患者において，肘継手の屈曲位でケーブルにたるみが発生し，手先具操作が十分に行えない現象が発生する．これらを解消するために，肘プーリーユニットによる複式コントロールケーブルシステムが用いられる．

## 5. 筋電義手の構造と機能

　動力義手（体外力源式義手）の一種類で，付属のバッテリーから供給される電力により，電動モーターを内蔵した手先具（電動ハンド）を駆動するものである．切断端の残存筋が収縮する際に発生する微弱な電気信号を専用の電極でとらえ，これらを利

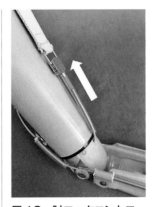

**図12　肘ロックコントロールケーブル**
肩甲骨下制と肩関節伸展運動により上腕前面のケーブルが上方へ牽引される（矢印）ことで，肘継手の固定と遊動を交互に切り替えることができる．

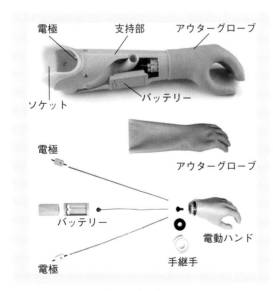

**図13　肘プーリーユニット**
肩甲骨胸郭間切断に対する肩義手の肘プーリーユニット（矢印）．

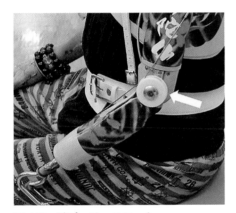

**図14　前腕筋電義手の構成部品**
（オットーボック・ジャパン〈株〉より提供）

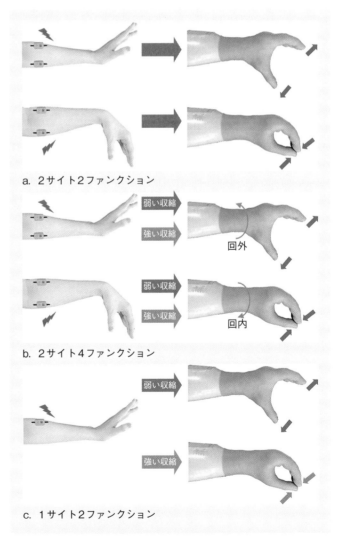

a. 2サイト2ファンクション

b. 2サイト4ファンクション

c. 1サイト2ファンクション

**図15　前腕筋電義手の制御システム**

**MEMO**
リストローテーター
手先具を回内・回外可能にする
機能をもつ手継手のことである.

用して，電動ハンドの駆動を制御する．ここでは世界で最も普及しているドイツの
オットーボック社製の前腕筋電義手（MYOBOCK®）を中心に述べる.

**1）構成部品**　（図14）

前腕筋電義手は，①ソケット，②支持部，③手継手，④電動ハンド，⑤アウターグ
ローブ，⑥電極，⑦バッテリー，から構成される.

**2）制御システム**

**（1）2サイト2ファンクション**（図15a）

リストローテーターを組み入れた際に用いられる制御システムである2個の電極を
異なる筋に設置して，2つの動き（手先具の開閉）を制御する．筋電信号の出力が設
定した閾値を超えると，手先具が作動する．手先具の制御方式には，以下の2つがあ
る.

① ON-OFF制御：筋電信号が設定した閾値を超えると，一定の速度で手先具の駆
　動が生じる.

②比例制御：設定した閾値を超えた後，筋電信号の強弱に比例して，手先具の駆動
　の速度を制御可能である.

**（2）2サイト4ファンクション**（図15b）

2個の電極を異なる筋に設置して，4つの動きを制御する．弱い屈筋と伸筋の収縮
で手先具の開閉を行い，強い屈筋と伸筋の収縮でリストローテーターを制御する.

**（3）1サイト2ファンクション**（図15c）

1個の電極で，2つの動きを制御する．あらかじめ，2つの閾値を設定し，筋電信
号の強弱によって手先具の2つの機能である開くと閉じるを制御する.

**■引用文献**

1) 澤村誠志：切断と義肢，第2版．医歯薬出版；2016．p.108-12.
2) 柴田八衣子，大庭潤平：上肢切断．大庭潤平ほか編．義肢装具と作業療法．医歯薬出版；2017．p.12-7.
3) 澤村誠志：切断と義肢，第2版．医歯薬出版；2016．p.140-71.
4) 陳　隆明：切断レベルに応じた義手の分類と処方．日本整形外科学会，日本リハビリテーション医学会監．義肢装具のチェックポイント，第9版．医学書院；2021．p.90-6.
5) 川村義肢（株）義手カタログ．https://kawamura-gishi.meclib.jp/gishu/book/
6) 白戸力弥ほか：前腕切断に対する筋電義手のソケット適合性向上のための一工夫．日ハンドセラピィ会誌 2021；13：61-5.
7) 妹尾勝利：義手の分類と構造・機能．石川　朗ほか編．義肢学，第2版．15レクチャーシリーズ理学療法テキスト．中山書店；2022．p.113-23.
8) 柴田八衣子ほか：義手—基本構造・分類・部品．大庭潤平ほか編．義肢装具と作業療法．医歯薬出版；2017．p.18-41.
9) 中村　隆：義手の構成要素と部品．日本整形外科学会，日本リハビリテーション医学会監．義肢装具のチェックポイント，第9版．医学書院；2021．p.84-9.

**■参考文献**

1) 長倉裕二，岩瀬弘明編：イラストでわかる義肢療法．医歯薬出版；2021.

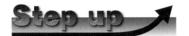

## 1. 最新の多指駆動型筋電義手

近年の技術の発展によりさまざまな多指駆動型筋電義手が開発され，機能性と装飾性をさらに向上させた筋電義手が利用可能になった．これにより，従来の手先具が開閉するのみの筋電義手と比べ，より多くの手の機能の再現が図られ，上肢切断者の多様なニーズをより高い水準で満たすことが可能になってきた．今後のさらなる技術の進歩により高機能の筋電義手の誕生が期待される．

多指駆動型の筋電義手の機能的特徴は，①母指が対立位から外転位に自動または手動で切り替えが可能，②把持パターンの多彩化，③手継手のフレキシブル化，である[1]．以下に，国内で購入可能な多指駆動型筋電義手を紹介する．

### 1) i-limb quantum ハンド （図1）

オズール社製で，5本の指それぞれと母指CM関節を動かすモーターの計6個のモーターを搭載し，5本指の独立した動きが可能である．これにより，最大36種類の把持パターンから選択ができる．把持パターンは，ジェスチャー（義手本体を前後左右の4方向のいずれかへ動かす），筋収縮，アプリによりコントロールすることが可能である．屈曲リストを用いることで，手関節屈伸がそれぞれ40°まで可動し，特定の角度で固定することが可能である．

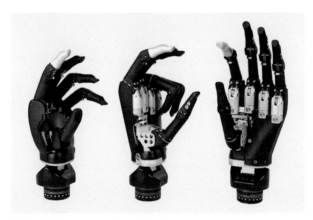

図1 i-limb quantum ハンド
（川村義肢〈株〉より提供）

### 2) Michelangelo® ハンド （図2）

オットーボック社製で母指・示指・中指が能動的に可動し，環指と小指はそれに追随して動く．筋電シグナルにより，母指を掌側と橈側（ラテラル）の位置に切り替えが可能である．7種類の把持（ラテラルピンチ，ラテラル位での把持，指間でのつまみ，3点つまみ，対立位での把持，オープンパーム，リラックス肢位）が可能である．手首が楕円形であり，軽度尺屈しているため，肩や肘の代償運動を軽減することができる．また，掌・背屈位，中間位に手継手を固定ができ，また自由に動くフレキシブルモードも備えている．

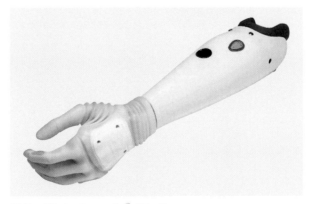

図2 Michelangelo® ハンド
（オットーボック・ジャパン〈株〉より提供）

### 3) bebionic ハンド （図3）

英国の RSL-Steeper 社が開発し，オットーボック・ジャパン（株）が販売している．5 本の各指に対応した 5 つの電動モーターを手掌部に内蔵している．母指の位置を他動的に対立位または外転位に切り替えが可能である．母指対立位に 8 種類，外転位に 6 種類の把持機能をもち，各肢位で 4 種類，最大計 8 種類の把持機能を登録できる．把持パターンの切り替えは，他動的な母指肢位の変化，筋電シグナル，およびハンド背面のスイッチで行う．

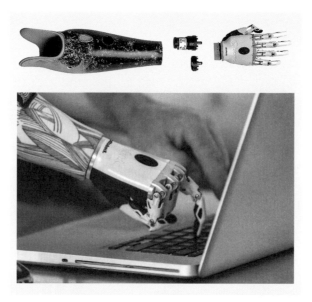

図3　bebionic ハンド
（オットーボック・ジャパン〈株〉より提供）

## 2. 多指駆動型筋電義手を適用した症例

最新の多指駆動型筋電義手は，母指外転位での使用が可能になる，両手動作が向上する，積極的に義手を使用する，ADL 動作の達成が容易になるといった利点がある[2,3]．多指駆動型筋電義手は高機能であるため，切断者の筋電義手使用の習熟度を高めるには，作業療法士が各筋電義手の把持機能の特性と切り替え方法，選定方法を熟知し，本人のニードに合わせた把持パターンの設定と集中的な使用練習を行うことが重要になる．図 4 に bebionic ハンドを適用した左前腕切断症例が獲得した動作を紹介する．特に，母指外転位で義手使用の有用性が確認された．

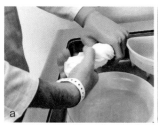 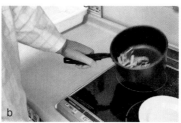 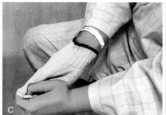 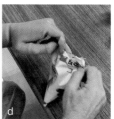

図4　多指駆動型筋電義手で獲得した動作
a. タオル絞り，b. フライパン把持，c. 軍手の着脱，d. 袋の開封．

### ■引用文献

1）溝部二十四ほか：最新の筋電義手の動向．日義肢装具会誌 2020；36：110-2.
2）Luchetti M, et al.：Impact of Michelangelo prosthetic hand：Findings from a crossover longitudinal study. J Rehabil Res Dev 2015；52：605-18.
3）Pröbsting E, et al.：Ease of activities of daily living with conventional and multigrip myoelectric hands. J Prosthet Orthot 2015；27：46-52.

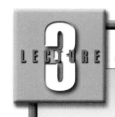

# 上肢切断の作業療法評価と義手のチェックアウト

## 到達目標

● 上肢切断の作業療法評価の項目と内容を理解できる.
● 上腕義手と前腕義手のチェックアウトを理解できる.
● 筋電義手のチェックアウトを理解できる.

## この講義を理解するために

　この講義では，上肢切断の作業療法評価と義手のチェックアウト（適合判定）を学習します．作業療法評価は導入となるオリエンテーション，義手の装着前評価，および装着後評価から構成されます．オリエンテーションでは，対象者が義手の使用にあたり，何を求めているのかを明確にすることが重要です．また，対象者にどの義手の適用が可能かを総合的に検討するために，装着前の作業療法評価が非常に重要な役割を担います．装着後評価では，義手使用の効果や本人のニーズにあった義手を提供できているかを確認します．義手のチェックアウトでは，提供された義手が対象者に適切な状態で適合できているかを見極める各種検査方法について学びます.

　以下の項目を学習しておきましょう.

　　□ Lecture 1 で学んだ切断と義肢の基礎知識を復習しておく.
　　□ Lecture 2 で学んだ義手の分類，義手の構造と機能を復習しておく.
　　□ 基本的な作業療法評価法について復習しておく.

## 講義を終えて確認すること

　　□ オリエンテーションの意義を説明できる.
　　□ 義手装着前評価の項目と内容を理解できた.
　　□ 筋電義手導入に関する評価を理解できた.
　　□ 義手装着後評価の項目と内容を説明できる.
　　□ 前腕義手のチェックアウトの方法と異常の原因を理解できた.
　　□ 上腕義手のチェックアウトの方法と異常の原因を理解できた.
　　□ 筋電義手のチェックアウトの方法と異常の原因を理解できた.

LECTURE
**3**

## 1. 上肢切断の作業療法評価

### 1) オリエンテーション

オリエンテーションでは対象者のデマンドやニード，義手に求めることを中心に聴き取る．また，義手の種類，それぞれの義手の機能と特徴，各々の義手にできることとできないこと，価格や公的支給制度についての情報提供を行う．対象者とのこれらの相互のやり取りの中で，対象者が義手の使用にあたり，何を求めているかを明確にすることができる．適切なオリエンテーションは，切断という障害受容を促進し，作業療法評価・練習を円滑に進めるうえで非常に重要である．また，対象者の今後の生活を方向づけるものであり，医師や義肢装具士との連携のもとに，これらを実施する．

### 2) 義手の装着前評価

国際生活機能分類（ICF）の概念に基づき，義手を使用するための心身機能・身体構造の医学的評価，義手を必要とする具体的活動と参加の情報収集と評価，また環境因子や個人因子などの情報収集を行う．前述したオリエンテーションに，これらの評価結果を統合し，対象者にどのような義手が最も適しているかを総合的に分析する．

**（1）一般情報**

①年齢，性別，②利き手，③切断原因，現病歴と既往歴，④切断術（皮膚，血管，神経，骨，筋の処理），⑤主訴とデマンド，⑥受傷前と現在の生活様式．

**（2）身体機能面**

**a. 全身状態**

①健康状態，②身長，体重，③姿勢，バランス，脊柱の状態（代償性側彎の有無），④非切断肢と体幹の筋力，⑤視覚や聴覚障害の有無．

**b. 非切断肢の評価**

①形態測定（上肢長，周径），②関節可動域検査，③徒手筋力検査（MMT），握力検査，④簡易上肢機能検査（STEF），⑤巧緻性機能の評価（利き手交換後の場合）．

**c. 切断肢の評価**

①関節可動域検査，②徒手筋力検査（MMT）．

**d. 断端の評価**

a) 創傷の状態

創傷の部位や大きさ，治癒状況，皮膚移植の有無．

b) 断端の状態（図1）

①形状：円筒状，円錐状，柔軟性（皮膚の緊張とだぶつき，皮下組織のゆとり）．

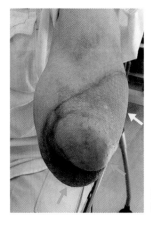

**図1 断端の状態評価**
断端皮膚のだぶつき（青矢印），分層植皮痕（黄矢印）を認める．

---

ICF（International Classification of Functioning, Disability and Health）

 **MEMO**
**非切断肢の評価**
能動義手の操作には，非切断肢の肩甲骨外転運動を必要とする．この機能を中心に評価する．

MMT（manual muscle testing）

STEF（simple test for evaluating hand function）

 **MEMO**
義手の重量に耐えるには，少なくともMMTで4以上の筋力が必要である．

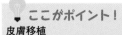 **ここがポイント！**
**皮膚移植**
皮膚移植には，全層植皮術と分層植皮術がある．分層植皮後は，植皮部の皮膚が収縮し，皮下組織のゆとりが少なく，しびれなどの異常感覚が生じやすい．

$$上腕切断（\%）＝\frac{肩峰〜断端先端}{非切断肢の肩峰〜上腕骨外側上顆}×100$$

$$前腕切断（\%）＝\frac{上腕骨外側上顆〜断端先端}{非切断肢の上腕骨外側上顆〜橈骨茎状突起}×100$$

**図2　断端長の計測法**

②皮膚：皮膚の色調，皮膚温（冷感，熱感），瘢痕の有無.

③表在覚：触覚，痛覚，温度覚，異常感覚（しびれ）の有無.

④筋の状態：筋収縮の程度や萎縮，筋収縮による断端の形状変化.

⑤疼痛：安静時痛と動作時痛，圧痛の有無とこれらの強度および範囲，神経端を叩
打して生じる痛みの有無.

### c）断端長の計測

断端長の計測方法を**図2**に従い，算出する.

### d）周径の計測

筋を弛緩させた状態で，一定部位の周径を経時的に計測する.

### e）幻肢・幻肢痛の有無

幻肢が存在する場合は，幻肢の長さ，手指の肢位，自分の意思で動くイメージがあ
るかを評価する. 幻肢の分類には，大塚の分類が用いられる. 幻肢には可逆性があ
り，6歳未満の小児切断には出現しない. 幻肢痛は切断者の50〜80％に発生し，疼痛
発生の背景には，欠損した手足からの感覚入力がなくなることが大脳皮質の感覚運動
野に機能的変化をもたらし，その不適応が疼痛症状の原因になっていると考えられて
いる（Lecture 4のStep upを参照）.

### （3）精神・心理面

①精神機能，②知的レベル（義手操作と保全に対する理解力），③障害受容の程度
（受傷後の心理状態），④モチベーション，⑤義手に対する機能・外観上の要望.

### （4）ADL

#### a．片手動作でのADL

片手でどのように行っているか，どの程度の時間を要するか，自助具を使用すると
行えるか，どの程度の介助が必要かを評価する. また，切断肢が利き手の場合，非利
き手の非切断肢でどの程度のADLが行えているか（利き手交換の程度）を評価する.

#### b．断端の使用状況（両手動作でのADL）

断端末の使用状況，両手動作での使用状況などを評価する.

#### c．ADL評価バッテリー

①バーセルインデックス（BI），②機能的自立評価法（FIM）.

### （5）社会的側面

①職業（職種，職務内容や職場環境），②学校（専攻や課外活動などの必要な要素），
③家族構成と家庭での役割，④移動手段（公共交通機関，自転車や自動車の使用状
況），⑤趣味，⑥経済状況，⑦義手の支給体制，⑧義手の役割，使用環境.

### （6）患者立脚型評価法

①日本語版DASH（上肢障害評価表）：上肢運動器疾患を対象とした質問表であり，
日常生活活動に関する20項目の質問と，性生活，社会活動への影響，痛みや心
理的影響に関する10項目の質問からなる機能障害/症状の項目と，それぞれ4つ
の質問項目からなるスポーツ/芸術活動と仕事の2つの選択項目から構成される.

LECTURE
**3**

**MEMO**
神経端を叩打して生じる痛みの
原因の一つに，神経腫が考えら
れる.

**調べてみよう**
神経腫の病態，治療法を調べて
みよう.

**MEMO**
幻肢・幻肢痛
欠損した手足があたかも残存して
いるような幻覚を「幻肢」，同部
位に病的な痛みを訴えるものを
「幻肢痛」とよぶ.

**MEMO**
非切断肢の片手動作により，
ADLの90％が遂行可能である.
一方，両上肢切断では，残存肢
が短いほど自立度が下がる.

BI（Barthel Index）

FIM（functional independent
measure）

**MEMO**
上肢障害評価表
（Disabilities of the Arm, Shoul-
der and Hand：DASH）
上肢運動器疾患を対象とした患
者立脚型質問表の日本語版であ
る.

0～100点に換算でき，点数が低いほど，障害度が低くなる．両手で日常生活活動をどの程度できたかを評価できる．

MHQ（Michigan Hand Outcomes Questionnaire）

②日本語版 MHQ（ミシガン手の質問表）：手の包括的な健康関連 QOL 評価尺度で，手の全体的な機能，日常生活動作や仕事，痛み，整容面，満足度を含む評価法である．下位尺度の得点を左手と右手に分けて算出することができる．0～100点に換算でき，点数が高いほど，手の健康度が高くなる．

SF-36（MOS 36 Item Short-Form Health Survey）

③SF-36v2® 日本語版：個人の健康に関連した QOL を評価するための包括的尺度である．身体機能，日常役割機能（身体），体の痛み，全体的健康感，活力，社会生活機能，日常役割機能（精神），心の健康の8つの健康概念を測定するための複数の質問項目から成り立っており国民標準値が設定されている．使用には登録申請が必要である．

COPM（Canadian Occupational Performance Measure）

④カナダ作業遂行測定（COPM）：作業遂行の主観的経験を測定するための評価法である．評価手順は，（1）対象者が認識する作業遂行に関する課題を決定する，（2）その課題の生活における重要度を10段階で評定する，（3）その課題の現在の遂行度と本人の満足度を自身が採点する．適時，（3）を再評価することで，アプローチによる作業遂行に関する効果を判定することができる．

**（7）筋電義手導入に関する評価**

筋電義手を希望する対象者には前述の評価に加え，以下の評価を行い，筋電義手の適用を判断する．

①意欲：意欲が高く，筋電義手の必要性が明確であるか．

②知的レベル：筋電義手の価値，取り扱い方法を理解し，保全できるための知的レベルを有しているか．

③断端長：前腕切断で，断端長が10 cm 以上あることが理想的である[1]．

④断端皮膚：ソケットの適合や筋電信号検出に支障をきたすような皮膚瘢痕，植皮などがないか．異常感覚がないか．

⑤筋力，筋持久力：本体の重さに耐えられる筋力，操作の誤作動を生じさせない筋持久力を有しているか．

⑥非切断側上肢機能：障害がないこと．

**3）義手の装着後評価**

義手の装着後は，操作性の評価に加えて，対象者が日常生活で義手をどのように使用し，どのくらいの時間を装着し，どのように役立てているかを評価することも重要である．さらに，対象者目線の主観的評価（患者立脚型評価など）や QOL 評価を経時的に実施する．これらにより義手使用の効果や本人のニーズにあった義手を提供できているかを確認することができる．

**（1）義手操作に関する評価**

①STEF

ACMC（Assessment of Capacity for Myoelectric Control）

②ACMC：筋電義手の手先具操作能力の評価法である．対象者が筋電義手で6種類の課題（テーブルセッティング課題や封筒の開封課題など）を遂行し，検者はその遂行場面の観察を行う．すべての課題に共通する22項目の評価項目が設けられている．ACMC の使用には講習会を受講しなければならない[2]．

SHAP（Southampton Hand Assessment Procedure）

③SHAP 日本語版：手指の握りやつまみを6種類に分類し，その把持形態に対応した12項目の物品移動検査と14項目の ADL 検査で構成され，各課題遂行の所要時間を計測し，総合スコアを算出する．

BBT（box and block test）

④BBT：成人の脳性麻痺患者のおおまかな手指巧緻性を評価するために開発された．高さ 15.2 cm で仕切られた隣同士の箱の一方から他方へ，1辺が 2.5 cm の

💡 **ここがポイント！**
対象者の筋電義手の導入は，①～⑥の条件を満たしていることが理想的である．

木製ブロックを1分間に何個運べるかを数える検査である．

⑤筋電義手用 ADL 評価表：兵庫県立総合リハビリテーションセンターが開発した評価表であり，調理動作（8項目），家事動作（15項目），一般動作（16項目），更衣動作（20項目），排泄動作（3項目），整容動作（10項目），食事動作（13項目）の計85項目からなる．これらより習熟度（％）を算出でき，習熟度が70％以上を筋電義手の実用的ユーザーと判断できる[3]．

### （2）ADL 評価

①バーセルインデックス，②機能的自立評価法（FIM）．

### （3）患者立脚型評価法

①日本語版 DASH，②日本語版 MHQ，③SF-36v2® 日本語版，④カナダ作業遂行測定．

## 2.　義手のチェックアウト

義手のチェックアウト（適合検査）とは，提供される義手が対象者に適切な状態で適合しているかを見極める検査のことである．必要に応じて義手の調整を行う．

### 1）義手本体の点検

以下の点について，点検する．

①処方された構成要素で作製されているか．

②ソケットの内面の仕上げや，トリミングラインの処理が滑らかであるか．

③継手に関連する部品などが適切に組み立てられ，適切に機能するように調整されているか．

④ハーネスの縫製や取り付けリベットの処理が丁寧であるか．

⑤コントロールケーブルシステムが適切に可動するか．

### 2）義手の長さ

#### （1）片側切断の場合

非切断側の肩峰から母指先端を基準点とし，能動フックはフックの頂点に，能動ハンドはハンドの母指先端に長さを合わせる（図3）[4]．作業用義手は，目的とする作業肢位に合わせて短く設定する．

#### （2）両側切断の場合

カーライルインデックス（Carlyle Index）を用いて義手の長さを算出する（図4）．

### 3）前腕義手のチェックアウト　（図5）[5]

次の（1）～（4）は，すべての種類の前腕義手に共通して行われるチェックアウト項目である．一方，（5）～（8）は，前腕能動義手にのみ行われるチェックアウト項目である．

#### （1）ソケットの適合確認（図5a）

①義手を装着し，肘90°屈曲位を保持する．

②肘屈曲および伸展方向へ外力を加え，対象者に抵抗するよう指示する．

③手先具先端およびソケット下面から外力を加え，対象者に抵抗するよう指示する．

→痛みや不快感の有無を確認する．

④手先具を引っ張る力を加えても容易に抜けないかを確認する．

**MEMO**

チェックアウトには，バネばかり（10 kg，20 kg），ループ紐，角度計，巻尺，定規，木片（1辺が 12 mm）が必要である．

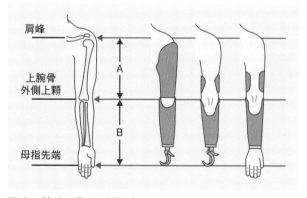

**図3　義手の長さの基準点**
（日本整形外科学会，日本リハビリテーション医学会監：義肢装具のチェックポイント，第9版．医学書院；2021．p.96[4]）

A：身長×0.19（肩峰～上腕骨外側上顆）

B：身長×0.21（上腕骨外側上顆～母指先端）

**図4　カーライルインデックス**
A，B の長さは図3の A，B のそれぞれの長さに対応する．

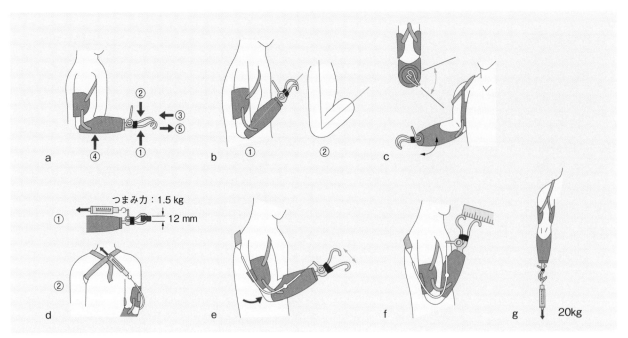

**図 5　前腕義手のチェックアウト**

a. ソケット適合の確認法：矢印は，検査者の外力を加える方向を示している．矢印①；肘屈曲方向，矢印②；肘伸展方向，矢印③；先端から軸圧方向，矢印④；下面から，矢印⑤；引っ張り方向.

b. 肘関節可動域測定法：①義手装着時，②義手除去時.

c. 前腕回旋角度の確認：義手装着と除去時の角度を計測する.

d. ケーブルシステムの効率の計測法：①手先具での計測，②ハンガー部での計測.

e. 肘 90° 屈曲位での手先具操作の確認法

f. 身体各部位での手先具操作の計測法：図は口元での手先具開大を示している.

g. 引っ張り荷重に対する安定性の確認法

（妹尾勝利：義手の分類と構造・機能.　石川　朗ほか編.　義肢学.　第 2 版.　理学療法テキスト.　15 レクチャーシリーズ.　中山書店；2022.　p.113-24[5]）を参考に作成）

**MEMO**

顆上支持式ソケット（ミュンスター式，ノースウェスタン式）では，義手装着時に多少の肘関節可動域制限を生じる.

**【異常の原因】**

・ソケットの適合不良

・上腕カフなどの懸垂装置の適合不良

**（2）義手装着時および除去時の肘関節可動域の確認（図 5b）**

①義手を装着して，最大肘屈曲角度と伸展角度を計測する.

②義手を除去して，最大肘屈曲角度と伸展角度を計測する.

→①と②が同程度であるかを確認する.

**【異常の原因】**

・ソケットの適合不良，トリミング不良

・肘ヒンジ継手のアライメント不良など

**（3）義手装着時および除去時の前腕回旋角度の確認（図 5c）**

①肘 90° 屈曲位で，断端の前腕回内・外の最大角度を計測する.

②義手装着時に同様に最大角度を計測する.

→前腕中断端から長断端切断の義手装着時の前腕回旋角度が，装着前の 50％以上に到達しているかを確認する.

**【異常の原因】**

・ソケットの適合不良，トリミング不良

**（4）義手の重さの確認**

①義手本体の重量をはかりで計測する.

→できるだけ軽量であることが望ましい.

### (5) ケーブルシステムの効率の確認（図5d）

①12 mm の立方体の木片が落ちるまでに要する手先具単体に加える力（kg）をバネばかりで計測する（A）.

（能動フックの先が挟み込む力を1.5 kg に設定した条件で）

②肘90°屈曲位でハンガー部をバネばかりで牽引して，木片が落ちるまでの力（kg）を計測する（B）.

③以下の式で伝達効率を算出する.

$$伝達効率（\%）＝\frac{A}{B}×100$$

→70%以上かを確認する.

【異常の原因】

・ケーブルシステムの走行（リテーナー位置など）不良

・ケーブル，ケーブルハウジングの不良

### (6) 肘関節90°屈曲位での手先具操作の確認（図5e）

①義手を装着し，肘90°屈曲位で手先具の能動的な最大開き幅を確認する.

②手先具の他動的な最大開き幅を確認する.

→①と②が同じであるか確認する.

【異常の原因】

・ハーネスの調整不良

・ケーブルシステムの異常，走行不良

・ケーブルハウジングの先端が長すぎる.

・肩関節の障害

### (7) 身体各部位での手先具操作の確認（図5f）

①能動フックを口元，ズボンのチャックの位置で手先具を最大に開いた幅（cm）を計測する（C）.

②手先具単体の最大開き幅（cm）を計測する（D）.

③以下の式で操作効率を算出する.

$$操作効率（\%）＝\frac{C}{D}×100$$

→70%以上かを確認する.

【異常の原因】

・ハーネスの調整不良

・ケーブルシステムの異常，走行不良

・肩関節の障害

### (8) 引っ張り荷重（下垂力）に対する安定性の確認（図5g）

①肘を伸展位にする.

②手先具に約20 kg の下垂力を加える.

→断端と義手のずれが2.5 cm 以内で，ハーネスが破損しないことを確認する.

【異常の原因】

・ハーネスの適合，調整不良

・ハーネスの材質（伸縮性が高い），縫製不良

・ソケットの適合不良

### 4）上腕義手のチェックアウト　（図6）[5]

次の(1)〜(4)は，すべての上腕義手に共通して行われるチェックアウト項目である.一方，(5)〜(13)は，上腕能動義手にのみ行われるチェックアウト項目である.

---

**LECTURE 3**

**✎ MEMO**

**新適合検査**

2024年度に能動義手適合検査が改訂される.新適合検査の公開が認められた後に，最新情報を特設ウェブサイトに掲載するので参照されたい.特設ウェブサイトには，下記の二次元コードからアクセスができる.

（https://nakayamashoten.jp/lmw/75049/）

**💡 ここがポイント！**

ケーブルハウジングの先端が長すぎるため，手先具の最大開大を制限していないかを確認する.

**💡 ここがポイント！**

手先具への下垂力には，砂袋を用いるとよい.

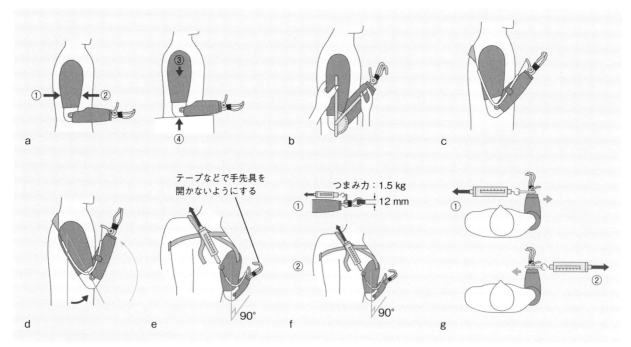

**図6 上腕義手のチェックアウト**
a. ソケット適合の確認法：矢印は，検査者の外力を加える方向を示している．矢印①；肩屈曲方向，矢印②；肩伸展方向，矢印③；肩内転方向，矢印④；上方向．
b. 肘継手の他動屈曲可動域の計測法
c. 能動的肘継手の屈曲角度の計測法
d. 肘継手最大屈曲時の肩関節屈曲角度の計測法：肘継手の最大屈曲に必要な肩関節屈曲角度（赤矢印）を計測する．
e. 肘継手の屈曲に必要な力量の計測法
f. ケーブルシステムの効率の計測法：①手先具での計測，②ハンガー部での計測．
g. 回旋力に対する安定性の測定法：ピンク矢印は，検査者が外力を加える方向を示している．矢印①；肩内旋方向，矢印②；肩外旋方向．
（妹尾勝利：義手の分類と構造・機能．石川　朗ほか編：義肢学，第2版．理学療法テキスト．15レクチャーシリーズ．中山書店；2022．p.113-24[5]）
を参考に作成）

**ここがポイント！**
肘継手を90°屈曲位，または伸展位に固定する際は，肘ロックコントロールケーブルの機能を使用する．それぞれの肢位で固定（ロック）させるとよい．

**（1）ソケットの適合確認（図6a）**

①義手を装着し，肘継手を90°屈曲位に固定する．

②肩屈曲および伸展方向へ外力を加え，対象者に抵抗するよう指示する．

③肩内転方向や上方向へ外力を加え，対象者に抵抗するよう指示する．

→ 痛みや不快感の有無を確認する．

【異常の原因】

・ソケットの適合不良，トリミング不良

**（2）義手装着時の肩関節可動域の確認**

①義手を装着し，肘継手を伸展位で固定する．

②肩関節自動可動域を計測する．

→ 肩屈曲90°以上，外転90°以上，伸展30°以上，回旋45°以上を確保できているかを確認する．

【異常の原因】

・ソケットの適合不良，トリミング不良

・肩関節の障害

**（3）肘継手の他動屈曲角度の確認（図6b）**

①義手を装着する．

②肘継手の他動屈曲角度を計測する．

→ 135°以上を確保されているかを確認する．

【異常の原因】

・前腕部のトリミング不良

・肘継手の調整不良

**(4) 義手の重さの確認**

①義手本体の重量をはかりで計測する.

→ できるだけ軽量であることが望ましい.

**(5) 肘継手の能動的な屈曲角度の確認**（図 6c）

①自身で肘継手を能動的に屈曲させる.

→ 135°以上屈曲できるかを確認する.

【異常の原因】

・前腕部のトリミング不良

・肘継手の調整不良

・ハーネスの調整不良

・ケーブルシステムの問題

・断端, 肩関節障害

**(6) 肘継手の最大屈曲に要する肩関節の屈曲角度の確認**（図 6d）

①自身で能動的に肘継手を最大屈曲させる.

②その際の肩屈曲の屈曲角度を計測する.

→ 肩関節屈曲角度が 45°以内であるかを確認する.

【異常の原因】

・肘継手の調整不良

・ハーネスの調整不良

・ケーブルシステムの問題

・断端, 肩関節障害

**(7) 肘継手の屈曲に必要な力量の確認**（図 6e）

①肘継手を遊動（フリー）の状態にする.

②検査者が, 肘継手を 90°屈曲位に保持する.

③ハンガー部にバネばかりを設置し, 90°屈曲位から, 屈曲する際に必要な力を計測する.

→ 4.5 kg 以内であるかを確認する.

【異常の原因】

・ケーブルシステムの走行不良

・ケーブル, ケーブルハウジングの問題

・リフトレバーの長さ, 取付位置の不良

**(8) ケーブルシステムの効率の確認**（図 6f）

① 12 mm の立方体の木片が落ちるまでに要する手先具単体に加える力（kg）をバネばかりで計測する（E）.

（能動フックの先が挟み込む力を 1.5 kg に設定した条件で）

②肘継手を 90°屈曲位に固定し, ハンガー部にバネばかりを設置し, 木片が落ちるまでの力（kg）を計測する（F）.

③以下の式で伝達効率を算出する.

$$伝達効率（\%）= \frac{E}{F} \times 100$$

→ 50%以上かを確認する.

【異常の原因】

・ケーブルシステムの走行（リテーナー位置など）不良

---

💡 **ここがポイント！**
上腕義手は前腕義手よりも部品点数が多くなるため, 重くなる傾向にある.

💡 **ここがポイント！**
手先具が開いてしまうようであれば, テープで固定する.

👁 **覚えよう！**
ケーブルシステムの伝達効率
前腕能動義手：70%以上
上腕能動義手：50%以上

✏ **MEMO**
**新適合検査**
2024 年度に能動義手適合検査が改訂される. 新適合検査の公開が認められた後に, 最新情報を特設ウェブサイトに掲載するので参照されたい. 特設ウェブサイトには, 下記の二次元コードからアクセスができる.

（https://nakayamashoten.jp/lmw/75049/）

・ケーブル，ケーブルハウジングの問題

**（9）肘継手 90°屈曲位での手先具操作の確認**

①義手を装着し，肘継手を 90°屈曲位に固定（ロック）する．

②手先具の能動的な最大開き幅を確認する．

③手先具の他動的な最大開き幅を確認する．

→②と③が同じであるか確認する．

【異常の原因】

・ケーブルシステムの異常，走行不良

・ケーブルハウジングの先端が長すぎる．

・ハーネスの調整不良

・肩甲帯の障害

**（10）身体各部位での手先具操作の確認**

①義手を装着し，口元，ズボンのチャックの位置で肘継手を固定（ロック）し，能動的に手先具を最大に開いた幅（cm）を計測する（G）．

②手先具単体の最大開き幅（cm）を計測する（H）．

③以下の式で操作効率を算出する．

$$操作効率（\%）= \frac{G}{H} \times 100$$

→50％以上かを確認する．

【異常の原因】

・ハーネスの調整不良

・ケーブルシステムの異常，走行不良

・肩関節の障害

**（11）肘継手の不随意的動きの確認**

①義手を装着する

②歩行時の腕の振り，もしくは肩関節 60°外転した際に，肘ロックコントロールケーブルシステムの不随意的な牽引により肘継手がロックされないかを確認する．

**（12）回旋力に対する安定性の確認（図 6g）**

①義手を装着し，肘継手を 90°屈曲位に固定（ロック）する．

②手先具にバネばかりを設置し，外側と内側への回旋方向へ力を加える．

→1.0 kg 以上の力に抵抗できるかを確認する．またソケット内で断端のずれが生じないか，ターンテーブルが容易に緩まないかを確認する．

【異常の原因】

・ソケットの適合不良

・ターンテーブル部の締め付け不良

**（13）引っ張り荷重（下垂力）に対する安定性の確認**

①肘継手を伸展位にする．

②手先具に約 20 kg の下垂力を加える．

→断端と義手のずれが 2.5 cm 以内で，ハーネスが破損しないことを確認する．

【異常の原因】

・ハーネスの適合，調整不良

・ハーネスの材質（伸縮性が高い），縫製不良

・ソケットの適合不良

**覚えよう！**

**手先具の操作効率**
前腕能動義手：70％以上
上腕能動義手：50％以上

**MEMO**

**新適合検査**
2024 年度に能動義手適合検査が改訂される．新適合検査の公開が認められた後に，最新情報を特設ウェブサイトに掲載するので参照されたい．特設ウェブサイトには，下記の二次元コードからアクセスができる．

（https://nakayamashoten.jp/lmw/75049/）

### 5）筋電義手のチェックアウト

前腕筋電義手のチェックアウトを以下に概説する．

**（1）ソケットの適合の確認（図5a）**

**（2）義手装着時および除去時の肘関節可動域の確認（図5b）**

**（3）義手装着時および除去時の前腕回旋角度の確認（図5c）**

**（4）義手の重さの確認**

以上の（1）～（4）の前腕義手に共通のチェックアウトを実施する．

**（5）肘関節90°屈曲位での手先具操作の確認（図7a）**

①肘関節90°屈曲位で，手先具を開大する．

→ 手先具を最大開大できるかを確認する．

【異常の原因】

・ソケットの適合不良

・電極と断端の接触不良

・電極の感度調整が不十分

・手先具内部の不具合

**（6）身体各部位での手先具操作の確認（図7b，c）**

①口元，ズボンのチャックの位置，前方や側方挙上，腰の位置などでの手先具操作を確認する．

→ 手先具を開閉できるかを確認する．

【異常の原因】

・ソケットの適合不良

・電極と断端の接触不良

・電極の感度調整が不十分

・手先具内部の不具合

・電極を設置した筋の同時収縮の発生

**（7）手先具の不随意的動きの確認**

①歩行時の腕の振り，もしくは肩関節や肘関節を動かした際に，手先具が不随意的に動くことがないかを確認する．

【異常の原因】

・電極の感度閾値の設定が低い．

**（8）引っ張り荷重（下垂力）に対する安定性の確認**

①肘関節を伸展位にする．

②手先具で10 kgの物品を把持する．

→ ソケットが容易に抜けないかを確認する．

【異常の原因】

・ソケットの適合不良

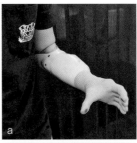
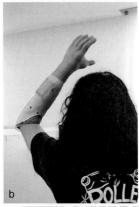
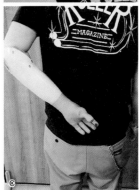

**図7　筋電義手のチェックアウト**

a. 肘90°屈曲位での手先具操作の確認，b. 頭上での手先具操作の確認，c. 腰の位置での手先具操作の確認．

■引用文献

1）陳　隆明：筋電義手の適応例とは．陳　隆明編．筋電義手訓練マニュアル．全日本病院出版会；2006．p.8-9．

2）大庭潤平ほか：義手に関する評価法─日本と世界の動向．日義肢装具会誌 2013；29：222-6．

3）陳　隆明：筋電義手貸与と評価．陳　隆明編．筋電義手訓練マニュアル．全日本病院出版会；2006．p.44-5．

4）中村　隆：義手の適合判定（チェックアウト）．日本整形外科学会，日本リハビリテーション医学会監．義肢装具のチェックポイント，第9版．医学書院；2021．p.96-101．

5）妹尾勝利：義手の分類と構造・機能．石川　朗ほか編．義肢学，第2版．理学療法テキスト．15レクチャーシリーズ．中山書店；2022．p.113-24．

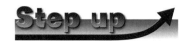

## 1. 医療者型評価法と患者立脚型評価法

　従来の上肢機能評価は，主に関節可動域や筋力測定などの「客観的機能評価」や，日常生活に及ぼす影響をバーセルインデックス，FIM（機能的自立評価法）といった「医療者型評価」が行われていた．その理由の一つが，これらの評価は定量化（数値化）しやすく，治療効果判定や治療，アプローチ法 A と B の比較がしやすい点があげられる．しかし，これらの評価結果がよいことが，必ずしも患者の満足度や QOL の向上につながるとは限らない．そこで近年，患者の満足度や QOL を反映できる患者立脚型評価法が多く開発され，作業療法でも広く用いられるようになってきた．しかし，これらの患者立脚型評価法は質問の多さが患者の負担につながるため簡略化も進んでいる．切断者および義手使用に利用可能な医療者型評価法と患者立脚型評価法の代表を表 1 に示す．

## 2. 切断者に対する患者立脚型評価の使用

　片側前腕切断者に対し，日本語版 DASH と日本語版 MHQ の患者立脚型評価（Lecture 3 講義参照）を用いて，義手未装着と比べ，能動義手および筋電義手使用の有用性を評価した．

　その結果，DASH 機能障害/症状スコアは，筋電義手が最も良好であった．MHQ では，日常生活動作（両手）の「皿を洗う」「髪の毛を洗う」の水を使用する項目で，義手未装着に比べ，筋電義手装着者が低値であった．一方，それ以外の下位項目および総得点で筋電義手装着時が最も高値であった（表 2）[1]．これらの患者立脚型評価では，筋電義手装着が全般的に最もよい成績であり，筋電義手使用の有用性が示された．

表 1　代表的な医療者型評価法と患者立脚型評価法

| 客観的機能評価法・医療者型評価法 | 患者立脚型評価法 |
|---|---|
| 【客観的機能評価】<br>・関節可動域測定（ROM 測定）<br>・徒手筋力検査（MMT）<br>・簡易上肢機能検査（STEF）<br>・握力<br>・ピンチ力<br>【義手操作評価】<br>・簡易上肢機能検査（STEF）<br>・ACMC（Assessment of Capacity for Myoelectric Control）<br>・SHAP 日本語版（Southampton Hand Assessment Procedure）<br>・BBT（Box and Block Test）<br>【ADL 評価】<br>・バーセルインデックス<br>・FIM（機能的自立評価法）<br>・筋電義手用 ADL 評価表 | ・日本語版 DASH[*1]<br>　（上肢障害評価表，Disability of the Arm, Shoulder and Hand）<br>・日本語版 QuickDASH（日本語版 DASH の簡略版）<br>・日本語版 MHQ<br>　（ミシガン手の質問表，Michigan Hand Outcomes Questionnaire）<br>・SF-36v2® 日本語版（MOS 36 Item Short-Form Health Survey）<br>・SF-8™ 日本語版（SF-8 Health Survey, SF-36v2® の短縮版）[*2]<br>・SF-12v2® 日本語版（SF-12® Health Survey, SF-36® の短縮版）[*2]<br>・カナダ作業遂行測定（Canadian Occupational Performance Measure：COPM）<br>・Hand 20[*3]<br>・Hand 10（Hand 20 の簡易版）[*3] |

本表で取り上げた患者立脚型評価法の日本語版の一部は，下記の URL よりダウンロードできる．
* 1　https://www.jssh.or.jp/doctor/jp/infomation/dash.html
* 2　http://www.qualitest.jp/qol/qol_top.html
* 3　https://www.handfrontier.org/?page_id=21

表 2　義手未装着，能動義手，筋電義手装着時の DASH と MHQ の結果

|  | 義手<br>未装着 | 能動<br>義手 | 筋電<br>義手 |
|---|---|---|---|
| DASH 機能障害/症状 | 8 | 9 | 4 |
| MHQ |  |  |  |
| 　総得点 | 41 | 39 | 60 |
| 　1. 全体的な機能 | 0 | 0 | 15 |
| 　2. 日常生活動作 | 0 | 0 | 40 |
| 　日常生活動作（両手） | 85 | 28 | 75 |
| 　3. 仕事の能力 | 75 | 75 | 100 |
| 　4. 痛み | 10 | 10 | 10 |
| 　5. 外観 | 43 | 56 | 62 |
| 　6. 満足度 | 0 | 0 | 37 |

（山中佑香ほか：作療の実践と科 2022；4：55-60[1]）

### ■引用文献

1) 山中佑香ほか：労災補償制度による筋電電動義手を適用した片側前腕切断症例．作療の実践と科 2022；4：55-60.

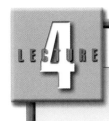

# 上肢切断の作業療法アプローチ

## 到達目標

- 上肢切断の作業療法アプローチの流れを理解できる.
- 義手装着前練習を理解できる.
- 筋電義手の装着前練習を理解できる.
- 能動義手の操作練習を理解できる.
- 筋電義手の操作練習を理解できる.

## この講義を理解するために

　この講義では，上肢切断の作業療法アプローチを学習します．現在は，上肢切断においても早期の義肢装着法が推奨されます．断端形成後は，弾力包帯によるソフトドレッシングをはじめとする義手装着前練習を行います．創治癒後は訓練用仮義手を作製し，装着しての操作練習を行います．成熟断端が安定したころには，本義手を作製し，社会復帰を目指しますが，患者が本義手を実用的に継続して使いこなせるようになるには，自宅，職場や学校などの環境で実際に試用し，そこで得られた義手の実用性とさらなる問題点を確認し，必要に応じて改良することが重要です．

　以下の項目を学習しておきましょう.

　　□ Lecture 1 で学んだ切断と義肢の基礎知識を復習しておく.
　　□ Lecture 2 で学んだ義手の分類，各種の義手の構造と機能を復習しておく.
　　□ Lecture 3 で学んだ上肢切断の評価と義手のチェックアウトを復習しておく.

## 講義を終えて確認すること

　　□ 上肢切断の作業療法アプローチの流れを説明できる.
　　□ 義手装着前練習の項目と内容を理解できた.
　　□ 筋電義手の装着前練習の項目と内容を理解できた.
　　□ 能動義手の操作練習を説明できる.
　　□ 筋電義手の操作練習を理解できた.

## 1. 上肢切断の作業療法アプローチの流れ

上肢切断においても下肢切断と同様に早期義肢装着法が推奨される。この方法は，成熟断端が完成するまでの期間を短くできる利点がある。このため，術後は早期に弾力包帯を用いたソフトドレッシングを行うことが重要である。また，創部の治癒後は，早期に訓練用仮義手を作製し，装着によるソケットから断端部への負荷をより高めるリジッドドレッシングとともに，義手装着時以外のソフトドレッシングを継続し，円錐形状の安定した成熟断端の完成を目指す。さらに，社会復帰に向けて生活や仕事で義手を実用的に使用できるよう練習を実施する。成熟断端が完成する頃には，本義手を作製し，社会復帰を目指す。この過程によって，従来のプログラムに比べ，受傷から社会復帰までの期間を短縮できる。受傷から社会復帰までの作業療法アプローチの流れを図 1[1]に示す。作業療法アプローチには，義手を使用するための準備としての義手装着前練習と実際に義手を使いこなすための義手操作練習がある。

## 2. 義手装着前練習

### 1）断端成熟の促進

断端の浮腫の除去，過度な脂肪の除去による円錐状の成熟断端の形成の促進を目的に，弾力包帯を巻くソフトドレッシングを行う（図 2)[1]。弾力包帯は，前腕切断では幅 7.5 cm，上腕切断では幅 10 cm を使用する。断端長軸に沿って 2〜3 回巻き，その後は斜めに巻き付ける。前腕切断では上腕まで，上腕切断では胸部まで巻く。緩みが生じるので，1 日 4〜5 回程度，巻きなおす。

### 2）関節可動域拡大と維持

術後早期から切断肢の残存関節の自動運動練習を開始する（図 3)[2]。特に肩甲帯と肩関節の動きは，能動義手の操作に重要であり，十分な可動域を確保し，拘縮による

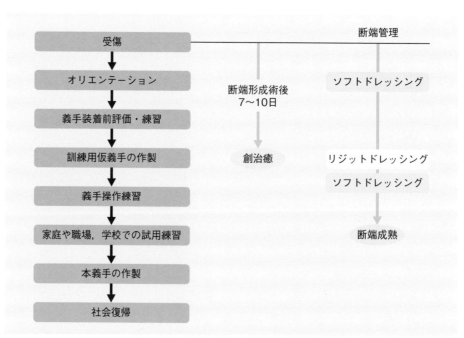

**図 1　作業療法アプローチの流れ**
（妹尾勝利：上肢切断の評価と治療．石川　朗ほか編．義肢学．第 2 版．理学療法テキスト．15 レクチャーシリーズ．中山書店；2022．p.125-36[1]）

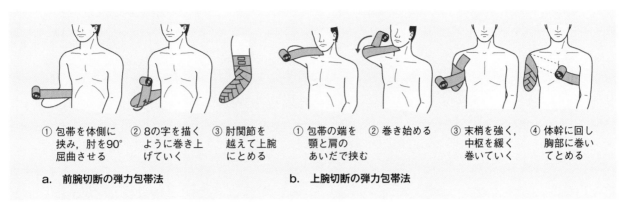

a. 前腕切断の弾力包帯法

① 包帯を体側に挟み，肘を90°屈曲させる　② 8の字を描くように巻き上げていく　③ 肘関節を越えて上腕にとめる

b. 上腕切断の弾力包帯法

① 包帯の端を顎と肩のあいだで挟む　② 巻き始める　③ 末梢を強く，中枢を緩く巻いていく　④ 体幹に回し胸部に巻いてとめる

**図2　弾力包帯法**
(妹尾勝利：上肢切断の評価と治療. 石川　朗ほか編：義肢学, 第2版. 理学療法テキスト. 15 レクチャーシリーズ. 中山書店；2022. p.125-36[1])

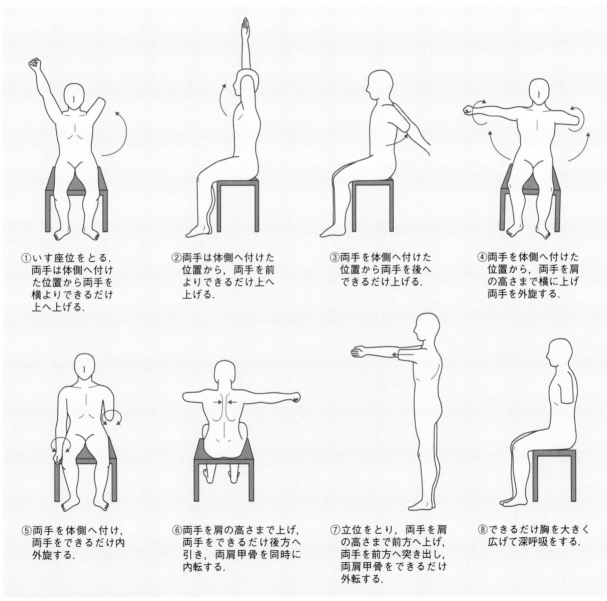

①いす座位をとる. 両手は体側へ付けた位置から両手を横よりできるだけ上へ上げる.

②両手は体側へ付けた位置から，両手を前よりできるだけ上へ上げる.

③両手を体側へ付けた位置から両手を後へできるだけ上げる.

④両手を体側へ付けた位置から，両手を肩の高さまで横に上げ両手を外旋する.

⑤両手を体側へ付け，両手をできるだけ内外旋する.

⑥両手を肩の高さまで上げ，両手をできるだけ後方へ引き，両肩甲骨を同時に内転する.

⑦立位をとり，両手を肩の高さまで前方へ上げ，両手を前方へ突き出し，両肩甲骨をできるだけ外転する.

⑧できるだけ胸を大きく広げて深呼吸をする.

**図3　残存関節の自動運動練習**
(日本整形外科学会, 日本リハビリテーション医学会監：義肢装具のチェックポイント, 第9版. 医学書院；2021. p.37-79[2])

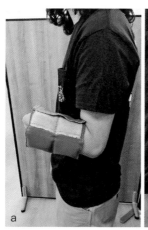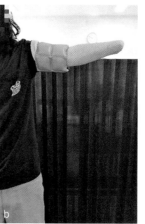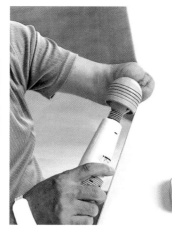

図4　切断肢の筋力増強練習
a. 重錘を用いた肘屈筋群の筋力増強練習，b. 重錘を用いた三角筋の筋力増強練習.

図5　振動刺激を用いた脱感作療法

疼痛が生じないようにする．創部の隣接関節の他動運動は，創部が治癒した後より段階的に実施する．前腕切断では，肘関節と前腕の可動域を確保する．特に，前腕の断端が短いほど，肘屈曲と前腕回内の制限が生じやすい．

### 3）筋力増強と維持

切断肢は能動義手の力源として，または筋電義手の重量に耐え，操作するための十分な筋力が必要である．切断により上肢を使用する頻度が減少し，さらに失われた上肢の重荷がなくなることで，廃用性の筋力低下が生じやすいことから，早期から積極的な筋力増強練習を行う（図4）．

### 4）姿勢の調整

片側上肢切断では，切断による上肢質量の低下や非切断側上肢優位の非対称性使用の影響により，身体アライメントの崩れが生じやすい．特に，重心の非切断側への移動，これを補正するための切断側への代償的な体幹側屈や上部体幹の偏位が生じる．また，上肢質量の損失から切断側肩が挙上する．これらの長期的な非対称姿勢は，二次的な腰痛などに発展する危険性がある．姿勢の左右対称性を維持するために，対称性を意識した腕振りや体幹回旋を意識した歩行などを取り入れる[3]．

### 5）異常感覚の軽減

術創部の異常感覚はソケット装着時に増大し，義手装着の阻害因子となる．振動刺激などの感覚入力を加え，異常感覚の軽減を図る脱感作療法（図5）を実施する．

### 6）幻肢痛の軽減

能動義手や筋電義手の使用は，幻肢痛の軽減に有効である．その他に，薬物療法，鏡療法（ミラーセラピー），運動イメージ練習，バーチャルリアリティ（VR）アプローチが行われる（Step up 参照）．

### 7）ADL練習

義手は補助手としての役割が大きい．したがって，利き手を切断した場合には，利き手交換練習を実施し，非切断側の巧緻性を高める．また，義手を使用することが難しい入浴などは，片手でこれらの動作が自立してできるよう自助具を活用する．

## 3．筋電義手装着前練習

上記の1）～7）に加え，以下を実施する．

### 1）電極設置位置の選定と筋電信号の検出

筋電信号を検出する位置を，手関節屈筋群（主に尺側手根屈筋）と手関節伸筋群（主

**ここがポイント！**
非対称性姿勢を改善するために，早期からの義手を装着した切断肢の使用も効果的である．

**MEMO**
**感作と脱感作とは**
強い痛みや異常感覚を何度も経験したり，長期間続くことにより，刺激に対して過敏になることを「感作」とよぶ．一方，患部に段階的に刺激を加え，刺激に対する感受性を低下させることを脱感作（療法）とよぶ．

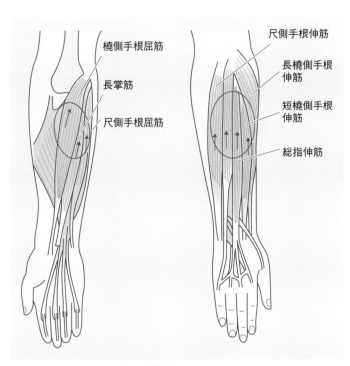

**図6　前腕における電極設置位置**
（日本整形外科学会，日本リハビリテーション医学会監：義肢装具のチェックポイント，第9版．医学書院；2021．p.105-6[4]）

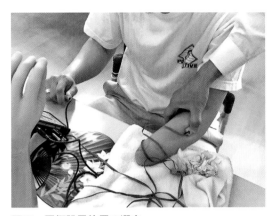

**図7　電極設置位置の選定**

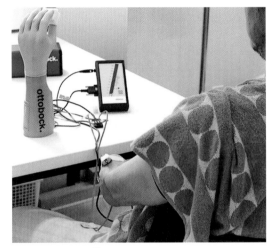

**図8　MyoBoy®（オットーボック社製）を用いた筋収縮練習**

に長・短橈側手根伸筋）から選定する．触診しながら最も筋収縮する部位を探し，筋の走行に沿って電極を設置する（**図6**）[4]．その後，筋電波形が最も捉えやすい位置に電極の位置を微調整する．ソケットの作製に支障が生じないよう，義肢装具士と相談しながら電極位置を決定する（**図7**）．

### 2）筋収縮練習

安定した筋収縮で，かつ手関節屈筋と伸筋の分離した筋収縮ができ，さらにこれらを設定した閾値以上で行えるよう，付属の機器を用いて視覚的に確認，フィードバックしながら筋収縮練習を実施する（**図8**）．

## 4．能動義手操作練習

### 1）義手の着脱

前腕切断の能動義手の装着法を**図9**に示す．最初に，義手を机上に置き，ハーネスのねじれを修正する．次に断端をソケットに挿入し，その後に非切断側上肢にハーネスを通して装着する．外す際は，装着と逆の手順で行う．

### 2）基本操作練習

随意開き式能動フックの動かし方について述べる．

#### （1）手先具の開閉

#### a．手先具の開大

切断肢の肩関節屈曲と両肩甲骨の外転運動（**図10**）[5]により，コントロールケーブルが牽引されることで手先具が開大する（**図11**）．初めに，コントロールケーブルに

> 💡 **ここがポイント！**
> **電極設置位置**
> 損傷や切断によって，通常の解剖学的な位置から筋の走行や部位がずれることがある．手関節屈筋群と手関節伸筋群がそれぞれ起始する上腕骨内側上顆および外側上顆から2横指遠位を電極設置の目安とする．

> 💡 **ここがポイント！**
> 肘屈曲角度を増やすと，コントロールケーブルが緩むため手先具開大の難易度が高くなる．

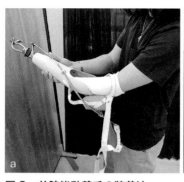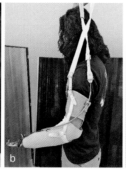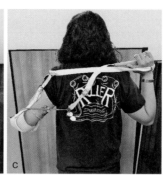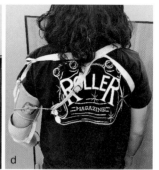

**図9 前腕能動義手の装着法**
a：ハーネスのねじれを修正し，断端をソケットに挿入する．
b：上腕カフを上腕部に合わせた後，ハーネスを引っ張る．
c：さらにハーネスを引っ張り，非切断肢を通す．
d：ハーネスのねじれがないかを確認する．
外す際は，装着と逆の手順で行う．

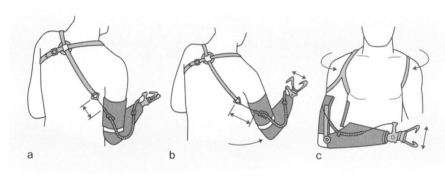

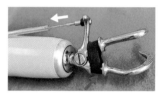

**図11 手先具の開大**
ケーブルの牽引（白矢印）により，ゴム（赤矢印）の力に抵抗して手先具が開大する．手先具の把持力はゴムの力に依存する．

**図10 手先具開大に必要な身体運動**
a．静止時，b．肩関節屈曲運動，c．両肩甲骨外転運動．
（澤村誠志：切断と義肢，第2版．医歯薬出版：2016．p.140-71[5]）

緊張を与えやすい肘伸展位から手先具の開大を開始し，徐々に肘屈曲角度を増やした状態で開大できるようにする．肩離断や肩甲胸郭間切断では，非切断肢の肩甲骨と肩関節の運動のみが力源となるため，手先具開大の難易度がより高い．把持する対象は大きいものから小さいものへ，また，硬いものから柔らかいものへと段階付けた練習を実施する．

**b．手先具の把持力の調整**

手先具の閉じる力（把持力）は，ゴム（ラバー）の枚数で調整することができる．このゴムの力に抵抗して手先具を開大する必要があるため（**図11**），少ないゴムの枚数から，手先具開大の練習を始める．動きの習熟，筋力に合わせて，ゴムの枚数を増やす．

**c．さまざまな肢位での手先具開大**

肘伸展位での手先具の開大に慣れたら，肘屈曲角度を増加させて，口元や頭上などのさまざまな位置で手先具を開大できるよう練習する．

**（2）上腕義手の肘継手の操作（肘継手の固定と遊動の切り替え）**

肘継手の固定（ロック）と遊動（フリー）の切替えには，肩甲骨下制と肩関節伸展運動の力源が必要になる．これらの運動のたびに，肩から上腕前方を走行する肘ロックコントロールケーブルが牽引され，固定，遊動，固定の順に肘継手を操作することができる．この動きは非常に難しく，はじめは作業療法士によって運動を誘導する（**図12**）[6]．

**（3）上腕義手の複合操作**

フックの操作と肘継手の操作を組み合わせた練習を行う（**図13**）．具体的には，フックで対象物を把持したまま，肘継手の固定を解除する．次に，対象物を把持した

**MEMO**
日本語の「ゴム」は，英語では「ラバー（rubber）」として使用される．

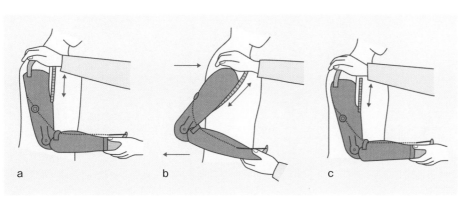

**図12 肘継手の固定と遊動の操作法**
a：ケーブルを緩める.
b：肩甲骨下制と肩関節伸展運動によりケーブルを牽引する.
c：再度，ケーブルを緩める.
（大庭潤平ほか編：義肢装具と作業療法. 医歯薬出版；2017. p.79[6]）

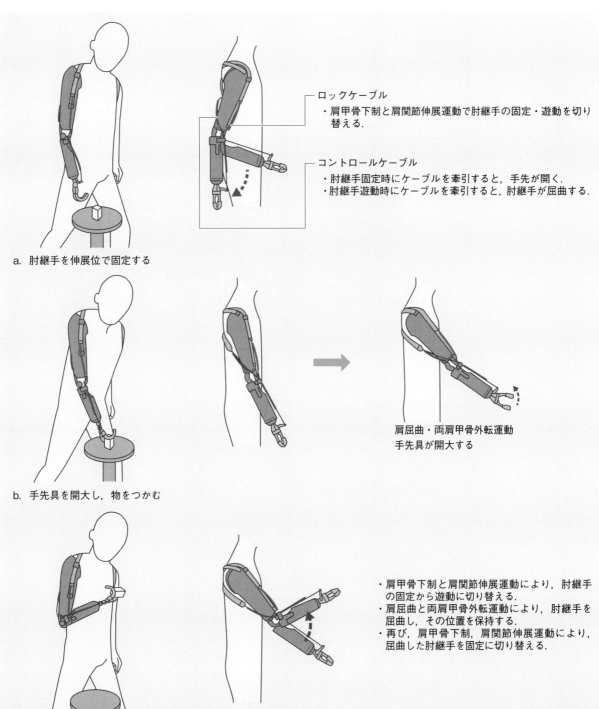

ロックケーブル
・肩甲骨下制と肩関節伸展運動で肘継手の固定・遊動を切り替える.

コントロールケーブル
・肘継手固定時にケーブルを牽引すると，手先が開く.
・肘継手遊動時にケーブルを牽引すると，肘継手が屈曲する.

a. 肘継手を伸展位で固定する

肩屈曲・両肩甲骨外転運動
手先具が開大する

b. 手先具を開大し，物をつかむ

・肩甲骨下制と肩関節伸展運動により，肘継手の固定から遊動に切り替える.
・肩屈曲と両肩甲骨外転運動により，肘継手を屈曲し，その位置を保持する.
・再び，肩甲骨下制，肩関節伸展運動により，屈曲した肘継手を固定に切り替える.

c. 肘継手を遊動に切替え，肘継手を屈曲し，任意の肘継手角度で固定する

**図13 上腕義手の複合操作**

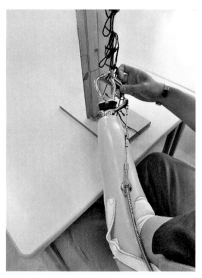

**図14 両手動作練習**
義手と非切断側上肢の両手動作による紐結び操作.

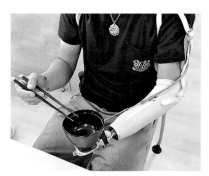

**図15 食事動作練習**

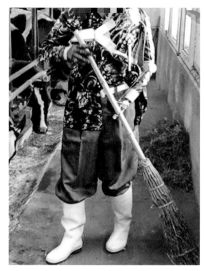

**図16 ほうき掃き動作**
能動義手を試用しての両手でのほうき掃き動作.

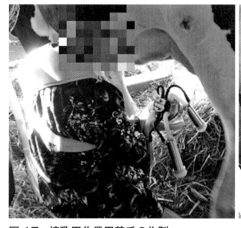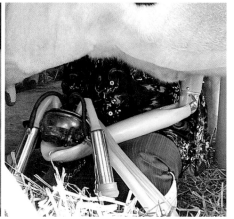

**図17 搾乳用作業用義手の作製**
肩能動義手では，リーチ距離が短く，搾乳機を把持することができない．そのため，前腕部を長くし，搾乳機を乗せることができる作業用義手を作製した．

まま，肘継手を能動的に屈曲させ，任意の角度で肘継手を固定する．これらの一連の複合操作を習得する．

### 3）応用操作（両手動作）練習

　義手と非切断側上肢との協調した両手動作練習を行う（**図14**）．片側前腕義手では，補助手として使われる両手動作の作業活動を，上腕義手，肩義手では，肘継手操作を必要とする複合操作が含まれる作業活動を選択する．

### 4）ADL・手段的ADL練習

　ADLや手段的ADLでの義手使用の定着を目標に，実際のADL・手段的ADL場面での義手の使用練習を行う（**図15**）．片手で自立している動作でも，義手の使用により効率的な動作を獲得できる．対象者のニーズに合わせて，自助具や福祉用具を併用する．

### 5）自宅，職場および学校での試用

　獲得した義手の操作能力を自宅，職場や学校などの環境で実際に試用する（**図16**）．そこで得られた義手の実用性とさらなる問題点を確認する．その結果を義手操作の再練習や義手の改良に役立てる．通常の能動義手で困難な作業については，その作業に特化した作業用義手の作製が必要な場合がある（**図17**）．

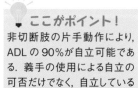

**ここがポイント！**
非切断肢の片手動作により，ADLの90％が自立可能である．義手の使用による自立の可否だけでなく，自立している動作が質的にどのように変化したかの評価も重要である．

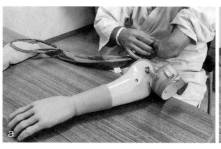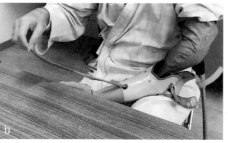

**図18　引き布を使用した装着法**
a：断端に引き布を装着する.
b：引き布をバルブ穴から引っ張りながら引き抜き, 断端をソケットに密着させる.

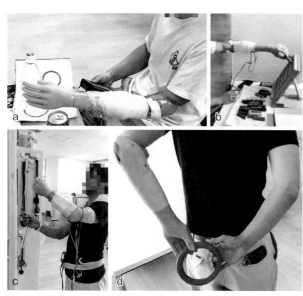

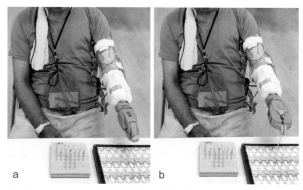

**図20　リストローテーターの制御練習**
作業用グライファー（オットーボック社製）の手先具を使用. 前腕中間位 (a) から回内位 (b) の操作練習.

**図19　基本操作練習**
a. ペットボトルを用いた把持力調整練習, b. ペグを用いた把持練習, c. 前上方での操作練習, d. 視覚に頼らない腰背部での操作練習.

## 5. 筋電義手操作練習

### 1）義手の装着

　前腕筋電義手では, 顆上支持ソケットが用いられる. その際に, 引き布（断端誘導帯）を使用し断端に被せて一緒にソケットに引き込み, バルブ穴から引き布を引き抜き, 密着させる装着法がある（**図18**）.

### 2）電動ハンドの操作

　断端の手関節伸筋群を随意的に収縮させて電動ハンドを開く, 手関節屈筋群を随意的に収縮させて電動ハンドを閉じる練習を行う. これらが可能になったら, 電動ハンドの開閉速度を随意的に調整する練習を行う.

### 3）基本操作練習

　把持する対象を大きいものから小さいものへ, また, 硬いものから柔らかいものへと段階づける. 筋電義手は能動義手と異なり, ハーネスやケーブルによる束縛がなく, 頭上, 体の側方, 後方などいろいろな位置で手先具を開閉できる利点がある. さまざまな身体部位や空間で開閉できるよう練習を行う. また, 視覚に頼らない把持操作練習を実施する（**図19**）.

　手継手の回旋機能を有するリストローテーター（回旋装置）を組み合わせた場合, 弱い屈筋と伸筋の収縮で手先具の開閉を, 強い屈筋と伸筋の収縮でリストのローテーション（手先具の回内と回外）を制御できるようにする（**図20**）.

💡 **ここがポイント！**
随意的に電動ハンドが開閉しない, または不随意に電動ハンドが開閉する場合, 原因の一つに手関節屈筋群と伸筋群の同時収縮が考えられる. 特に筋疲労が生じると, 同時収縮によりこれらの現象が生じやすい. また, ソケットの適合不良もこれらの原因になる. ソケットにある電極と断端の適合具合を確認する.

💡 **ここがポイント！**
リストローテーターを組み合わせた場合, 手先具の開閉とリストローテーターのモード切替えに手関節屈筋と伸筋の同時収縮を用いることがある.

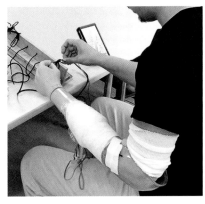

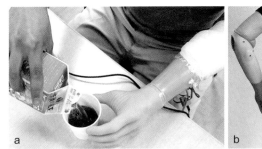
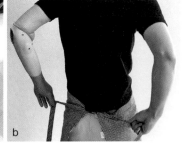

**図 22　ADL 練習**
a. コップに注ぐ（安定したコップの把持），b. エプロンの紐結び.

**図 21　両手動作練習**

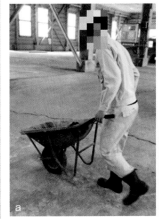
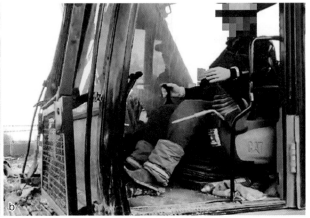

**図 23　職場での試用**
a. 運搬用一輪車の操作，b. 重機の運転操作.

### 4）応用操作（両手動作）練習

筋電義手と非切断側上肢との協調した両手動作練習を行う（**図 21**）.

### 5）ADL・手段的 ADL 練習

筋電義手は能動義手と比べ，補助手としての十分な把持力がある．ADL や手段的 ADL の実際の場面での筋電義手の使用練習を行い（**図 22**），義手の使用の定着を目指す.

### 6）自宅，職場および学校での試用

自宅，職場や学校などの環境で実際に試用し（**図 23**），そこで得られた義手の実用性とさらなる問題点，改良点を確認する．筋電義手は，重労働作業や水で濡れる作業には適さないため，これらの作業に適した能動義手や作業用義手を導入する.

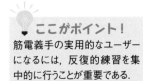

**ここがポイント！**
筋電義手の実用的なユーザーになるには，反復的練習を集中的に行うことが重要である.

**ここがポイント！**
短時間の義手の装着では問題点がなくとも，長時間の装着によりさまざまな問題点が顕在化する．これらの問題点の原因が何かを 1 つずつ詳細に評価し，必要に応じて義肢装具士と改良点を検討することが重要である.

### ■引用文献

1) 妹尾勝利：上肢切断の評価と治療．石川　朗ほか編．義肢学，第 2 版．理学療法テキスト．15 レクチャーシリーズ．中山書店；2022．p.125-36.
2) 陳　隆明：切断とリハビリテーション治療．日本整形外科学会，日本リハビリテーション医学会監．義肢装具のチェックポイント，第 9 版．医学書院；2021．p.37-79.
3) 森田千晶，山本澄子：片側上肢切断が姿勢に及ぼす影響について．日義肢装具会誌 2007；23：75-82.
4) 中村　隆：筋電制御．日本整形外科学会，日本リハビリテーション医学会監．義肢装具のチェックポイント，第 9 版．医学書院；2021．p.105-6.
5) 澤村誠志：切断と義肢，第 2 版．医歯薬出版；2016．p.140-71.
6) 柴田八衣子ほか：上肢切断者の作業療法の流れ—義手操作能力の獲得と向上のために．大庭潤平ほか編．義肢装具と作業療法．医歯薬出版；2017．p.66-86.

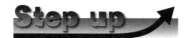

## 1. 幻肢痛の発生機序

　幻肢痛の発生の背景に，失った手足からの感覚入力がなくなることが大脳皮質の感覚運動野に機能変化をもたらし，この不適応が疼痛症状の原因になっていると考えられている[1]．

　上肢切断により手からの感覚入力を直接受ける一次感覚野は，その入力がなくなることで，大脳皮質の機能局在の再構築が生じ，代わりに身体のほかの部位の感覚入力に反応するようになることが知られている．隣接する顔などの感覚領域が，感覚入力がなくなった手の感覚領域に向かって広がっていく（図 1a）[2]．すると，患者は顔の一部を触れられると，顔と同時にないはずの手（幻肢）の一部を触れられていると感じる状態になる（図 1b）[2,3]．こうした再構築が生じた状態で，断端部の末梢神経終末からの持続的な信号や，感覚野ニューロンの発火閾値低下による過剰反応をきっかけとして幻肢痛が誘発されると考えられている．

　また，四肢の運動には下行性の運動指令が実際の運動に結びつくと同時に，感覚情報フィードバックの予測が行われている（efference copy）．実際の運動は，位置感覚や視覚情報としてフィードバックを efference copy と比較することで効率よく補正を行い，次の運動に進むことになる．こうした知覚と運動の情報伝達は知覚-運動ループとよばれ，ヒトが自分の体の各部位を認識するうえでの基礎になっている（図 2）[1]．幻肢痛が生じるような皮質の再構築が生じた状態では，この知覚-運動ループが破綻しており，この異常な状態がより高次レベルの脳により痛みとしてとらえられていると考えられている．

　さらに，慢性疼痛と同様に，抑うつ，破局的認知，厳格な性格や強迫的性格など性格的要因，社会環境などの心理社会的要因が幻肢痛の痛みの強さや経過に影響を与えることが知られている[4]．

## 2. 幻肢痛の治療

　幻肢痛を軽減するために，神経活動性の抑制のための薬物療法や経皮的電気神経刺激（TENS）や経頭蓋磁気刺

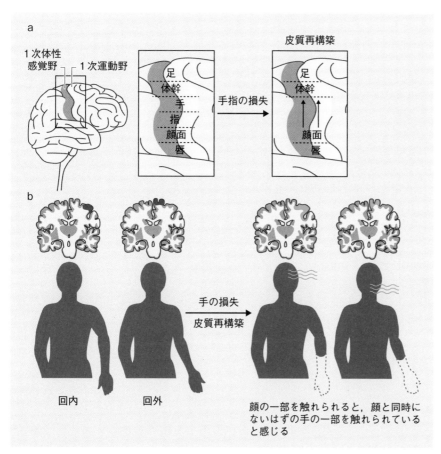

図 1　上肢切断後の大脳皮質の再構築

a：身体部位感覚と運動は，大脳皮質でホムンクルスを形成するパターンで配置されている．切断後は，切断された手や指の感覚または運動の皮質領域が縮小し，隣接する皮質領域へ置き換わる．

b：切断後は皮質の再構築により，顔の一部を触れられると，同時にないはずの手の一部を触れられていると感じる．

（Collins KL, et al.：J Clin Invest 2018；128：2168-76[2]を参考に作成）

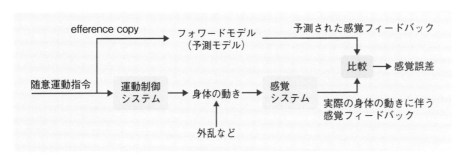

図2 運動制御理論のモデル
「運動の予測（フォワードモデル）の情報」と「実際の感覚フィードバック情報」を対比しながら，その誤差を次の運動計画に反映し，正確な運動を実現するモデルである．手足が欠損するとフォワードモデルが残存するものの，実際の感覚フィードバックがない状態となる．
（緒方 徹ほか：Jpn J Rehabil Med 2018；55：384-7[1]）

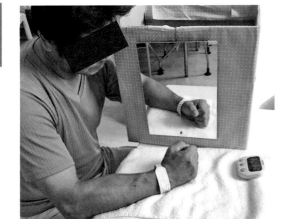

図3 鏡療法
健側上肢を鏡に映し，患者から鏡の中に患肢として見えるよう体の正中矢状面に鏡を置く．この状態で，両側の手を同時に動かすよう指示する．鏡に映った動いている健側上肢を見ると，あたかも患肢が動いているような錯覚を生じさせることができる．

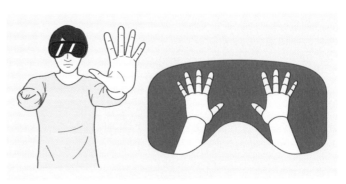

図4 バーチャルリアリティ（VR）療法
VRゴーグルを着用し，失われた手足の表象を視覚化する．
（Collins KL, et al.：J Clin Invest 2018；128：2168-76[2]）

激（TMS）などの物理刺激療法，破綻した知覚-運動ループの再構築を念頭においた認知運動療法が行われる[1]．これらの認知運動療法には，鏡療法（ミラーセラピー，図3）やバーチャルリアリティ（VR，図4）などの視覚的錯覚を用いたアプローチ法がある．多くは，非切断肢の動きを鏡や仮想現実空間に映し出し，あたかも切断肢が動いたかのような錯覚を生じさせるものである．また，近年では，非切断肢が残存しない両側上肢切断者にタブレット型端末を用いた視覚的フィードバックを行い，幻肢痛の軽減を認めた報告がある[5]．能動義手や筋電義手の装着使用もまた，失われた上肢の感覚フィードバックおよび身体イメージの復元，感覚-運動不一致の減少により，幻肢痛の軽減に有効である[4]．

### ■引用文献

1）緒方 徹，住谷昌彦：幻肢痛の機序と対応．Jpn J Rehabil Med 2018；55：384-7.
2）Collins KL, et al.：A review of current theories and treatments for phantom limb pain. J Clin Invest 2018；128：2168-76.
3）Ramachandran VS, Altschuler EL：The use of visual feedback, in particular mirror visual feedback, in restoring brain function. Brain 2009；132：1693-710.
4）Erlenwein J, et al.：Clinical updates on phantom limb pain. Pain Rep 2021；6：e888.
5）吉村 学ほか：両側上肢切断後の幻肢痛に対するタブレット型端末を用いたVisual Feedbackの効果―シングルケースデザインによる検証．作業療法 2021；40：496-502.

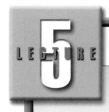

# 義足の分類と構造・機能

## 到達目標

- 下肢切断者のゴール設定の要因について理解する.
- ベンチアライメント, スタティックアライメント, ダイナミックアライメントの概念を理解する.
- 大腿義足・膝義足の基本構造を学習し, 各アライメントを理解する.
- 下腿義足の基本構造を学習し, 各アライメントを理解する.
- 股義足の基本構造を学習し, 各アライメントを理解する.
- 足部義足の基本構造と種類を理解する.

## この講義を理解するために

　この講義では, 最初に下肢切断者のゴール設定について学びます. すべての切断者のゴールが歩行ではありません. 個々の切断者に応じたゴール設定が必要です.

　次に, 各義足の基本構造を解説し, ベンチアライメント, スタティックアライメント, ダイナミックアライメントを学習します. 各切断部位において用いられるソケットと継手には特徴があり, 主に切断者の能力に応じて選択されます.

　作業療法士にとって, 代表的なソケットと継手を理解し, 義足装着での ADL にどのような影響があるのかを考えながらアプローチ方法を検討します.

　この講義を理解するために, 次のことについて確認しておきましょう.

　　□ 切断高位の名称と特徴について復習する.

　　□ 切断術の知識について復習する.

　　□ 義肢の分類と名称, 基本構造について復習する.

## 講義を終えて確認すること

　　□ 下肢切断者のゴール設定の要因について理解できた.

　　□ ベンチアライメント, スタティックアライメント, ダイナミックアライメントの概念について理解できた.

　　□ 各義足の基本構造について理解できた.

　　□ 各義足のアライメントについて理解できた.

## 1. 下肢切断者のゴール設定

### 1）ゴール設定の要因

すべての下肢切断者に対し，義足を処方し，装着練習を実施するとは限らない．また，義足による歩行練習の実施により，必ず実用歩行を修得できるわけではない．下肢切断者のゴールは，種々の点を考慮して検討される．

下肢切断者の最終ゴール設定には，切断原因，合併症の有無，切断前 ADL が特に重要である．高齢者であっても切断原因が外傷で，切断肢以外に外傷はなく，切断前 ADL がすべて自立している場合は義足の適応となり，最終的に一定の歩行能力も期待できる．一方，50 歳台で糖尿病を原疾患とした血管原性切断で，すでに人工透析が導入されている場合では，実用歩行には至らない場合も多い．

さらに，ゴールを検討する要因として，本人や家族のニーズ，切断者の社会的背景，生活環境なども検討する．

### 2）義足による立位・歩行の意義

実用歩行の修得が困難と予想された場合においても，義足が処方されることも多い．その理由は，非切断肢だけで立位が困難な状況において，義足装着での立位練習を目的とする場合や移乗動作の安定を目的とする場合がある．

立位保持は，筋骨格系では骨密度や筋量の維持，循環器系では循環血流量の改善，呼吸器系では機能的残気量の減少など，全身に好影響を与える．そのため，義足装着での立位練習の意義は大きい．また，車椅子とベッドの移動において非切断肢だけでは安定性を欠く場合，義足装着にて移乗・移動能力の向上がみられ，切断者の ADL の改善に有効である．

## 2. 義足練習の流れ

一般的な下肢切断術後の義足装着練習の流れを，**図 1**[1) に示す．義肢装着前より主に断端に対し筋力トレーニングや関節可動域練習から開始し，バランス練習，松葉杖歩行練習，ADL 練習を継続する．創の治癒状態を確認しながら，訓練用仮義足での立位練習，歩行練習を開始し，徐々に ADL 練習や応用歩行練習を追加する．

## 3. アライメント

### 1）アライメントとは

下肢切断者は，一般に動力源をもたない義足で安定した立位を保持でき，さらに歩行が可能である．その理由は，義足の構成要素であるソケット，継手，足部が支柱な

**MEMO**
実用歩行
日常生活での移動手段として歩行すること．

**MEMO**
機能的残気量（functional residual capacity：FRC）
安静時の呼気終末に肺の中に残っている肺気量．

**ここがポイント！**
以前は，ギプスソケットなどで訓練用義足を製作し，早期からの荷重練習を実施していた．訓練用義足による義足練習は，断端のサイズや形状の変化に合わせソケット交換を行っていたが，現在は実施可能な医療機関が限られている．

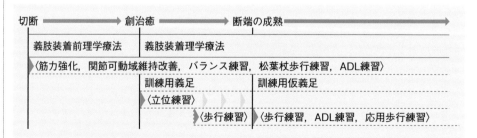

**図 1 早期義肢装着法の流れ**
（永冨史子：早期義肢装着法と義足適合の流れ—アライメントの概念．石川　朗ほか編．義肢学，第 2 版．15 レクチャーシリーズ理学療法テキスト．中山書店；2022．p.11-20[1)]）

どで連結しさらに切断者が装着する場合，適切な角度，位置，方向などの設定が行われているからである．義足において，これら各パーツの相対的位置関係をアライメントとよび，よいアライメントの設定によって，安定した立位や安全な歩行が可能となる．

義足のアライメントには，①ベンチアライメント，②スタティック（静的）アライメント，③ダイナミック（動的）アライメント，の3種の段階があり，それぞれ前額面，矢状面，水平面にて設定，確認する．また，義肢の適合判定をチェックアウトという．

### 2) ベンチアライメント

ベンチアライメントの設定は，切断者の身長，下肢長，断端長，断端周径，関節可動域などの情報をもとに，作業台上にてソケット，継手，足部などの構成要素を連結し，前額面，矢状面，水平面での基準線に従い義足を組み立てる．

ベンチアライメントの設定は，大腿義足，下腿義足など義足の種類によって異なり，さらにソケットの形状によっても異なる．一方，ベンチアライメントに関する用語とその基本的理論は，切断高位や使用部品が異なっても多くは共通する．代表的なものを解説する．

**(1) 初期屈曲角（図2）[1]**

初期屈曲とは，ベンチアライメントの段階でソケットを屈曲位に設定することで，その角度を初期屈曲角といい，標準的には5°である．屈曲拘縮がある場合，その角度はさらに大きくなる．

初期屈曲の第一の目的は，ソケットを傾斜させ支持面を広くとることである．下腿切断のPTB義足ではソケット前面で体重支持をしやすくするとともに，膝伸展筋の効率がよくなる．また，大腿切断において関節を屈曲させて伸展可動域を確保し，義足の膝折れを防ぐ伸展筋の収縮効率を上げる．

**(2) 初期内転角（図3）[2]**

断端と義足の位置関係を，生理的アライメントに近づける事を目的とする．標準的には5°程度であるが，断端長や非切断肢のアライメントによっても変わる．

**(3) 体重負荷線（図4）[1]**

体重荷重の作用線であり，前額面，矢状面で設定する．

大腿切断では，矢状面においてソケット前後径中央の体重負荷線が，膝継手の前方に位置することで，膝折れを予防することが可能となる．

### 3) スタティックアライメント

ベンチアライメントの設定を行った義足を切断者に装着した状態における，静止立位時の前額面，矢状面からの相対的位置関係をスタティックアライメントといい，歩行する前に必ずスタティックアライメントのチェックアウトを実施する．

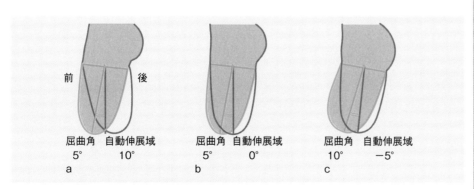

**図2　自動伸展域で異なる初期屈曲角の設定**
灰色線が実際の断端の自動伸展域，青線は初期屈曲角を加えたソケットの角度を示す．
（永冨史子：早期義肢装着法と義足適合の流れ—アライメントの概念．石川　朗ほか編．義肢学，第2版．15レクチャーシリーズ理学療法テキスト．中山書店；2022．p.11-20[1]）

図2下部ラベル：
| a | b | c |
| --- | --- | --- |
| 屈曲角 5°　自動伸展域 10° | 屈曲角 5°　自動伸展域 0° | 屈曲角 10°　自動伸展域 −5° |

---

**MEMO**

ベンチアライメント（bench alignment）
ベンチアライメントは，義足の製作工程において最初に作業台（bench）上でアライメントを設定することによりこの名称が生まれた．

スタティックアライメント（static alignment）
ダイナミックアライメント（dynamic alignment）

**ここがポイント！**
大腿切断において力学的に膝折れを防ぐ目的で設定されている矢状面での体重負荷線は，大腿切断における膝軸の後ろ下げとよばれる．

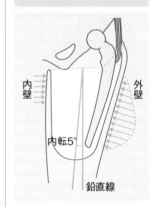

**図3　大腿切断の内転角設定**
（川村次郎ほか編：義肢装具学，第4版．医学書院；2009．p.138[2]に内転角を追加）

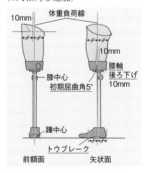

**図4　体重負荷線**
（永冨史子：早期義肢装着法と義足適合の流れ—アライメントの概念．石川　朗ほか編．義肢学，第2版．15レクチャーシリーズ理学療法テキスト．中山書店；2022．p.11-20[1]）

**ここがポイント！**
スタティックアライメントにおいて，曖昧な適合判定で安易に歩行を実施してはならない．転倒の危険性があり，異常歩行の発生の要因となる．

**LECTURE 5**

主な確認項目は、①義足長、②ソケット適合、③安定性、などである。ベンチアライメントが良好に設定されていなければ、立位時の姿勢に種々の現象が生じる。また、義足以外に切断者の筋力低下などによっても立位の安定性が欠ける場合がある。そのときには、その現象が生じた原因を的確に判断し対応を検討する必要がある。

立位安定性は、歩行にとって必須であり、スタティックアライメントのチェックアウトは義足歩行の基本である。

### 4) ダイナミックアライメント

スタティックアライメントのチェックアウト後に、試歩行にて歩行観察を行い、前額面、矢状面から異常歩行などの確認と調整の実施がダイナミックアライメントのチェックアウトである。

異常歩行の主な原因が、①義足によるものか、②切断者によるものか、③練習不足によるものか、を判断することが重要である。また、義足歩行を開始した直後には、異常歩行の原因の判断がつかないこともある。そのため、ダイナミックアライメントの調整は、慎重に実施する。

### 5) アライメントのチェックアウトと歩行練習

各段階のチェックアウトが不十分な状況で、義足適合が確認されないまま立位や歩行練習へと進めることはとても危険である。特に、義足歩行開始直後には、断端の皮膚損傷や痛みが生じやすい。皮膚損傷が生じると、治癒するまでに時間を要し、結果的に歩行の自立が遅れることがある。また、異常歩行が一度生じるとその矯正を図ることは困難である。したがって、異常歩行の原因は予想できるため、いかにそれを予防しながら歩行練習を進めるかが重要である。

## 4. 大腿義足・膝義足

### 1) 大腿切断・膝離断

大腿切断とは、大腿骨上にて切断された状態であり、膝離断とは膝関節部分にて切断された状態である。切断者数は、圧倒的に大腿切断が多い。大腿切断や膝離断を施行された切断肢が失うのは、膝関節以下の支持構造と運動・知覚機能である。

大腿切断では、ハムストリング、大腿直筋、大腿筋膜張筋、縫工筋などの二関節筋は切断され、筋形成固定術が実施されていても、生理的筋緊張は変化し筋力は低下する。また、大腿切断では断端末での体重負荷は困難であるが、膝離断の多くは断端末での体重負荷が可能であり、義足を装着しないで膝歩きや四つ這いでの移動が可能との特徴がある。一方、膝離断では長断端に対しソケット下端に膝継手が位置するため、健側と義足の下腿脚長差が生じる問題がある。なお、大腿義足と膝義足の基本的構造は、ほぼ同じである。

### 2) 大腿義足の基本構造

#### (1) ソケット

差し込み式と全面接触吸着式に大別され、差し込み式は運動機能の低下している高齢者に処方されることが多い。全面接触吸着式は形状から四辺形ソケットと坐骨収納型ソケット（図5）[3]があり、近年は運動機能の高い切断者にも対応可能な坐骨収納型が増えている。

#### (2) 懸垂機能

ベルト式、吸着式、ライナーに大別される。ベルト式は差し込み式ソケットでシレジアンバンドが用いられる。吸着式は切断端とソケット間の陰圧で懸垂している。ライナーではシリコンライナーが一般的で、多くはソケットとの間に連結機構がある。

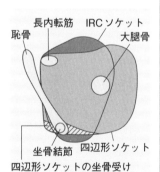

**図5　四辺形ソケットと坐骨収納型ソケット**
四辺形・坐骨収納型、上から見て比べると、坐骨がソケット後壁の坐骨受けに乗る四辺形に対し、坐骨収納型は坐骨を包む深いソケット構造になる。恥骨結合に至る恥骨下枝が内壁と交差する部分で痛みを訴えやすい。
（日本整形外科学会、日本リハビリテーション医学会監：義肢装具のチェックポイント、第8版．医学書院；2014. p130[3]をもとに作成）

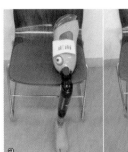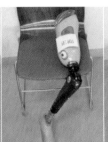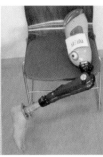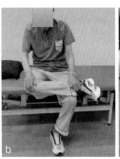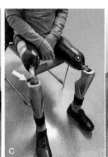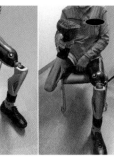

**図6 ターンテーブル**
a. ターンテーブルの動き. 左図は座位. 左図の赤丸部分を押すとロックが外れ, 中央図・右図のようにソケットの向きと関係なく回旋し, 股関節外旋したかのような姿勢となる.
b. ターンテーブル使用中の切断者
c. ターンテーブル使用中の切断者. 左図の黄色矢印のボタンを押すとロック解除, 右図のように下腿だけが回旋し靴や靴下の脱ぎ履きに便利である.
（永冨史子：大腿義足・膝義足のアライメント. 石川 朗ほか編. 義肢学, 第2版. 15レクチャーシリーズ理学療法テキスト. 中山書店；2022. p.33-42[4]）

**（3）膝継手**

膝伸展位で固定される固定膝と, 下腿を振って歩く遊動膝に大別される. 固定膝は運動機能の低下している高齢者に処方されることが多い. 遊動膝は継手軸の数によって単軸膝継手と多軸膝継手に分類される. また, 安全な立脚相と滑らかな遊脚相のための制御機構があり, 種々の立脚相制御と遊脚相制御の組み合わせがある. 立脚相制御には荷重ブレーキ膝が多く用いられてきたが, 近年はバウンシングやイールディングの機能の膝継手が用いられている. 遊脚相制御には流体（空圧・油圧）制御膝があり, 現在一般的に用いられており, ほかにコンピュータ制御膝もある.

**（4）足部（足継手）**

Lecture 1 参照

**（5）ターンテーブル（図6）[4]**

ソケット以遠の部分を回旋させることが可能な部品であり, 靴の脱着やあぐらなどのADLにおいて有用である.

**3）大腿義足・膝義足のアライメント**

**（1）ベンチアライメント**

標準的な四辺形ソケット大腿義足を図7[4]に, 坐骨収納型ソケット大腿義足を図8[4]に, 膝義足を図9に示す.

**（2）スタティックアライメント**

断端の生じる圧痛, 立位の安定性, 懸垂機能などを確認する. さらに, 義足を外した後の断端の状態を確認する.

**（3）ダイナミックアライメント**

異常歩行を確認し, その原因が, ①義足にある場合, ②切断者の身体能力による場合, ③歩行練習の不足による場合, を判断し対応する.

**4）大腿切断者の異常歩行**

大腿切断者にみられる異常歩行とその原因を, **巻末資料表1**に示す.

## 5. 下腿義足・サイム義足

**1）下腿切断・サイム切断**

下腿切断は, 脛骨・腓骨上にて切断された状態であり, サイム切断は, 下腿切断のなかで特に脛骨内果と腓骨外果部を遠位端が平坦になるように切断された状態である.

下腿切断・サイム切断では膝関節が残存し, 大腿四頭筋とハムストリングも保たれ

**MEMO**
バウンシング（bouncing）
立脚相初期での膝屈曲位支持機構. 身体活動の低い切断者にも用いられる.

**MEMO**
イールディング（yielding）
階段降段などでの膝屈曲位支持機構. 身体活動の高い切断者向きである.

**MEMO**
下腿切断（trans-tibial amputation：T/T）
以前, 下腿切断はbelow-knee amputation（B/K）と表記された.

サイム切断（Syme's amputation）

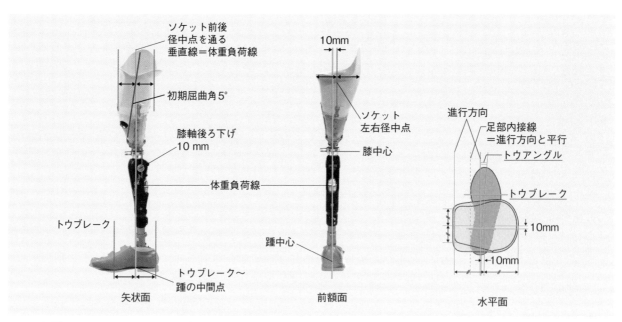

**図7　標準的な四辺形ソケット大腿義足のベンチアライメント**

（永冨史子：大腿義足・膝義足のアライメント．石川　朗ほか編．義肢学，第2版．15レクチャーシリーズ理学療法テキスト．中山書店；2022．p.33-42[4]）

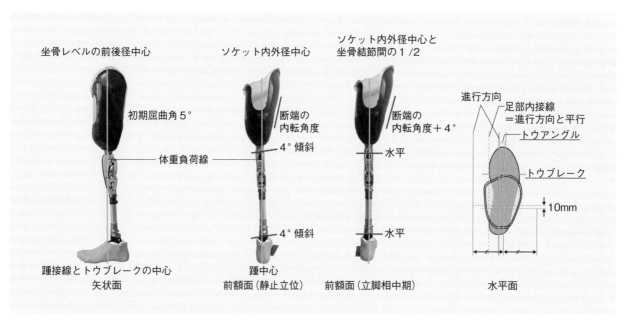

**図8　標準的な坐骨収納型ソケット大腿義足のベンチアライメント**

静止立位ではソケット以下は4°内側に傾斜している．立脚相中期では下腿部が垂直に立ち，ソケットは内転位となり，生理的立位アライメント（ロングの基準線）を再現できる．

（永冨史子：大腿義足・膝義足のアライメント．石川　朗ほか編．義肢学，第2版．15レクチャーシリーズ理学療法テキスト．中山書店；2022．p.33-42[4]）

るため，応用歩行や起居動作も大腿切断よりも高い能力となる．一方，足関節と足部の機能が失われるため，足継手や足部が用いられ，相応の制約を生じる．

　サイム切断では，断端末で体重支持ができるように，踵部の皮膚で断端を形成する．しかし，疼痛が生じる場合があり，すべての切断者が断端荷重できるものではない．また，ソケットが脛骨内果と腓骨外果部で膨隆するため，装飾的には導入は慎重にすべきである．

#### 2）下腿義足の基本構造

**（1）ソケット**（図10）[5]

　在来式，PTB式，PT（E）S式，KBM式，TSB式がある．

PTB（patella tendon bearing）

PT（E）S（Prothèse Tibiale〈à Emboitage〉Supracondylien）

KBM（Kondylen Bettung Münster）

TSB（total surface bearing）

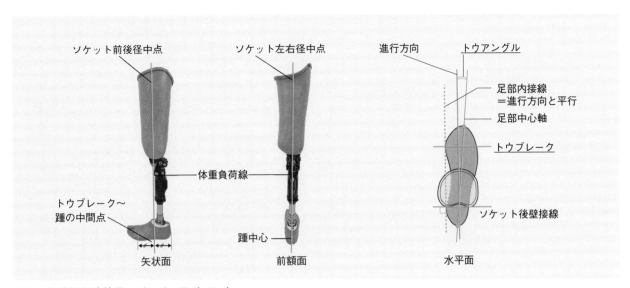

ソケット前後径中点　ソケット左右径中点　進行方向　トウアングル

足部内接線
＝進行方向と平行
足部中心軸
トウブレーク

ソケット後壁接線

体重負荷線

トウブレーク〜
踵の中間点

踵中心

矢状面　　　　　　前額面　　　　　　水平面

**図9　標準的な膝義足のベンチアライメント**
（永冨史子：大腿義足・膝義足のアライメント．石川　朗ほか編．義肢学，第2版．15レクチャーシリーズ理学療法テキスト．中山書店；2022．p.33-42[4]）

　在来式は断端をソケットに差し込み装着する．膝継手と側方支柱を介して大腿コルセットが取り付けられている．現在ではほとんど使用されていない．

　PTB式は体重支持を主に膝蓋腱で行う特徴がある．ソケット上縁は，前面では膝蓋骨を半分まで覆う高さ，側面は大腿骨顆部を半分程度覆う高さ，後面は前面より低く両側のハムストリング腱の除圧のために切り込みがあり，膝窩部を圧迫する膨隆がある．樹脂で成形された硬性の外ソケットとポリエチレンフォーム製（PEライト®）の内ソケットとの2重構造からなる．TSB式が普及するまでは，多くの下腿切断者に処方されていた．

　PT（E）S式も体重支持は，主に膝蓋腱で行う．ソケットの前壁は膝蓋骨を覆い，大腿骨の内顆と外顆が側壁で覆われる．前壁とは側壁にて懸垂能はあるが，膝屈曲位でソケットが抜けやすく，現在はほとんど処方されていない．

　KBM式も体重支持は，主に膝蓋腱で行う．ソケットの前壁は低く，膝蓋骨は覆われていない．両側壁は大腿骨顆部を挟む形状で懸垂能がある．しかし，PT（E）S式と同様に膝屈曲位でソケットが抜けやすく，現在はほとんど処方されていない．

　TSB式は断端全面にソケットが接触して体重支持を行う．多くは，外ソケットに樹脂製TSB式，内ソケットに懸垂と断端保護用の既成のシリコンライナーを併用するタイプが用いられ，ソケット間に連結機構がある．前壁は膝蓋腱の高さ，側壁は大腿骨顆部を少し覆う高さ，後壁は膝窩部の高さである．シリコンライナーは，大腿骨遠位部まで覆う．現在，最も多く処方されている．

**（2）懸垂機能**

　在来式は大腿コルセット，PTB式はPTBカフ，PT（E）S式は前壁と側壁，KBM式は両側壁で懸垂する．また，TSB式はシリコンライナーが断端を覆い，外ソケット間との連結機構で懸垂する．

**（3）足継手・足部**

　距腿関節に相当する部分に軸をもつ単軸足部，軸をもたず踵部のウレタンやゴムでクッション性をもたせ衝撃を吸収するSACH足，ばねや弾性構造を利用して踵接地時の衝撃エネルギーを吸収し，立脚相の踏み切り時にそのエネルギーを放出する機能のエネルギー蓄積型足部などがある．PTB式ソケットには軽量なSACH足が処方されることが多かったが，近年はTSB式にエネルギー蓄積型足部が多く使用されている．

**■ ここがポイント！**
PTB式ソケットは，現在も高齢者の血管原性切断では処方されている．一方，活動性の高い若年者の切断では，膝蓋腱だけで体重負荷すると疼痛が生じやすく，それらの対応としてTSB式の概念が生まれた．

**📖 MEMO**
SACH（solid ankle cushion heel）足

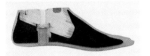

（笘野　稔：下腿義足・サイム義足のアライメント．石川　朗ほか編．義肢学，第2版．15レクチャーシリーズ理学療法テキスト．中山書店；2022．p.53-62[6]）

| | PTB式 | PTS式 | KBM式 | TSB式 |
|---|---|---|---|---|
| | patellar tendon bearing | Prothèse Tibiale (à Emboitage) Supracondylien | Kondylen Bettung Münster | total surface bearing |
| 側面 | 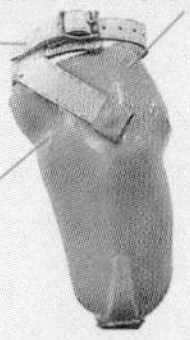 大腿骨顆部を半分程度覆う．前面より高い PTBカフ 膝蓋腱中点レベル | 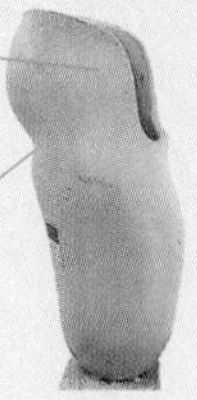 大腿骨顆部を覆う 膝蓋腱中点レベル | 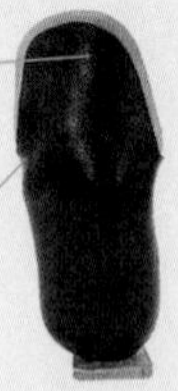 大腿骨顆部を覆う 膝蓋腱中点レベル | 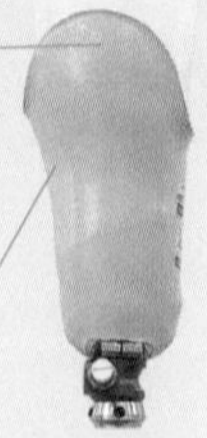 側面の高さは断端機能によって異なる 膝蓋腱中点レベル |
| 前面 | 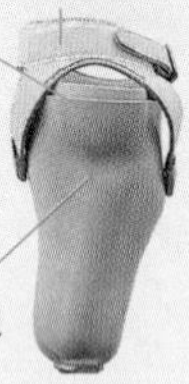 PTBカフ 膝蓋骨を半分程度覆う 膝蓋腱を圧迫 | 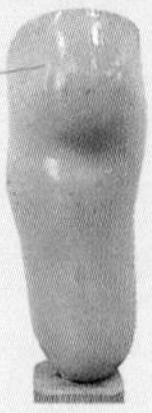 膝蓋骨を覆う | 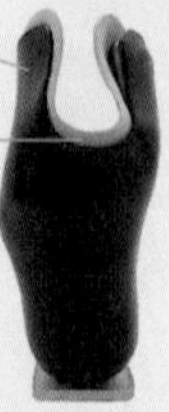 大腿骨顆部を覆う 膝蓋骨を覆わない | 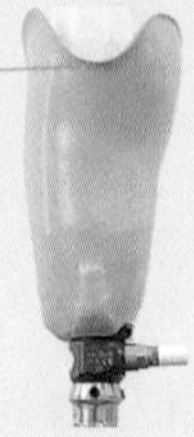 前面の高さは断端機能によって異なる |
| 後面 | 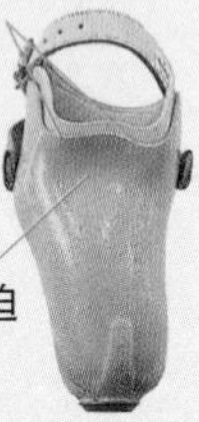 ハムストリング腱を除圧する切り込み 前壁上縁より低い 膝窩部を圧迫する膨隆 | 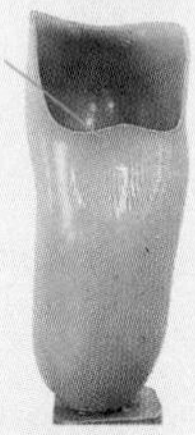 後面の形状はPTB式ソケットと同様 | 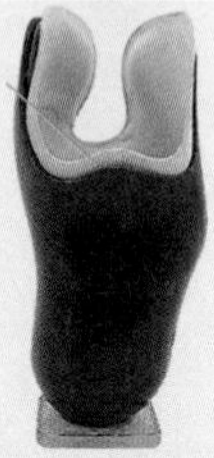 後面の形状はPTB式ソケットと同様 | 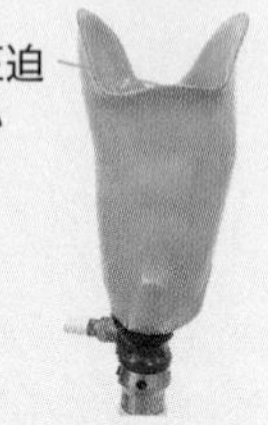 膝窩部の圧迫は行わない |
| ソケット内 | 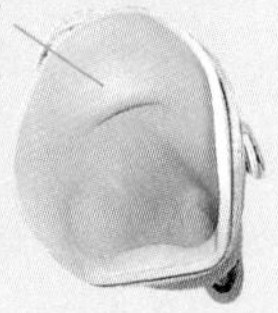 膝蓋腱部が大きく膨隆 | 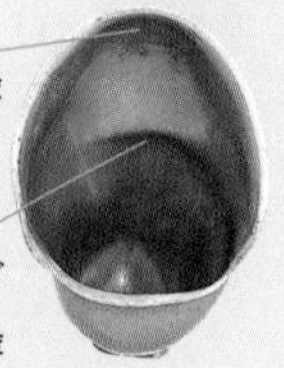 上縁が内側に膨隆 膝蓋腱部が大きく膨隆 | 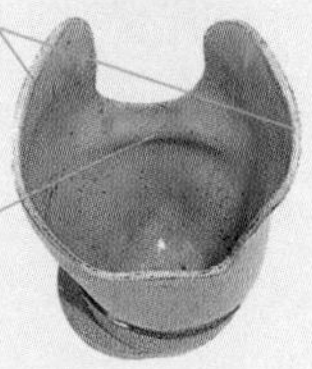 側壁は顆部を挟み込む形状 膝蓋腱部が大きく膨隆 | 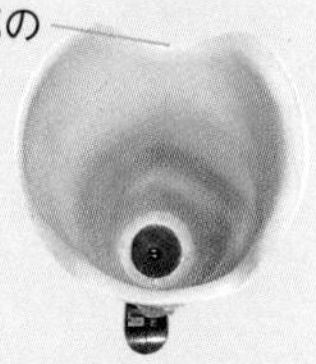 膝蓋腱部の膨隆なし |
| 利点 | 製作が容易 PTBカフが過伸展をある程度防止 | 懸垂ベルト不要 膝過伸展，側方動揺に対応 | 懸垂ベルト不要 側方動揺に対応 | ライナーにより，断端保護，懸垂が可能 |
| 欠点 | 懸垂装置（PTBカフ）が必要 | 膝屈曲位ではソケットが抜ける | 膝屈曲位ではソケットが抜ける | 歩行時にソケットが回旋することがある |

**図10 PTB式・PTS式・KBM式・TSB式ソケットの特徴**
現在はPTB式とTSB式がよく用いられている.

（笘野　稔：下腿切断・サイム切断の基本と義足構造．石川　朗ほか編．義肢学，第2版．15レクチャーシリーズ理学療法テキスト．中山書店；2022．p.43-52[5]）

### 3）下腿義足のアライメント

**（1）ベンチアライメント**

PTB式下腿義足を**図11**[6]に，TSB式下腿義足を**図12**[6]に示す.

**（2）スタティックアライメント**

義足長，断端の生じる圧痛，立位の安定性，懸垂機能などを確認する.

**（3）ダイナミックアライメント**

膝折れや，踵接地から立脚中期または立脚中期から踏み切り期における過度の膝伸展がないかを確認し，その原因が義足なのか切断者の身体能力によるものかを判断し，対応する.

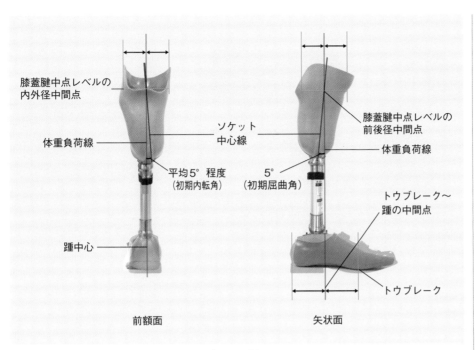

**図 11　下腿義足のベンチアライメント（PTB 式）**
（笘野　稔：下腿義足・サイム義足のアライメント．石川　朗ほか編．義肢学，第 2 版．15 レクチャーシリーズ理学療法テキスト．中山書店；2022. p.53-62[6]）

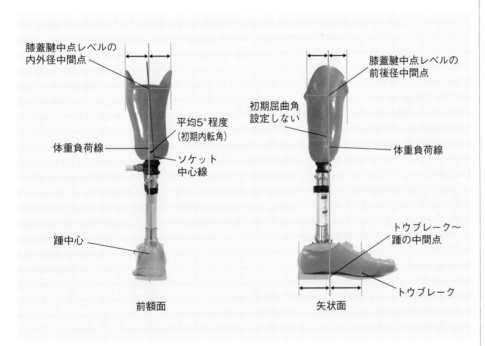

**図 12　下腿義足のベンチアライメント（TSB 式）**
（笘野　稔：下腿義足・サイム義足のアライメント．石川　朗ほか編．義肢学，第 2 版．15 レクチャーシリーズ理学療法テキスト．中山書店；2022. p.53-62[6]）

## 6．股義足

### 1）股離断・片側骨盤切断

　股離断・片側骨盤切断は股関節以下の関節機能をすべて失い，適応となる義足は股義足である．特に，片側骨盤切断は坐骨がないため，骨性支持面が極端に少ない形状となる．機械構造とアライメントのみで立位と歩行の安定を得るが，歩行能力は大腿切断より著しく劣る．

**ここがポイント！**
PTB 式ソケットでは，膝蓋腱で体重負荷が行いやすいように初期屈曲角が 5°設定されているが，TSB ではその必要がないために初期屈曲角は設定しない．

**MEMO**
トウブレークの位置

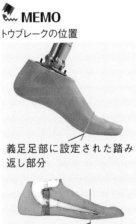

義足足部に設定された踏み返し部分

カットモデルで見るとこの線の位置に相当

（永冨史子：早期義肢装着法と義足適合の流れ―アライメントの概念．石川　朗ほか編．義肢学，第 2 版．15 レクチャーシリーズ理学療法テキスト．中山書店；2022. p.11-20[11]）

股離断（hip disarticuration：H/D）
片側骨盤切断（hemipelvectomy）

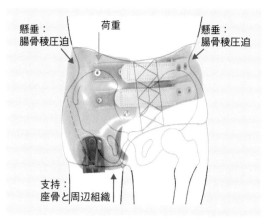

図13　カナダ式ソケットの体重支持部位と懸垂
（永冨史子：股離断・片側骨盤切断・足部切断の義足構造とアライメント．石川　朗ほか編．義肢学，第2版．15レクチャーシリーズ理学療法テキスト．中山書店；2022．p.63-72[7]をもとに作成）

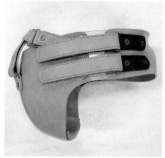

図14　ダイアゴナルソケット
（永冨史子：股離断・片側骨盤切断・足部切断の義足構造とアライメント．石川　朗ほか編．義肢学，第2版．15レクチャーシリーズ理学療法テキスト．中山書店；2022．p.63-72[7]）

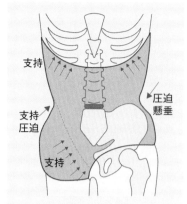

図15　片側骨盤切断用ソケットの重要な適合部位と懸垂
（永冨史子：股離断・片側骨盤切断・足部切断の義足構造とアライメント．石川　朗ほか編．義肢学，第2版．15レクチャーシリーズ理学療法テキスト．中山書店；2022．p.63-72[7]）

カナダ式股義足（Canadian type hip disarticulation prosthesis）

### 2）股義足の基本構造

**（1）股離断のソケットと懸垂機能**

　股離断に対して，現在はカナダ式股義足が最も多く処方されている．カナダ式股義足に用いるカナダ式ソケット（**図13**）[7]は，熱硬化性樹脂製のソケットで健側を含む骨盤全体を包み，腸骨稜で懸垂する．また，装着感の改善を目的に，開口部を広くしたダイアゴナルソケット（**図14**）[7]も用いられている．

**（2）片側骨盤切断のソケットと懸垂機能**

　片側骨盤切断用ソケットの体重支持部は，断端と肋骨弓部である（**図15**）[7]．腸骨稜で懸垂するが，片側骨盤を欠くため，懸垂能は低下する．

**（3）継手**

　股継手は単軸継手であり，軸心はソケット前面のものが多い．膝継手，足部は大腿義足に準じる．

### 3）股義足のアライメント

**（1）ベンチアライメント**

　カナダ式股義足を（**図16**）に示す．

**（2）スタティックアライメント**

　ソケットの適合性，座位の快適性，義足長，立位の安定性などを評価する．義足長は，転倒のリスクを軽減させるため短く設定し，1～3 cm の脚長差をもたせる．

**（3）ダイナミックアライメント**

　安全な歩行のために，立脚中期以外の膝折れの有無を確認する．

## 7．足部義足

### 1）足部切断

　足部切断は足根部・中足骨部・足趾のいずれかの部分で切断された状態である（**図17**）[7]．これらの断端の多くは，残された足底で荷重ができ，裸足で屋内を歩くことも可能である．血管原性の切断では，足部を清潔に保ち，足に合った靴を履くなどのフットケアの指導が重要である．

### 2）足部義足の目的と種類

　足部義足は，切断部の機能補填より，主に装飾を目的としている．代表的な足部義足を（**図18**）[7]に示す．

💡 **ここがポイント！**
股義足では，股継手，膝継手，足部の3種の継手が必要となるため，歩行能力は他の切断と比べて劣る．若年者であっても，杖を使用することが一般的である．

足部切断＝足部部分切断
（partial foot amputation）

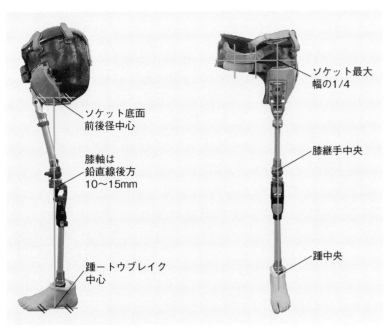

図16　カナダ式股義足の基本的ベンチアライメント
（永冨史子：股離断・片側骨盤切断・足部切断の義足構造とアライメント．石川　朗ほか編．義肢学，第2版．15レクチャーシリーズ理学療法テキスト．中山書店；2022．p.63-72[7]）

図17　足部切断の名称と部位
（永冨史子：股離断・片側骨盤切断・足部切断の義足構造とアライメント．石川　朗ほか編．義肢学，第2版．15レクチャーシリーズ理学療法テキスト．中山書店；2022．p.63-72[7]）

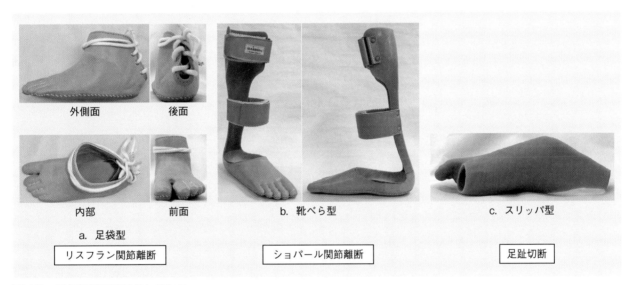

図18　足部切断用義足のいろいろ
（永冨史子：股離断・片側骨盤切断・足部切断の義足構造とアライメント．石川　朗ほか編．義肢学，第2版．15レクチャーシリーズ理学療法テキスト．中山書店；2022．p.63-72[7]）

■引用文献

1）永冨史子：早期義肢装着法と義足適合の流れ—アライメントの概念．石川　朗ほか編．義肢学，第2版．15レクチャーシリーズ理学療法テキスト．中山書店；2022．p.11-20.
2）川村次郎ほか編：義肢装具学，第4版．医学書院；2009．p.128-38.
3）日本整形外科学会，日本リハビリテーション医学会監：義肢装具のチェックポイント，第8版．医学書院；2014．p.130，p.175-6.
4）永冨史子：大腿義足・膝義足のアライメント．石川　朗ほか編．義肢学，第2版．15レクチャーシリーズ理学療法テキスト．中山書店；2022．p.33-42.
5）笘野　稔：下腿切断・サイム切断の基本と義足構造．石川　朗ほか編．義肢学，第2版．15レクチャーシリーズ理学療法テキスト．中山書店；2022．p.43-52.
6）笘野　稔：下腿義足・サイム義足のアライメント．石川　朗ほか編．義肢学，第2版．15レクチャーシリーズ理学療法テキスト．中山書店；2022．p.53-62.
7）永冨史子：股離断・片側骨盤切断・足部切断の義足構造とアライメント．石川　朗ほか編．義肢学，第2版．15レクチャーシリーズ理学療法テキスト．中山書店；2022．p.63-72.

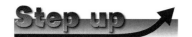

## フットケア

フットケアとは，足のケア全体の総称であり，作業療法士として足病変の予防・早期発見が主な目的である．

### 1）糖尿病性足病変

足部部分切断の原因で最も多いのは，糖尿病性皮膚壊死である．糖尿病性足病変が重症化しやすい背景には，糖尿病3大合併症がある．神経障害や動脈硬化が生じ，動脈硬化は血流障害を生み，その結果，足部に種々の症状が出やすくなる．また，高血糖は易感染状態となりやすい．さらに，糖尿病網膜症などにより視力が低下しており，加えて知覚神経障害によって傷などの足部の変化に気づきにくく，潰瘍や壊疽などの糖尿病性足病変が進行する．

足病変の直接的原因を表1[1]に示す．末梢循環障害性の切断者は，非切断肢にも問題をもつことが多い．フットケアの実施によって，再切断や多肢切断の予防を行うことが重要である．

### 2）足病変のアセスメント

アセスメントは，作業療法士として介入するほかに，患者自身で行うセルフチェックも重要であり，その指導を実施することが不可欠である．セルフチェック項目と注意点を表2[1]に示す．しかし，視力障害を合併している場合など，家族などの協力を得ることも重要である．

### 3）足病変のケア

足部のケアは，患者自身に自分の足に関心をもってもらうことが重要である．足部ケアのポイントを表3に示す．患者をサポートする立場での作業療法士の介入方法を，選択することが必要である．

**表1 足病変の直接的原因**

| |
|---|
| 1. 小外傷・靴ずれ：合わない靴，靴下の重ね履き，鼻緒によるこすれ傷 |
| 2. 熱傷：暖房器具による低温熱傷 |
| 3. 外傷：すり傷・切り傷の放置から感染，ナイロンタオルなどで強くこすることによる蜂窩織炎 |
| 4. 爪の問題：深爪，陥入爪などの爪変形から炎症を起こした感染 |
| 5. 皮膚乾燥・亀裂 |

（永冨史子：フットケア．石川 朗ほか編．義肢学，第2版．15レクチャーシリーズ理学療法テキスト．中山書店；2022．p.72[1]）

**表2 セルフチェック項目と注意点**

| |
|---|
| 1. 皮膚乾燥や亀裂はないか |
| 2. 切り傷や引っかき傷はないか |
| 3. 水疱はないか |
| 4. 腫れはないか |
| 5. 皮膚の色は変わっていないか |
| 6. 巻き爪や爪の皮膚への巻き込みがないか |
| 7. 魚の目・たこはないか |
| 8. まめや靴ずれはないか |
| 9. 局所痛・感染兆候はないか |
| ● すべての観察は鏡を使って行う．趾のあいだや足底もチェックする |
| ● 視力障害のある人は家族や定期的通院でチェックする |
| ● 一つでも異常に気づいたら医師に相談する |

（永冨史子：フットケア．石川 朗ほか編．義肢学，第2版．15レクチャーシリーズ理学療法テキスト．中山書店；2022．p.72[1]をもとに作成）

**表3 足部ケアのポイント**

| |
|---|
| 1. 皮膚のトラブル予防のため，足部の清潔を保ち，保湿する． |
| 2. 爪のトラブル予防のため，適度な爪の長さを保つ． |
| 3. サイズの合った靴を選択し，正しく靴を履く．足の変形がある場合，適したインソールを作製し，導入する． |
| 4. 靴下は通気性のよい自然素材のものを選択し，原則着用する． |

### ■引用文献

1）永冨史子：フットケア．石川 朗ほか編．義肢学，第2版．15レクチャーシリーズ理学療法テキスト．中山書店；2022．p.72.

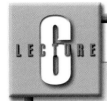

# 下肢切断の評価とアプローチ

## 到達目標

- 下肢切断の評価項目を理解し，実施できる．
- 義足装着前の下肢切断者へのアプローチに関し，理解して実施できる．
- 義足装着後の下肢切断者へのアプローチに関し，理解して実施できる．
- 下肢切断者の ADL について理解し，指導できる．
- 切断原因別のアプローチの留意点を理解する．

## この講義を理解するために

　下肢切断者の評価は，切断肢に視点がいきがちです．また，最終のゴールを歩行にとらわれる傾向にあります．義足の適応判断やゴールの検討，義足非装着での動作能力の把握には，切断肢以外の情報が重要となります．

　次に，評価結果から切断者の病態と問題点を整理し，予後予測に基づいて切断者ごとに適した義足装着前のアプローチ内容を検討し実施します．さらに，実際に義足を装着して行う練習とその留意点を学びます．個々の能力やゴールに合わせ，作業療法のアプローチ方法を検討することが重要です．特に，下肢切断者特有の ADL 指導の留意点を理解することは不可欠です．

　また，下肢切断者への作業療法を展開するにあたり，原因疾患と病歴の理解が重要です．

　以下の項目について学習しておきましょう．

　　□ 関節可動域・筋力の検査法，下肢長・周径など形態測定を学習しておく．

　　□ 立位・歩行に関する運動学と，立位・歩行に必要な身体機能について復習しておく．

　　□ 加齢による身体機能の変化と影響を学習しておく．

　　□ 糖尿病と末梢循環障害，四肢の悪性軟部腫瘍について学習しておく．

## 講義を終えて確認すること

　　□ 切断者に対して行う評価項目をあげ，評価手技を理解できた．

　　□ 義足装着前のアプローチ内容に関して概略を理解できた．

　　□ 立位バランス練習，ステップ練習の進め方を理解できた．

　　□ 下肢切断者の ADL 指導の留意点を理解できた．

　　□ 切断原因別でのアプローチの注意点を理解できた．

## 1. 下肢切断の評価

### 1) 全身状態

義足の適応判断や義足非装着での動作能力に影響するのは全身状態である．その全身状態に対し，特に影響を及ぼすのは，切断原因と切断前のADL，意欲と理解力であり，確認と評価が重要となる．さらに，運動耐容能，体幹機能が重要である．

#### （1）切断原因

一般的に外傷性，腫瘍性，糖尿病性，末梢血管性に分類される．外傷性の多くは労働災害や交通事故によるものである．これらは高エネルギー外傷のため，多発外傷を合併しているかが，義足の適応や最終の歩行能力に影響する．腫瘍性では，肺や脳神経などへの転移の有無が重要である．糖尿病性では，全身状態が不良の場合が多く，虚血性心疾患や脳血管障害，視力障害などの合併がみられ，最終的なゴールは高くない．末梢血管性の閉塞性動脈硬化症は，切断肢以外にも同様の症状を合併している場合が多い．

#### （2）切断前のADL

切断前のADLの能力は，義足の適応判断にとって特に重要である．術前の活動性が低かった場合，切断後の獲得可能な能力に限界はあるが，高齢者であっても切断前のADLが自立していた場合は，義足歩行を獲得できる可能性がある．

#### （3）意欲と理解力

義足での動作能力の獲得には，装着方法の理解やメンテナンスの自立が前提となる．したがって，認知症の合併など理解力の低下がみられる場合，非切断肢などの条件が良好でも義足歩行が困難となり，獲得可能な能力は限られることが多い．

#### （4）運動耐容能

運動耐容能とは，どれくらいまでの運動に耐えられるかの能力であり，心臓や肺，全身の筋肉などの状況によって異なる．原疾患や合併症，さらに年齢により運動耐容能が低下していると，義足の適応に制限が生じ，日常の活動性も制限される．

#### （5）体幹機能

片脚立位の保持や片脚での跳躍移動には，非切断側の筋力に加え，体幹の筋力が保たれている必要がある．立位バランスには体幹機能の影響が大きい．

### 2) 切断端・切断肢

#### （1）創部・皮膚の状態

義足の処方，また切断肢の運動を安全に行うために，創部の確認を行う．この確認は，可能な限り医師による創処置時に同席し，直接情報を得る．創傷治癒後は断端を触診し，先端部の軟部組織の状態を確認する．切断端の筋肉の処理（p.5参照）が，筋肉固定術か筋肉形成術かによって，軟部組織の状態は異なる．

皮膚の確認では，断端皮膚の色調，皮膚温，乾燥の程度や発汗の状態を確認する．過度発汗は，ソケット装着時に擦過創を形成しやすい．

#### （2）断端長

大腿切断では，坐骨結節から断端末端までの長さを測定する．計測は基本的には立位で，股関節を中間位として計測する．下腿切断では，原則膝蓋腱中点から断端末までの長さを測定する．一方，膝裂隙から断端末までの長さを断端長として測定する場合もある．測定は端座位で膝軽度屈曲位にて実施する．

断端長は近位1/3での切断を短断端，遠位1/3を長断端，そのあいだを中断端に分

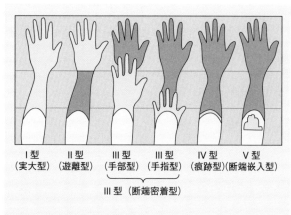

| 幻肢あり | |
|---|---|
| I型（実大型）：幻肢がほぼもとの四肢の形態を残しているもの | |
| II型（遊離型）：幻肢が切断端から遊離して部分的に残っているもの | |
| III型（断端密着型）：幻肢が縮小して切断端に密着しているもの<br>　i）手部（足部）型：幻肢の手関節（足関節）部より末梢が切断端に密着しているもの<br>　ii）手指（足趾）型：幻肢の手指（足趾）部が切断端に密着しているもの | |
| IV型（痕跡型）：幻肢が切断端に痕跡程度に残っているもの | |
| V型（断端嵌入型）：幻肢が切断端のうちにはまり込んでいるもの | |
| 幻肢なし | |
| 初めあって現在ないもの | |
| 初めからないもの | |

**図1　大塚の分類**
（大塚哲也：切断肢に伴う幻肢，幻肢痛．伊丹康人ほか編．整形外科 MOOK No.40 義肢・装具療法．金原出版；1985．p.155[1]）

類することが多い．

**（3）断端周径**

　断端周径の変動が減少し，一定期間変化しなくなった時点で断端が成熟したと判断し，本義足の作製などの目安とする．

　周径の変動を確認するため，毎回同一部位で測定する．大腿切断では坐骨結節を，下腿切断では膝蓋腱中点を起点とし，メジャーを下肢の長軸に対して垂直に当てて測定する．

**（4）関節可動域**

　断端の関節可動域は，義足ソケットのアライメント調整にとって不可欠である．一方，切断部以遠の下肢が存在しないため，特有の拘縮が生じやすい．

　大腿切断では，股関節屈曲・外転・外旋拘縮が生じやすい．遠位の骨指標がなく大腿部は軟部組織が豊富であり，移動軸を見誤りやすいため，大腿骨を十分に触知し測定する．

　下腿切断では，膝関節屈曲拘縮が生じやすい．短断端では測定誤差が生じやすいので，注意を要する．

**（5）筋力**

　切断肢の徒手筋力テスト（MMT）による筋力測定は，抵抗が本来の部位より近位となるため，過大に評価する可能性がある．非切断側も同じ部位に抵抗をかけ，正しく評価する．また，活動生の高い切断者では，義足を装着して筋力を評価する．この場合，断端への負担が大きくなるため，測定には注意を要する．

**（6）感覚**

　下肢切断者の足底感覚は，義足ソケットを介して伝わる力を断端皮膚の触覚と圧覚により感じることで代償されている．そのため，切断端の感覚検査は重要である．また，痛覚の知覚は，ソケット装着による創形成の予防に不可欠である．特に血管原性切断では，感覚障害を合併している場合があり，注意を要する．

**（7）幻視・幻肢痛**（Lecture 1 講義，Lecture 4 Step up 参照）

　幻肢は，一般に切断術からの時間経過とともに位置や形状が変化する．定期的な評価には，大塚の分類（**図1**）[1]が用いられる．多くは，当初には実大型で生じ，徐々に手先・足先だけの遊離型となり，幻視を生じる位置が断端に近づく痕跡型となり，最終的に消失していくことが多い．

**ここがポイント！**
切断直後は浮腫や血腫のために，断端は腫脹する．その後，創治癒の進行，循環の改善，筋の萎縮などによって徐々に周径変動は減少する．

**ここがポイント！**
血管原性切断で糖尿病腎症により人工透析が導入されている場合，透析前後で周径の確認をする．

**ここがポイント！**
断端周径は2捨3入，7捨8入で5mm単位を基本とする．

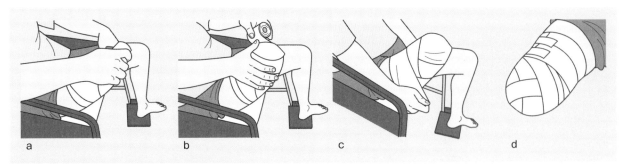

**図2 ソフトドレッシングでの包帯の巻き方**
a. 巻きはじめ，b. 末端ほど強く巻く，c. 引っ張って巻かずに何層にも重ねて圧迫する，d. 完成．
わが国では現在もこの方法が主流である．末梢ほど圧迫を強く保つ包帯法は，熟練しなければ効果的なソフトドレッシングとならない．

> 💡 **ここがポイント！**
> 下肢切断者の最終的な移動能力の推察やゴール設定には，非切断肢の運動能力の評価が重要であり，判断指標となることが多い．

一方，幻肢痛の存在は義足歩行の阻害因子となる場合がある．特に心理面への影響が大きいため，問診には細心の注意を払う．

### 3）非切断肢

下肢切断者の最終的な義足歩行の実用性や義足非装着時の ADL は，非切断肢の筋力や立位バランスにより大きく影響を受ける．実用的な義足歩行を獲得できる目安として，非切断肢での片脚立位保持があげられる．

非切断肢の総合的な運動機能として，片脚での①支持あり（平行棒など）立位困難，②支持あり立位可能，③支持なし立位可能，④連続跳躍（けんけん）可能，に大別すると，予後の予想や義足の適応を検討しやすい．支持ありで立位困難な場合，義足歩行は困難なことが多く，義足が処方されても，車椅子などへの移動動作の介助量軽減を目的とする．支持ありで立位可能な場合，義足の適応となることは多いが，高いレベルの歩行能力の獲得は難しい．一方，連続跳躍が可能な場合は，高いレベルの歩行の能力を獲得できることが多い．

## 2．下肢切断へのアプローチ：義足装着前

### 1）断端管理

断端管理の目的は，断端を圧迫して浮腫を軽減し，よい形状にすることである．弾力包帯を用いたソフトドレッシング，シリコンライナー，市販の断端圧迫用断端袋の利用などが一般的である．

ソフトドレッシングでの断端管理は練習が必要であり，切断者や介護者に包帯の巻き方を指導する（図2）．

### 2）関節可動域・筋力

**（1）良肢位保持**

切断高位によって，生じる関節拘縮は異なる．一度生じた関節拘縮を改善させることは難しい．そのため，義足非装着時の良肢位が重要となる．大腿切断では，腹臥位が推奨されている（図3）．

**（2）関節可動域**

良肢位を保持していても，関節拘縮は生じやすい．特に短断端ではその傾向が強い．そのため，関節可動域を保持するため，徒手的な関節可動域練習が不可欠である．

**（3）筋力**

切断者は切断部の重量がなく，また関節の近位部に抵抗を付加するため，筋力を過大に評価しやすい．重錘バンドなどによる自主的な筋力トレーニングに加え，徒手に

> 💡 **ここがポイント！**
> 切断高位で好発する関節拘縮
> ● 大腿切断：股関節屈曲・外転・外旋
> ● 下腿切断：膝関節屈曲
> ● ショパール切断：足関節底屈
> ● リスフラン切断：足関節底屈

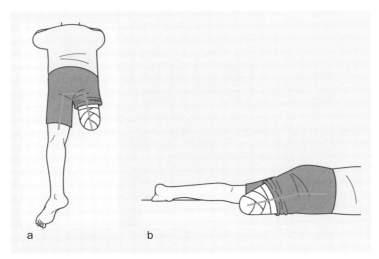

**図3　大腿切断の義足非装着時の良肢位**

よる抵抗負荷でのトレーニングも必ず実施する.

### 3) 立位

非切断肢による立位能力は,義足の適応や義足歩行能力に大きく影響し,良好な立位バランスは転倒の予防にもつながる.最初は平行棒内で実施し,徐々に片手支持,支持なしへと進める.可能であれば,片脚スクワットを導入する.片脚スクワットは,立位バランスと筋力トレーニングに対してともに有効である.さらに,運動能力の高い切断者では,キャッチボールもよい方法である.

### 4) 歩行

平行棒内歩行から両松葉杖歩行へと練習する.平行棒内歩行においては,両手で平行棒の上から体重を支持し,平行棒を握らないように指導する.また,平行棒内は限られたスペースであり,平行棒内での松葉杖歩行は転倒の危険性があるため,実施しない.

### 5) 起居動作

切断によって下肢の重量が減っているため,起き上がり時に下肢が浮いてしまいやすい.その場合,側臥位からの起き上がりを指導する.

## 3. 下肢切断へのアプローチ:義足装着後

### 1) 立位

#### (1) スタティックアライメントの確認

義足を装着した状態で,最初に実施するのがスタティックアライメントの確認である.主な確認項目は,①義足長,②ソケット適合,③安定性,などである.立位時の不安定性は,義足以外に切断者の筋力低下などによっても生じる場合があり,その現象が生じた原因を的確に判断し対応を検討する.立位安定性は,歩行にとって必須であり,スタティックアライメントのチェックアウトは義足歩行の基本である.

#### (2) ソケットへの荷重

義足を装着し体重を負荷したとき,ソケットのどの部分に荷重の感覚があるかを確認する.大腿義足で四辺形型では坐骨部で荷重しており,坐骨収納型ではソケット全面での荷重感がある.下腿義足でPTB式では膝蓋腱で荷重しており,TSB式ではソケット全面での荷重感がある.サイム義足では,断端末で荷重が可能とされているが,疼痛が生じやすいので確認が必要である.

LECTURE **6**

🖐 **試してみよう**
非切断肢での立位の能力が高い切断者において,キャッチボールは前後左右へのバランス練習に加え,体幹と非切断肢の筋力トレーニングとして有効な方法である.ペアを作り,共に片足立位にてテニスボールでのキャッチボールを経験してみよう.

💡 **ここがポイント!**
ソケットの形状の違いによって,荷重部分が異なる.そのため,ソケットの形状を確認し,どの部分に荷重感があるのか,また,あってはならない荷重感がないのかを確認する.

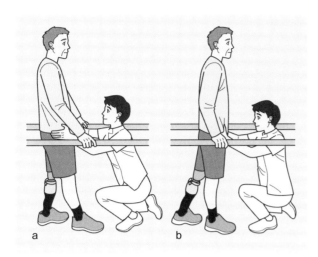

図4 前後バランス練習

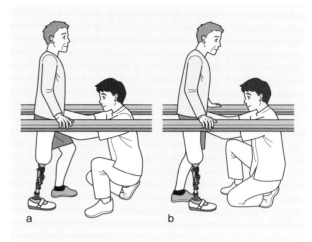

図5 ステップ練習
a. 健側ステップ：義足で立脚し健側下肢を一歩前にステップし荷重する．
b. 義足ステップ：義足を振り出し，一歩前にステップし荷重する．

(3) バランス練習

　義足を装着し二本足の状態より，徐々に義足での立位が可能となるよう，前後・左右のバランス練習を実施する．荷重量のフィードバックには，体重計を利用する．前後バランス練習（図4）では，義足が後ろの前後バランスと，義足が前の前後バランスを練習し，次のステップ練習へとつなげる．

### 2) 歩行

(1) ステップ練習

　ステップ練習（図5）とは，支持脚の前後に非支持脚を移動する反復動作であり，特に大腿切断で重要となる．支持脚は義足側，非義足側の両方で練習する．最初は，非支持脚を出して・引いてという単脚支持の練習より開始し，徐々に出した非支持脚への体重移動を行い，最初の支持脚が次の遊脚を開始する直前までの二重支持期に相当する体重移動へと進める．

　大腿切断では，膝折れを防ぐために異常歩行パターンとなりやすい．膝継手を切断者自身でコントロールできることが必要となる．膝継手は種類によって膝折れを防ぐ機能が若干異なるため，機能に応じた練習を行う．

　健常者の歩行は，支持脚の骨盤移動に伴い，非支持脚が慣性を利用した振り子運動によって行われている．ステップ練習では，最終的に振り子運動の習得を目標とする．

(2) 歩行練習

　歩行練習は平行棒内より開始し，両手支持，片手支持，支持なしへと状況に応じ段階を追って進める．下腿切断では，義足装着早々より歩行が可能な場合があるが，性急な歩行の練習は，終了後に断端に傷が生じている場合がある．特に歩行練習の最初の段階は，慎重に実施する．

　すべての下肢切断者が杖なし歩行をゴールとするものではない．杖などの歩行補助具は切断者の能力に合わせて選択する．

### 3) 応用歩行

(1) 階段昇降

　非切断肢から昇り，義足から降りる二足一段法が基本である．下腿切断者では，膝伸展筋の筋力が十分ある場合に交互昇降が可能である．大腿切断においても交互昇降

---

**ここがポイント！**
大腿切断者において，一度膝折れによりバランスを崩し，転倒を経験すると，直後より異常歩行が生じやすい．十分な注意のもと，ステップ練習を実施することが重要である．

**ここがポイント！**
歩行練習は段階を踏んで実施することが重要であるが，平行棒内での両松葉杖歩行の練習は避ける．スペースが限られており，バランスを崩したときに危険である．

**MEMO**
イールディング機能
大腿切断の膝継手の機能であり，義足に体重を負荷することで，油圧抵抗を伴いながら膝が屈曲し，階段の交互昇降が可能である．

が可能な膝継手があるが，股関節伸展筋などの筋力が必要であり，高い義足操作能力が求められる．

### （2）屋外，不整地，スロープ

屋外歩行では，一定の速度で歩行できることが前提となる．特に，横断歩行では次の青信号を待つなどの指導も重要となる．また，屋外はわずかな起伏があることが多く，屋外歩行だけ杖を使用するなどの対応も重要である．

スロープは，非切断肢から昇り，義足から降りる．昇りは義足が健側より前にならないように注意する．大腿切断では，降り動作で膝折れのリスクが高い．急斜面などを降りる場合，健側を上側にして横向きに立って降りる方法が安全である．

### （3）エスカレーター

エスカレーターも非切断肢から乗って，非切断肢から降りる．降りた直後に立ち止まらないことが重要で，すぐにエスカレーターから離れ，後方の人と交錯しないように注意する．

### （4）走行

高機能な義足の装着により，すべての切断者が走行できるとはかぎらない．走行には，非切断肢と体幹機能が高いことが不可欠である．さらに，踵接地時の衝撃は，ソケットを介し体重支持部に伝わる．そのため，大腿義足では四辺形ソケット，下腿義足ではPTB式ソケットで，それぞれ坐骨部と膝蓋腱に疼痛が生じやすく，走行には適していない．

日常生活レベルでの走行練習は，最初にその場で腿を上げた早い足踏みから開始し，徐々に走行へと移行する．スピードはジョギング程度から始める．断端部への負荷が強いため，徐々に練習を実施し，実施後は必ず断端部で傷の確認をする．

### 4）起居動作

床に座る動作は，一般的に大腿切断において義足を一歩後ろに引き，非切断肢と両上肢で支えながら非切断肢側に殿部を下ろし長座位となる．ターンテーブルを利用し，義足を回旋させ膝継手を屈曲させて座ることも多い．

## 4. 下肢切断のADL

### 1）トイレ動作

大腿切断者，下腿切断者は義足装着にてトイレ動作を行うが，片側骨盤切断や股離断者は一般に義足を取り外して用を足す．片脚でのズボンの上げ下ろしは，立位バランスが不良な場合，転倒のリスクを伴う．立位バランス能力を確認し，適切なトイレ動作の選択と指導を実施する．高齢者は夜間のトイレの回数が多く，転倒の危険性があるため，ベッドサイドへポータブルトイレの設置などを検討する．

女性の大腿切断者においては，生理時の義足の衛生管理に注意を促す．

### 2）入浴動作

衣服の着脱，浴室への移動，浴室内の移動，浴槽の出入り，洗体・洗髪などの動作の中で，特に注意を要するのが浴室内での移動である．運動機能の高い切断者は，片脚跳躍で移動することが多いが，浴室はとても滑りやすく，転倒には十分に注意するように指導する．高齢者では，いざりで移動することが一般的である．

### 3）ズボン・ソックスの着脱

大腿切断では，長座位でのズボン・ソックスの着脱は困難である．多くの大腿切断者は，椅子にかけた状態でターンテーブルにより義足を回旋させ，非切断肢の上で着脱する．

LECTURE
6

### 考えてみよう！

東京パラリンピックでの陸上男子100m（義足・機能障害T64）決勝では，先天性欠損で片側下腿義足を使用しているフェリックス・シュトレングが10秒76で優勝した．また，同着3位には両下腿切断者のヨハネス・フロールスが入賞した．下腿義足での走行において，片側切断と両側切断者どちらが100m，200mで速く走れるであろうか．

### 4）その他

日本の生活様式では，玄関で靴を脱ぐ．この場合，靴の踵（ヒール）の高さによって，義足足部のアライメントが適合しない場合がある．底・背屈の調整機能を有した義足足部は存在するが，一般的には使用されていない．スタティックアライメントの調整において，屋内用として設定するのか，踵のある靴を装着して設定するのかは，切断者の日常生活様式に合わせて選択する．

## 5．切断原因別の介入の留意点

### 1）外傷性

一側の切断で他の外傷がない場合は，一定の歩行能力は期待でき，さらに若年者ではパラスポーツを試みる切断者も存在する．一方，高エネルギー外傷のため，多発外傷を合併している場合は，他の外傷の治癒状況に応じた義足練習を実施する．

### 2）腫瘍性

腫瘍による切断では，第一に腫瘍の転移の有無を確認し，プログラムの優先順位を判断する．脳神経や肺に転移が存在し，予後が限られている場合は，歩行練習に十分な時間をかけるのではなく，義足を装着せず松葉杖歩行にて，早期退院を目指す場合もある．

多くの症例は化学療法を併用しており，副作用で白血球数が減少している場合は感染のリスクが高い．検査データを確認し，主治医とプログラム内容を検討する．

### 3）糖尿病性

糖尿病性壊疽は，末梢神経障害，末梢動脈閉塞，易感染症が主因となり生じている．多くが，母趾の潰瘍から母趾切断，そして下腿切断，大腿切断へと進行し，一側切断が両側切断へと進行する場合もある．また，虚血性心疾患や脳血管障害，視力障害などを合併することも多く，さらに感覚障害によって断端部に創が生じやすい．全身状態の評価を進めながら，義足の適応，処方の目的などを検討する．

### 4）末梢血管性

閉塞性動脈硬化症による切断では，切断部分だけではなく全身の動脈に狭窄や閉塞が生じている．そのため，非切断肢の小さな傷などにも注意してプログラムを進める．

### 5）その他：両側下肢切断

両側下肢切断は，両側大腿切断，両側下腿切断，一側が大腿切断で反対側が下腿切断のように切断高位が異なる場合がある．切断高位が異なる場合，一般的には切断高位が低い側を支持脚とみなす．両側下腿切断では，全身状態が良好であれば，杖なしでの歩行も可能である．一方，両側大腿切断は，転倒リスクが高く，歩行能力は限られていることが多い．

### ■引用文献

1）大塚哲也：切断肢に伴う幻肢，幻肢痛．伊丹康人ほか編．整形外科 MOOK No.40 義肢・装具療法．金原出版；1985．p.155．
2）DeLisa JA, et al. eds：Rehabilitation Medicine：Principles and Practice, 3rd ed. Lippincott Williams & Wilkins；1998. p.1293-317.

---

**MEMO**

がん患者におけるリハビリテーション中止基準

①血液所見：ヘモグロビン7.5 g/dL以下，血小板50,000/μL以下，白血球3,000/μL以下．
②骨皮質の50％以上の浸潤，骨中心部に向かう骨びらん，大腿骨の3 cm以上の病変などを有する長管骨の転移所見．
③腸管・膀胱・尿管などの臓器，血管，脊髄の圧迫．
④疼痛，呼吸困難，運動制限を伴う胸膜，心嚢，腹膜，後腹膜への浸出液貯留．
⑤中枢神経系の機能低下，意識障害，頭蓋内圧亢進．
⑥低・高カリウム血症，低ナトリウム血症，低・高カルシウム血症．
⑦起立性低血圧，160/100 mmHg以上の高血圧．
⑧110/分以上の頻脈，心室性不整脈．
（DeLisa JA, et al. eds：Rehabilitation Medicine：Principles and Practice, 3rd ed. Lippincott Williams & Wilkins；1998. p.1293-317[2]）

**MEMO**

両側下肢切断は，外傷性と糖尿病性にみられる．外傷性の場合，列車による轢断が多い．

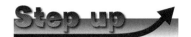

# パラスポーツ

　現在，日本においてパラスポーツ（para-sports）とは，障がい者スポーツ全体を表している．ここで，パラはパラリンピック（paralympics）のパラに由来し，パラリンピックは対麻痺を表すパラプレジア（paraplegia）とオリンピックの合成語であった．その後，パラリンピックは対麻痺以外の障がい者も参加する大会となり，ギリシャ語の para は「並行する」との意味も有することから，パラリンピックを「もう一つのオリンピック」との概念に移行した．したがって，パラスポーツは「もう一つのスポーツ」を表しており，身体機能や知的障がい者も含め，広く障がい者スポーツを表す言葉として使用されている．一方，英語では障がい者スポーツは adapted sports と表現される．

### 1）公益財団法人日本パラスポーツ協会

　公益財団法人日本パラスポーツ協会は，1964 年に開催されたパラリンピック東京大会を契機に，わが国の身体障がい者スポーツの普及・振興を図る統括組織として，「財団法人日本身体障害者スポーツ協会」の名称で 1965 年に厚生省（現 厚生労働省）の認可を受けて設立された．その後，長野冬季オリンピック，障害者基本計画などへの対応などを経て，2021 年東京オリンピック 2020 大会後のレガシーとして，国民のパラスポーツへの理解や関心，認知度をさらに高めることや，障がい当事者のスポーツへの触れあいを増やし競技への参加意欲を高めることを目的に，一般名称として広く社会に認知されてきた「パラスポーツ」の名称を取り入れた，「公益財団法人日本パラスポーツ協会」に名称を変更した．

### 2）切断者・四肢欠損のパラスポーツ

　切断者・四肢欠損のパラスポーツには，義肢を使用しないで行うもの，生活用義肢を使用して行うもの，競技用義肢を使用して行うものがある．義肢を使用しないで行うものの代表は水泳である．生活用義肢を使用して行うものには，ウォーキングや登山，卓球，釣り，野球，ゴルフ，自転車などがある．一方，専用の競技用義肢を用いることで，陸上競技，アーチェリー，バドミントン，テニス，スキー，スノーボード，サーフィン，スキューバダイビングなどが可能となる．

　現在，全国大会，または都道府県レベルの大会など，多くの競技会が開催されている．その中で，全国障害者スポーツ大会では，切断者関連の多くの種目が行われている．2022 年度大会競技規則による切断者関連の競技・種目を抜粋したものを表に示す．

表　全国障害者スポーツ大会　競技・種目（切断者関連）

**陸上競技**

| | No. | 障害区分 | 競走 | | | 跳躍 | | | 投てき | | |
|---|---|---|---|---|---|---|---|---|---|---|---|
| | | | 50 m | 100 m | 1500 m | 走高跳 | 立幅跳 | 走幅跳 | 砲丸投 | ソフトボール投げ | ジャベリックスロー |
| 上肢 | 1 | 手部切断<br>片前腕切断または片上肢不完全<br>片上腕切断または片上肢完全 | ◎ | ◎ | ◎ | | ◎ | ◎ | ◎ | ◎ | ◎ |
| | 2 | 両前腕切断または片前腕および片上腕切断<br>両上肢不完全 | ◎ | ◎ | ◎ | ▲ | ◎ | ◎ | | | |
| | 3 | 両上腕切断または両上肢完全 | ◎ | ◎ | ◎ | ▲ | ◎ | ◎ | | | |
| 下肢 | 4 | 片下腿切断または片下肢不完全 | ◎ | ◎ | | | ◎ | ◎ | ◎ | ◎ | ◎ |
| | 5 | 片大腿切断または片下肢完全 | ◎ | ◎ | | | ◎ | ◎ | ◎ | ◎ | ◎ |
| | 6 | 両下腿切断 | ◎ | ◎ | | | ◎ | ◎ | ◎ | ◎ | ◎ |
| | 7 | 片下腿および片大腿切断<br>両下肢不完全 | ◎ | | | | ◎ | ◎ | ◎ | ◎ | ◎ |
| | 8 | 両大腿切断または両下肢完全 | | | | | | | ◎ | ◎ | ◎ |

◎男女別・年齢区分別，　▲男女別・年齢区分なし

表　全国障害者スポーツ大会　競技・種目（切断者関連）（続き）

**水泳**

| | No. | 障害区分 | 自由形 | | 背泳ぎ | | 平泳ぎ | | バタフライ | |
|---|---|---|---|---|---|---|---|---|---|---|
| | | | 25 m | 50 m | 25 m | 50 m | 25 m | 50 m | 25 m | 50 m |
| 上肢 | 1 | 手部切断 | ◎ | ◎ | ● | ○ | ● | ○ | ● | ○ |
| | 2 | 片前腕切断または片上肢不完全 | ◎ | ◎ | ● | ○ | ● | ○ | ● | ○ |
| | 3 | 片上腕切断または片上肢完全 | ◎ | ◎ | ● | ○ | ● | ○ | ● | ○ |
| | 4 | 両前腕切断または両上肢不完全 | ◎ | ◎ | ● | ○ | ● | ○ | ● | ○ |
| | 5 | 両上腕切断または両上肢完全<br>片前腕および方上腕切断 | ◎ | ◎ | ● | ○ | ● | ○ | ● | ○ |
| 下肢 | 6 | 片下腿切断または片下肢不完全 | ◎ | ◎ | ● | ○ | ● | ○ | ● | ○ |
| | 7 | 片大腿切断または片下肢完全 | ◎ | ◎ | ● | ○ | ● | ○ | ● | ○ |
| | 8 | 両下腿切断または両下肢不完全 | ◎ | ◎ | ○ | ○ | ○ | ○ | ● | ○ |
| | 9 | 両大腿切断または両下肢完全<br>片下腿および片大腿切断 | ◎ | ◎ | ● | ○ | ● | ○ | ◎ | |
| 上下肢 | 10 | 片上肢切断および片下肢切断<br>片上肢不完全および片下肢不完全 | ◎ | ◎ | ● | ○ | ● | ○ | ◎ | |
| | 11 | 多肢切断または片上肢完全および片下肢完全 | ◎ | ◎ | ● | ○ | ● | ○ | ◎ | |
| | | 両上肢不完全および両下肢不完全 | | | | | | | | |

◎男女別・年齢区分別，○男女別・1部，●男女別・2部

**アーチェリー**

| | No. | 障害区分 | リカーブ | | コンパウンド | |
|---|---|---|---|---|---|---|
| | | | 50 m・30 m | 30 m・30 m | 50 m・30 m | 30 m・30 m |
| 切断・機能障害 | 3 | 上肢障害 | ● | ● | ● | ● |
| | 4 | 下肢障害（椅子・車いす使用を含む） | ● | ● | ● | ● |

●男女別

**卓球（サウンドテーブルテニス含む）**

| | No. | 障害区分 | 卓球 |
|---|---|---|---|
| 上肢障害 | 1 | 片上肢障害 | ◎ |
| | 2 | 両上肢障害 | ◎ |
| 下肢障害 | 3 | 片下腿切断または片下肢不完全 | ◎ |
| | 4 | 片大腿切断または両下腿切断<br>片下肢完全または両下肢不完全 | ◎ |
| | 5 | 片下腿切断または片大腿切断<br>両大腿切断または両下肢完全 | ◎ |

◎男女別・年齢区分別

**ボッチャ**

| | No. | 障害区分 | 競技スタイル |
|---|---|---|---|
| | | | 立位 |
| 切断機能障害 | 1 | 多肢切断・両下肢完全で立位 | ◎ |

◎男女別・年齢区分なし

（公益財団法人日本パラスポーツ協会：2022年度大会競技規則より抜粋）

### 3) 今後の課題

　パラスポーツへの作業療法士としてのかかわりは，まだ十分には行われていない．練習会への参加，医療サポート，遠征時の帯同などその役割は多様である．今後は積極的な参画が期待される．

　一方，切断者・四肢欠損のパラスポーツの普及には，経済的な問題も大きい．競技用義肢は原則自己負担であり，高価なものが多い．気軽にパラスポーツを経験できる体制作りが，必要である．

■参考文献

1）公益財団法人日本パラスポーツ協会：パラスポーツの歴史と現状．2023.
2）里宇文生ほか：下肢切断者のパラスポーツへの参加とスポーツ用義足の使用．Jpn J Rehabil Med 2018；55：406-9.
3）公益財団法人日本パラスポーツ協会：全国障害者スポーツ大会の競技規則集．2022.

# 装具学総論

## 到達目標

- 装具の目的について理解する.
- 装具の分類と名称について理解する.
- 3点固定の原理について理解する.
- 装具製作の流れについて理解する.
- チームアプローチについて理解する.
- 歩行のバイオメカニクスについて理解する.

## この講義を理解するために

　装具療法は，リハビリテーションにおける重要な治療法のひとつです．製作された装具をただ装着するだけでなく，装具が何を目的として，どのような材料を使い，どのように製作されるかを知っておくことが重要です．また，多くの専門職種によって装具療法が成り立っていることを理解しましょう.

　装具がその目的を十分に果たすためには，対象者の疾患や障害像を知ることはもちろん，力と運動に関する物理学の基礎，筋骨格系に関する人体の構造と機能および運動学，日常生活における上肢の動きや歩行などの動作分析の方法を身につけておく必要があります.

　　□ 力と運動に関する物理学の基礎について学習しておく.

　　□ 筋骨格系に関する人体の構造と機能および運動学について学習しておく.

　　□ 運動機能障害が生じる疾患やその障害像について学習しておく.

　　□ 基本動作や歩行の基礎および動作分析について学習しておく.

　　□ リハビリテーションにおけるチームアプローチについて学習しておく.

## 講義を終えて確認すること

　　□ 装具の目的について説明することができる.

　　□ 装具のさまざまな分類方法について，説明することができる.

　　□ 3点固定の原理について説明することができる.

　　□ 装具製作の流れの中における各職種の役割について理解できた.

　　□ チームアプローチの重要性について理解できた.

　　□ 装具処方箋の必要性について説明することができる.

## 1. 装具および装具療法とは

装具は，四肢・体幹の機能障害を軽減するために，外部から支持，補助する器具である. 装具療法とは，治療やリハビリテーションのために装具を用いることをいい，リハビリテーションにおいては，主要な治療法のひとつである. 制度的には装具は「補装具」といわれる.

日本では，装具のことを「ブレース」や「スプリント」などといい，これらの言葉は現在でも臨床の場で普通に使われているが，1972年，国際標準化機構 (ISO) は装具の名称をオルソーシス (orthosis) と統一した. さらに，装具が覆う関節の頭文字とorthosis の O を連ねる略称を使うようにした. 肘装具であれば elbow orthosis (EO)，膝装具であれば knee orthosis (KO)，頸椎装具であれば cervical orthosis (CO) となる.

## 2. 装具の目的

装具について，日本産業規格 (JIS) では，「四肢・体幹の機能障害の軽減を目的として使用する補助器具」と定義されている.

装具は，次のような目的で製作される.

①固定：関節や骨折部位を固定することで，疼痛の抑制や治癒の促進を図る. また，日常生活の効率化を図る.

②変形の予防や矯正：関節や脊柱の変形予防や拘縮の矯正などを行う.

③機能の補助や代用：麻痺した筋の補助的な働きや代用をする.

④体重の支持：立位や歩行において，下肢の屈曲を防ぎ，体重を支える.

⑤免荷：疼痛部位や骨折部位を免荷し，疼痛抑制や歩行を可能にする.

⑥保護：転倒により外傷や骨折が起こらないように保護する.

⑦その他：上肢装具では自助具類の取り付けのために利用される.

## 3. 装具の機能

多くの装具は，関節の動きをコントロールするために，関節をまたぐように製作される. 本来動いてはいけない方向を抑制することはもちろんであるが，3軸や2軸の動きのある関節を1軸に限定したり，1軸の可動範囲に制限を加えたりすることで，治療や日常生活が行いやすくなる.

上肢装具では，機能的肢位 (良肢位) をとることで，日常生活を効率よく行うことができるようになる. 下肢装具では，膝関節や足関節を固定したり可動範囲に制限を加えたりすることで歩行介助量が軽減し，一人のセラピストでも歩行練習ができるようになる.

その他，装具を使用することで，次のような働きが期待できる.

①痛みが軽減される.

②疾病や障害の進行を防いだり，治癒を促進したりする.

③座位や立位がとれるようになる.

④歩行ができるようになったり，安定したりする. 歩容が改善される.

⑤ ADL が改善される.

⑥転倒などによる傷害を予防する.

## 4. 装具の分類

　装具にはさまざまな分類方法とそれに伴う表現がある．装着部位によって，上肢装具，下肢装具，体幹装具という．機能的には，関節を固定して使用する静的装具と，関節に一定の動きをさせながら使用する動的装具に分類され，上肢装具では動的装具がよく用いられる．

　社会保障制度的には，治療用（医療用）装具と更生用装具に分類される．前者は，疾病の治療過程において用いられ，治療遂行上必要な範囲に限り，各種医療保険において製作が認められている．後者は，医療用装具などの段階を終え，日常生活や社会生活（職業生活）の便宜を図るために，その援護として失われた身体機能を補うことを目的として，障害者総合支援法によって製作が認められている．

　その他，使用する材料によって，金属装具，プラスチック装具，布などでできた軟性装具という表現がある．

## 5. 装具で使用される材料

　装具は硬い材料と軟らかい材料の組み合わせでできている．かつては鉄，木，皮革といった材料で製作されていたが，近年では，繊維強化プラスチックやエラストマーといった軽量かつ高強度の材料，あるいは適合性の優れた材料に置き換わってきている．

　金属の材料として，鉄，アルミニウム，チタンおよびそれらの合金が用いられている．プラスチックでは，ポリエチレン，ポリプロピレン，ポリエステル，アクリル樹脂，低温域熱可塑性プラスチック，繊維強化プラスチックなどがある．ポリプロピレンはプラスチック短下肢装具でよく使用される．低温域熱可塑性プラスチックは100℃以下で軟化するため，作業療法でのスプリント製作によく使用される．

　その他，ゴム，皮革，繊維などが使用される．

## 6. 3点固定の原理

　装具を製作する際に，その基本となる考え方が3点固定の原理である．3点固定の原理とは，ある1点にかけた力に対して，上下の2点から逆向きの力を加えることで，その場所を固定または矯正できるという考え方である．この原理は，特に変形の予防・矯正，関節の保持を目的とするときに用いられる．例えば，膝折れを防止したい場合，膝が屈曲しないように膝蓋骨の前面から力をかける．それと同時に，大腿部と下腿部の上下2点の後面から力を加えることで膝折れを防止できる．この原理が効果的に働くためには，アームの長さ，力の作用点，方向などを十分に考慮しなければならない（図1）．また，手関節を背屈位で保持，矯正したい場合には，手関節の背面での力に対して，前腕前面と手掌の2点から支持する（図2）．

　3点固定の原理は，3点あれば関節を十分に固定・矯正できるという意味である．したがって，より強固な固定が必要ということで固定点を増やしても効果は変わらず，逆に装具を重くしたり見栄えを悪くすることも多い．固定点を増やす場合には効果が期待できるかどうか，十分な検討が必要である．

## 7. 装具製作の流れ

　通常，各種医療保険や障害者総合支援法によって装具を製作する場合，処方から完成までは図3のような流れをたどる．

3点固定の原理（three point pressure system）

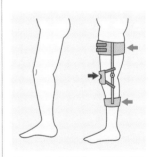

**図1　3点固定の原理（膝折れに対する3点固定）**
➡：膝折れを防ぐ直接の力
⬅：反対側からの力

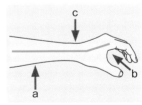

**図2　3点固定の原理（手関節背屈の3点固定）**
a：前腕前面からの力，b：手掌部からの力，c：手関節背部からの力．

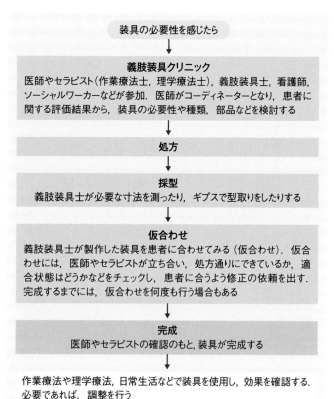

装具の必要性を感じたら

**義肢装具クリニック**
医師やセラピスト（作業療法士，理学療法士），義肢装具士，看護師，ソーシャルワーカーなどが参加．医師がコーディネーターとなり，患者に関する評価結果から，装具の必要性や種類，部品などを検討する

**処方**

**採型**
義肢装具士が必要な寸法を測ったり，ギプスで型取りをしたりする

**仮合わせ**
義肢装具士が製作した装具を患者に合わせてみる（仮合わせ）．仮合わせには，医師やセラピストが立ち合い，処方通りにできているか，適合状態はどうかなどをチェックし，患者に合うよう修正の依頼を出す．完成するまでには，仮合わせを何度も行う場合もある

**完成**
医師やセラピストの確認のもと，装具が完成する

作業療法や理学療法，日常生活などで装具を使用し，効果を確認する．必要であれば，調整を行う

**図3　装具製作の流れ**

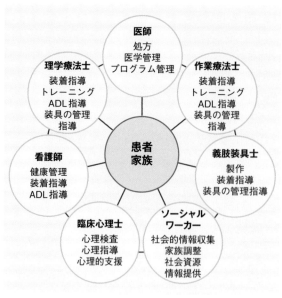

**図4　装具療法におけるチームアプローチ**

## 8. 装具療法におけるチームアプローチの重要性

　装具の処方は医師の業務であり，患者の医学的管理も医師の役割である．義肢装具士は装具を製作し修理を行う．装具を使ってトレーニングやADL指導などを行うのは理学療法士や作業療法士であり，装具がADL上どのように使われているかを身近で確認できるのは看護師である．さらにソーシャルワーカーは装具の費用に関する社会資源の活用などのアドバイスを行う．このように，装具の製作から治療まで，装具療法には多くの職種がかかわっている．そのため，よりよい装具療法を実施するためには，チームアプローチが重要となる（**図4**）．

## 9. 装具の処方箋

　処方箋は医師によって出され，装具の目的と具体的な処方内容が記載されている．1989（平成元）年，日本リハビリテーション医学会，日本整形外科学会が中心となり，上肢・下肢・体幹のそれぞれに分けた装具の全国規模の統一処方箋が作成された．これは，日本の標準的な処方箋であり，新しいJIS用語が使用されている（**図5，6**）．

## 10. 装具に必要な運動学

　装具を用いた治療である装具療法には運動学の知識が不可欠である．

### 1）手のアーチ　（図7）

　手には，縦のアーチ，横のアーチ，斜めのアーチがあり，把握動作に関係している．縦のアーチは手根骨-中手骨-基節骨-中節骨-末節骨で形成され，示指と中指のアーチが重要である．横のアーチは近位と遠位にある．近位のアーチは手根骨列で形成され動かない．遠位のアーチは，第2〜5の中手骨頭と第1中手骨で形成され，手指の開閉によってアーチの彎曲度が変化する．斜めのアーチは，母指と他の4指で形

**ここがポイント！**
処方内容を口頭だけで伝えることは，トラブルの原因にもなるので，できるだけ具体的な処方内容の書かれた処方箋を使用することが望ましい．

**覚えよう！**
上肢の骨，靱帯，関節，筋，神経の名称を確認しよう．そして，各関節の運動，関節可動域も理解しておこう．

**LECTURE 7**

## 〈記載例〉

下肢装具処方せん　(新規)・再交付・修理)

| 氏名： | 男・女 | 明治・大正・昭和・平成　　年　　月　　日生(　　)歳 |
|---|---|---|
| 住所：(〒　　　　) | | TEL：　　(　　) |

病名：　脳梗塞　　　　　　　　　　　　　　　職業：

医学的所見：　左片麻痺　　　　　　　　　　　体重：　　　　　kg

(処方上重要な点)　左上下肢にわずかな随意運動、重度の深部感覚障害
　　　　　　　　　　左半側視空間無視⊕

[交付区分]　身障・労災・児童・健保・生保・戦傷・年金・自費・その他 (　　　　　　　　　　　)

[処方] (左)・右・両側 (右：　　　　　　　　　　　　　　　左：　　　　　　　　　　　　　)
　・足装具・整形靴 (靴型装具)・短下肢装具・膝装具・(長下肢装具)・股装具・骨盤帯膝装具
　・脊椎膝装具・骨盤帯長下肢装具・骨盤帯ツイスタ付長下肢装具・脊椎長下肢装具
　・免荷装具 (　　　　　　　　　　　)・ペルテス病装具 (　　　　　　　　　　)・先天股脱装具 (　　　)
　その他 (　　　　　　　　　　　　　　　　　　　　　　　　　　　　　　　　　　　　　　　)
[採型・採寸の区分]：採型・採寸

[足部]　・足板 (皮革・熱硬化性樹脂・熱可塑性樹脂)・足部覆い・靴インサート (　　　　　　　　)
　・(靴) (短靴)・チャッカ靴・半長靴・長靴)・あぶみ (　　　　　　　)・歩行あぶみ (　　　　)
　・ふまず支え (　　　　　　　　　　)・ウェッジ (　　　　　　)・補高 (　　　　　) cm
　・その他 (　外科びらき　　　　　　　　　　　　　　　　　　　　　　　　　　　　　　)
[支持部] ○下腿支持部 (金属支柱)：(両側)・片側・らせん状・鋼線ばね・後方板ばね)
　　　　　　　　　　半月 (　/　個), カフバンド (　/　個), 下腿コルセット
　　　　　　　　　　プラスチック支柱 (短下肢装具の形式：　　　　　　　　　　　　　　　　)
　　　　　　　　　　PTB 支持・PTS 支持・KBM 支持
　　　　　○大腿支持部 (金属支柱)：(両側)・片側, 坐骨支持)
　　　　　　　　　　半月 (　2　個), カフバンド (　2　個), 大腿コルセット
　　　　　　　　　　プラスチック支柱 (長下肢装具の形式：　　　　　　　　　　　　　　　　)
　　　　　　骨盤部　仙腸支持部 (モールド・皮革・支柱付き・フレーム)・二重骨盤帯・殿部押さえ
[継手]　○足継手：固定・遊動・(制御)(背屈　　度/底屈　　度・ばね制御・(調節式) ダブルクレンザック・ロッド入り
　　　　　　　　　プラスチック継手 (遊動式・可撓式)・継手なし
　　　　○膝継手：固定・遊動・(制御)(屈曲　　度/伸展　　度・輪止め付き・(ダイアルロック)・多軸式)
　　　　　　股継手：固定・遊動：制御 (屈曲　　度/伸展　　度・輪止め付き・内外転蝶番付き)
[付属品] (膝当て) Tストラップ　Yストラップ　ツイスタ (鋼索入りコイルばね・布紐・ゴム紐)
　　　　　その他 (　　　　　　　　　　　　　　　　　　　　　　　　　　　　　　　　　　)

[特記事項]

　　　下腿支持部と大腿支持部は取り外せるようにネジどめ。

　　　健側には靴製作 (装具側と同型。ただし、靴底補高1cm)

| 医師の所属：　リハビリテーション科 | |
|---|---|

| 医師　　○○ | 処　方　○年○月○日 | 印 | 仮合せ　　年　月　日　良・不良 | 印 |
|---|---|---|---|---|
| 義肢装具士 | 採型採寸　　年　月　日 | 印 | 適合判定　　年　月　日　良・不良 | 印 |

**図5　下肢装具の処方箋 (記載例)**

上肢装具処方せん（新規・再交付・修理）

| | |
|---|---|
| 氏名：＿＿＿＿＿＿＿＿＿＿　男・女 | 明治・大正・昭和・平成　　年　　月　　日生(　　)歳 |
| 住所：(〒　　　　) | TEL：　　(　　　) |

病名：＿＿＿＿＿＿＿＿＿＿＿＿＿＿＿＿＿＿＿＿＿　　　職業：

医学的所見：

［交付区分］　身障・労災・児童・健保・生保・戦傷・年金・自費・その他（　　　　　　　　　　　）

［処方］右・左・両側（右：　　　　　　　　　　左：　　　　　　　　　　　　）
　　・肩装具　　　　：肩外転装具・懸垂装具・腕吊り
　　・肘装具　　　　：屈曲・伸展・中間位，固定・補助
　　・手関節装具　　：掌屈・背屈・中間位，固定・補助
　　・指装具（　　指）：MP/PIP/DIP，屈曲・伸展，母指対立，固定・補助
　　・把持装具　　　：指駆動，手関節駆動，肩駆動，体外力源式
　　・BFO　　　　・その他（　　　　　　　　　　　　　　　　　　　）
［採型・採寸の区分］　採型・採寸

［支持部］　胸郭支持：軟性・モールド・金属枠
　　　　　　骨盤支持：軟性・モールド・金属枠
　　　　　　上腕支持：軟性・モールド・半月・カフバンド
　　　　　　前腕支持：軟性・モールド・半月・カフバンド
　　　　　　手部（背側・掌側）：軟性・モールド・半月・カフバンド
［継手］　　肩継手：固定・遊動・制限（角度　　　度）・補助
　　　　　　肘継手：固定・遊動・制限（角度　　　度）・補助
　　　　　　手継手：固定・遊動・制限（角度　　　度）・補助
　　　　　　MP 継手：固定・遊動・制限（角度　　　度）・補助
　　　　　　PIP 継手：固定・遊動・制限（角度　　　度）・補助
　　　　　　DIP 継手：固定・遊動・制限（角度　　　度）・補助
［付属品］　対立バー，C バー，屈曲・伸展補助ばね，アウトリガー，
　　　　　　ダイアルロック，ターンバックル，
　　　　　　その他（　　　　　　　　　　　　　　　　）

［特記事項］

医師の所属：

| 医師 | 処　方　　年　月　日 | 印 | 仮合せ　　年　月　日　良・不良 | 印 |
|---|---|---|---|---|
| 義肢装具士 | 採型採寸　　年　月　日 | 印 | 適合判定　　年　月　日　良・不良 | 印 |

（日本整形外科学会，日本リハビリテーション医学会）

**図 6　上肢装具の処方箋**

LECTURE
7

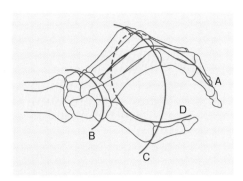

図7 手のアーチ
A：縦方向のアーチ，B：横方向のアーチ（手根骨アーチ），C：横方向のアーチ（中手骨アーチ），D：斜め方向のアーチ.

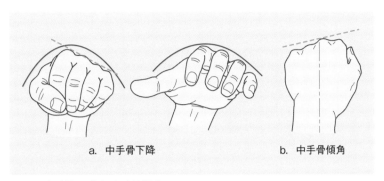

a. 中手骨下降　　　　b. 中手骨傾角

図8 中手骨下降と中手骨傾角

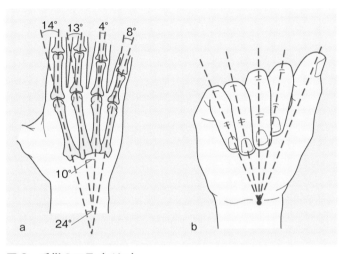

図9 手指のアライメント
(Magee DJ（陶山哲夫ほか監訳）：運動器リハビリテーションの機能評価I，原著第4版．エルゼビアジャパン；2006，p.325-88[1])

成される．把握動作に重要で，つかむ物の大きさでその彎曲度が変化する．

### 2) 中手骨下降と中手骨傾角 （図8）

手を握った状態で末梢側からみると，示指から小指に向かって下降している．これを中手骨下降という．環指と小指の下降は握力にも影響する．

手を握って背側からみると，中手骨は第2から第5になるにつれて短くなっている，これを中手骨傾角という．

### 3) 上肢の肢位

基本的立位肢位は各関節が0°の肢位で，前腕を回外し，手掌面を前に向けた肢位を解剖学的立位肢位という．

機能的肢位は，日常生活を行ううえで機能的に最も支障が少ない肢位のことで，良肢位ともいう．肩関節外転20〜30°，屈曲回旋は手が頭に届く角度/肘関節屈曲90°/前腕回内外中間位/手関節背屈25〜30°，尺屈10〜15°/母指は対立位（掌側外転位）でMP関節中間位，IP関節やや屈曲位/他の4指はMP関節約45°屈曲位，PIP・DIP関節はやや屈曲位である．

### 4) 手指のアライメント （図9）[1]

第2〜5指の中手指節関節は，伸展時，生理的に4〜14°の尺屈位である．また，第2〜5指の中手指節関節ならびに近位指節間関節を屈曲すると，第2〜5指の指先は舟状骨結節に向く（図9）[1]．これはカスケード徴候ともよばれる．

**MEMO**

手掌の皮（膚）線は関節部と一致しているので，装具製作の目安になる．固定や可動性を検討する場合の参考にする．また，尺骨や橈骨の茎状突起，豆状骨，第1中手骨基部などの骨の突出部は，圧迫により傷つきやすい．装具の部品で圧迫することがないよう骨突起を避けて，装具の接触面積を増やし，パッドなどを利用して圧迫力を減少させるようにする．

基本的立位肢位 (fundamental standing position)

解剖学的立位肢位 (anatomical standing position)

機能的肢位 (functional position)

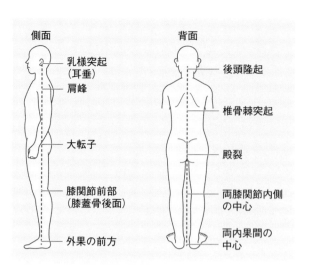

側面

乳様突起
（耳垂）
肩峰

大転子

膝関節前部
（膝蓋骨後面）

外果の前方

背面

後頭隆起

椎骨棘突起

殿裂

両膝関節内側
の中心

両内果間の
中心

図10　立位時の重心線

**表1　歩行周期分類の定義**
ランチョ・ロス・アミーゴの定義

| | 分類 | 定義 |
|---|---|---|
| 立脚相 | 初期接地 | 足部が地面に接地する時点 |
| | 荷重応答期 | 初期接地から反対側下肢が地面から離れるまでの期間 |
| | 立脚中期 | 反対側下肢が地面から離れたときから観察側下肢の踵が地面から離れるまでの期間 |
| | 立脚終期 | 観察側下肢の踵が地面から離れたときから反対側下肢の初期接地までの期間 |
| | 前遊脚期 | 反対側下肢の初期接地から観察側下肢の足趾が地面から離れるまでの期間 |
| 遊脚相 | 遊脚初期 | 足趾が地面から離れてから観察側足部が反対側の立脚下肢を通過するまでの期間 |
| | 遊脚中期 | 観察側足部が反対側の立脚下肢を通過してから観察側下腿が地面に対して直角になった瞬間 |
| | 遊脚終期 | 観察側の下腿が地面に対して垂直になってから初期接地までの期間 |

（小島　悟．歩行．石川　朗ほか編．運動学．理学療法・作業療法テキスト．15レクチャーシリーズ．中山書店；2012．p.123[2]）

ランチョ・ロス・アミーゴ
（Rancho Los Amigos）

ペリー（Perry）

**MEMO**
ロッカー機能[3]
歩行の立脚相において，体をなめらかに前進させる足部の回転軸システムのことをいう．初期接地から荷重応答期にかけては，丸い踵骨を軸として回転するように下腿が立ちあがり同時に足関節は底屈する（ヒールロッカー）．荷重応答期から立脚中期（踵が浮き上がる直前）までは足関節を軸として，脛骨と下肢全体が転がるように前方移動する（アンクルロッカー）．さらに体重心が中足骨頭に達すると踵が挙上し，丸い中足骨頭を軸として回転するように脛骨が前進する（フォアフットロッカー）．

**5）立位時の重心線**（図10）

　下肢装具を装着し立位をとったとき，立位バランスがとれていなければ倒れてしまう．立位時の重心線は図10のような身体部位を通過する．

**6）歩行周期**（表1）[2]

　一歩行周期は立脚相と遊脚相に分かれ，さらに細かい歩行周期分類の定義は，ランチョ・ロス・アミーゴ方式による分類が使われている．

**7）機能的なロッカー動作**（図11）[3]

　ペリーは，立脚相の下肢の働きを4つのロッカー動作として表した．歩行において足部は，踵，足関節，前足部，足趾が連続的にロッカーの役目を果たすことで，身体をなめらかに前進させている．下肢装具は，これらのロッカー機能をうまく働かせているかどうかで評価される．

**8）膝関節の動きによる歩行パターン分類**（図12）[4,5]

　歩行時に，脳卒中などで膝関節周囲筋がうまく働かない場合，図12のようなパターンをよく示す．下肢装具の設定がその人に合っているかを確認するためのよい指標である．

**■引用文献**

1）Magee DJ（陶山哲夫ほか監訳）：運動器リハビリテーションの機能評価I，原著第4版．エルゼ

LECTURE
7

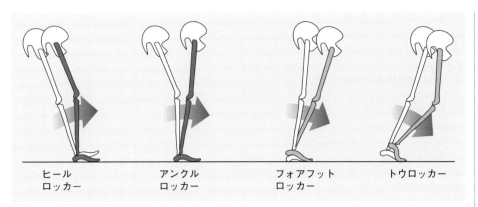

ヒール　　　アンクル　　　フォアフット　　トウロッカー
ロッカー　　ロッカー　　　ロッカー

**図11　4つの機能的なロッカー動作**
（Perry J, Burnfield JM 原著，武田功統括監訳，弓岡光徳ほか監訳：ペリー歩行分析―正常歩行と異常歩行.
第 2 版．医歯薬出版；2012[3]）

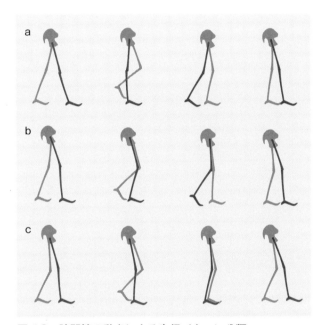

**図12　膝関節の動きによる歩行パターン分類**
a：膝が過剰に伸展するパターン (extension thrust pattern)，b：
膝が過剰に屈曲するパターン (buckling knee pattern)，c：膝屈
曲位を歩行周期で維持するパターン (stiff knee pattern).
（田中惣治，山本澄子：バイオメカニズム学会編．バイオメカニズム 23
身体制御機能の探求．慶應義塾大学出版会；2016．p.107-17[4]/De Quer-
vain IA, et al.：J Bone Joint Surg Am 1996；78：1506-14[5]）

**MEMO**
正常歩行のバイオメカニクスを理
解しておくことは，装具歩行の分
析やその装具がその人の機能を
補うのに適切かどうかを判断する
のに重要である.

　　ビアジャパン；2006，p.325-88
2）小島　悟．歩行．石川　朗ほか編．運動学．理学療法・作業療法テキスト．15 レクチャーシ
　　リーズ．中山書店；2012．p.123.
3）Perry J, Burnfield JM 原著，武田功統括監訳，弓岡光徳ほか監訳：ペリー歩行分析―正常歩行
　　と異常歩行．第 2 版．医歯薬出版；2012.
4）田中惣治，山本澄子：片麻痺者の歩行パターンの違いによる歩行時の筋電図・運動力学的特徴.
　　バイオメカニズム学会編．バイオメカニズム 23 身体制御機能の探求．慶應義塾大学出版会；
　　2016．p.107-17.
5）De Quervain IA, et al.：Gait pattern in the early recovery period after stroke. full text links. J
　　Bone Joint Surg Am 1996；78：1506-14.

■**参考文献**

1）石川　朗，佐竹將宏編：装具学，第 2 版．理学療法テキスト．15 レクチャーシリーズ．中山書
　　店；2020.
2）日本整形外科学会，日本リハビリテーション医学会監：義肢装具のチェックポイント，第 9 版.
　　医学書院；2021.

LECTURE
**7**

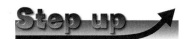
**Step up**

## 装具による圧迫創傷は少なくない

　日本褥創学会では，医療関連機器による創傷の発生について調査しており，上肢装具，下肢装具，体幹装具がいずれもベスト10に入っている．

　医療関連機器圧迫創傷（medical device related pressure ulcer：MDRPU）とは「医療関連機器による圧迫で生じる皮膚ないし下床の組織損傷であり，厳密には従来の褥瘡すなわち自重関連褥瘡と区別されるが，ともに圧迫創傷であり広い意味では褥瘡の範疇に属する」と定義されている[1]．装具は，皮膚と密着することも多く，下肢装具は多くが体重を支えて使用されるので，わずかな圧迫でも発赤が生じたり，傷ができたりする．また，装着時間が長くなればなるほど，創傷を負うリスクは高くなる．

　調査結果[1]を図1に示す．グラフからも上肢装具，下肢装具，体幹装具による圧迫創傷の割合は低くはないことがわかる．装具利用者の体型は入院・入所や通院・通所の間に変化することも多いので，装具の使用中や使用後には，忘れないように皮膚のチェックを心掛けるようにしたい．特に感覚障害のある人や痛みを十分に訴えることができない人，動きの激しい人にはしつこいほど確認する必要があることが，この調査結果から推察できる．

**LECTURE**

**7**

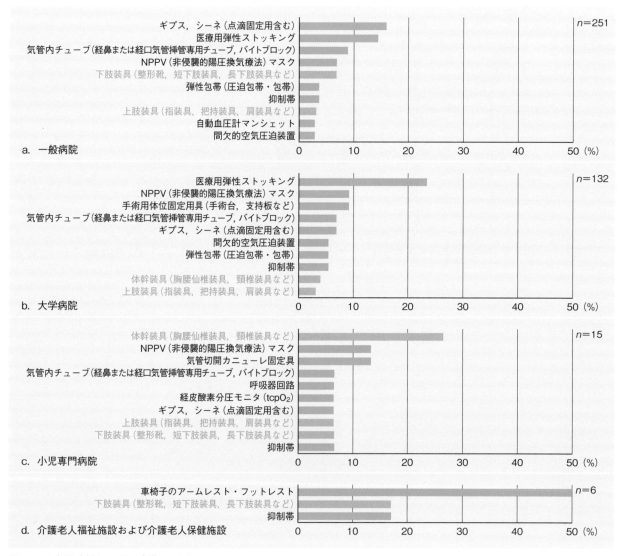

図1　医療関連機器による創傷の発生
（日本褥瘡学会編．ベストプラクティス 医療関連機器圧迫創傷の予防と管理．日本褥瘡学会；2016[1] をもとに作成）

### ■引用文献

1）日本褥瘡学会編．ベストプラクティス 医療関連機器圧迫創傷の予防と管理．日本褥瘡学会；2016.

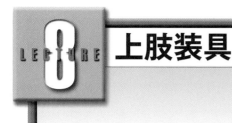

# 上肢装具

## 到達目標

- 上肢装具の分類を理解する.
- 上肢装具の部位別の装具について理解する.
- 上肢装具の目的について理解する.
- 上肢装具の機能的特性による分類について理解する.
- 上肢装具の適応について理解する.

## この講義を理解するために

この講義では，上肢装具のさまざまな分類と分類ごとの代表的な装具を紹介します．装具を目的別に分けると，疾患・傷病の治癒のために用いるもの，二次的障害の予防に用いるもの，リハビリテーション練習に用いるもの，評価のために用いるものなど多岐にわたります．また，同一の疾患・外傷であってもその病期の推移で変更するものや，複数の装具を導入する場合があります.

装具を有効なものにするには，適応となる疾患・傷病と標準的な治療法，その治癒機転やリハビリテーション練習についても知る必要があります.

□ 上肢の解剖について確認しておく.

□ 上肢の運動について，関節と筋について確認しておく.

□ 上肢の末梢神経障害で起きる手の変形のメカニズムについて確認しておく.

□ その他，上肢装具の適応となる頸髄損傷や関節リウマチ，手外科疾患などの疾患像や障害について確認しておく.

## 講義を終えて確認すること

□ 上肢装具の代表的な装具の名称と目的について理解できた.

□ 上肢装具の適応となる疾病・傷病について理解できた.

□ 上肢装具を導入するための評価方法について理解できた.

□ 上肢装具の導入した結果の目的別における効果判定方法について理解できた.

## 上肢装具の分類と目的

MOCS（Modified Orthosis Classification System）

アメリカ・ハンドセラピスト協会（American Society of Hand Therapists：ASHT）

**MEMO**
装具は，広義にはブレース（brace），作業療法士などセラピストが臨床現場で簡易に作製するものはスプリント（splint）と呼称されることが多かった．昨今はオルソーシス（orthosis）を使用することが一般的になっている．アメリカ・ハンドセラピスト協会でも過去はスプリントという呼称を使用していたが，保険請求制度からスプリントという用語を使用せずオルソーシスに統一している[1]．

**MEMO**
装具学（orthotics）という名称を与えたのはアメリカのVernon Nickel（1953）であり，ギリシャ語の"orthos"と"statikos"を結合した"orthostatic"を略したものである[2]．

**LECTURE 8**

上肢装具の分類について代表的なものをあげる．

### 1）MOCS （図1）[1]

MOCSはアメリカ・ハンドセラピスト協会による分類で，関節を覆う装具（関節装具），関節を覆わない装具（非関節装具）に分類し，その使用部位を明確化している．関節装具の場合には，肢位，力を加える場合はその関節，力をかける方向，さらに目的（固定，制動，可動）について分類されている．また，関節装具，非関節装具ともに背側あるいは掌側から装着するなど，装具のデザインやアウトリガーの高さによる分類が行われる．装着する関節部位および身体部位について図2に示す．関節装具に関しては影響を与える（固定，制動，可動）関節を表すことにより，個々の装具の英文字の略称表現を可能にしている．図2にISOの関節部位，図3に非関節装具の例を示す．

### 2）日本義肢装具学会用語集の階層式に基づく分類（一部抜粋）

日本義肢装具学会の用語集の階層式を参考にまとめた分類を表1に示す．この分類では装着部位別および装着目的別に示されており，固有名称のあるものはその名称が記されている．この分類ではすべてを装具とせずに装具と装置という用語で分類されている．以下に表1[3]の部位別（ISO）分類にそって，代表的な装具の一部を，対象や目的とともに紹介する．

### a．肩装具：SO（図4）

● クラビクル・バンド（鎖骨バンド）：鎖骨骨幹中央の骨折が適応．近位骨片が挙上する（転位）のを抑えるために用いられる．

### b．肩肘装具：SEO（図5）

● アーム・スリング：肩関節障害，上肢外傷後の安静保持．

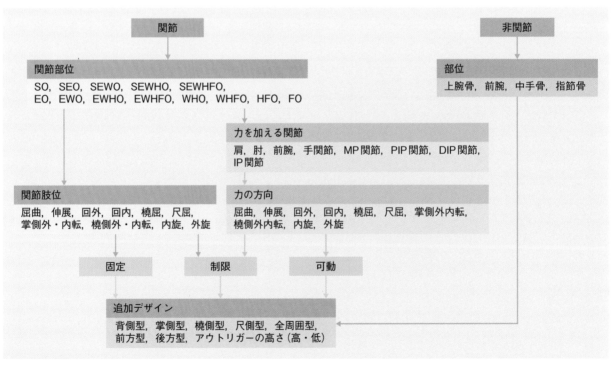

**図1 MOCS**
略称は右ページのサイドノート参照.
（Jacobs MA, et al.：Orthotic intervention the Hand and Upper Extremity, 2nd ed. Lippincott Williams & Wilkins；2014. p.1-25[1]をもとに作成）

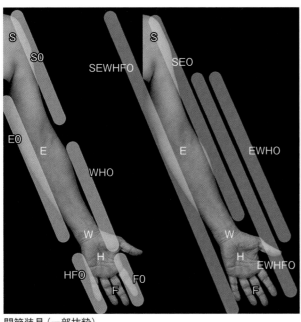

略称
S：肩，E：肘，W：手関節，H：手，
F：手指，O：装具．
SO：肩装具，SEO：肩肘装具，
SEWO：肩肘手関節装具，
SEWHO：肩肘手関節手装具，
SEWHFO：肩肘手関節手手指/
母指装具，EO：肘装具，EWO：肘
手関節装具，EWHO：肘手関
節手装具，EWHFO：肘手関節
手手指/母指装具，WHO：手
関節手装具，WHFO：手関節
手手指/母指装具，HFO：手手
指/母指装具，FO：手指/母指
装具．

関節装具（一部抜粋）　　　　　　　　　　　　　非関節装具

**図2　MOCS による装着部位**

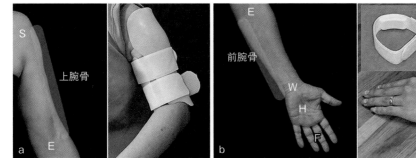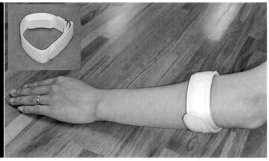

**図3　非関節装具の例**
a．ファンクショナル・ブレース：上腕骨（非関節）．上腕骨骨幹部骨折保存療法症例．
b．テニス肘用バンド：前腕（非関節），テニス肘（上腕骨外側上顆炎）のベルト．テニス肘は，橈側手根伸筋・指伸筋の牽引力が起始部
　である外側上顆にかかることで炎症が生じる．起始部より遠位でベルトを巻くことで外側上顆にかかる牽引力を軽減する．
（写真提供：北海道文教大学 白戸力弥教授）

### c．肩肘手関節装具：SEWO（図6）
● 肩外転装具：肩腱板損傷術後などに装着する．肩を外転位に保持することで，修復
　した腱板に緊張がかかることを防止する．

### d．肘装具：EO（図7）
● 肘伸展位保持用装具：肘屈曲拘縮に対して使用（**図7①**）．
● 肘関節屈曲位固定用装具：上腕骨顆部骨折に対する手術治療後に安静・夜間用に使
　用（**図7②**）．
● 肘関節ヒンジ付き装具：肘人工関節置換術後の側方安定性の保持に使用．装着して
　肘の屈伸運動を行わせる（**図7③**）．

### e．手関節装具：WHO（図8）
● 全周囲型手関節固定装具：前腕・手部を全周的に覆うことで手関節を固定する．炎
　症手の疼痛緩和のための安静目的に使われることが多い．また，手関節固定術の角
　度を決定するために術前評価として装着して ADL 遂行の状態を確認するために使
　用することもある．その際はあえて手関節背屈位にかかわらず中間位や掌屈位など
　対象者の生活に鑑みて作製する（**図8①，②**）．

📖 **調べてみよう**
ファンクショナル・ブレースは上
腕骨骨幹部骨折の保存療法に
用いられる．その装着による効果
について調べてみよう．

📖 **調べてみよう**
鎖骨骨折の骨幹部では近位骨
片が挙上転位をする．その機序
について調べてみよう．

LECTURE **8**

**表 1　日本義肢装具学会用語集の階層式に基づく分類**

| 部位 | ISO | 装具 | |
|---|---|---|---|
| a. 肩装具 | SO | クラビクル・バンド（鎖骨バンド）（図4） | |
| b. 肩肘装具 | SEO | アーム・スリング（図5） | |
| c. 肩肘手関節装具 | SEWO | 肩外転装具：エアプレーン型装具（図6右）・エアバッグ型肩外転装具（図6左） | |
| d. 肘装具（図7） | EO | 肘固定装具 | |
| | | 肘屈曲補助装具 | |
| | | 肘伸展補助装具 | |
| e. 手関節装具 | WHO | 手関節固定装具（図8①，②） | |
| | | 手関節背屈保持装具 | バネ型手関節背屈装具（図8③）・カックアップ装具（図8④） |
| | | | トーマス型懸垂装具（図8⑤左）・オッペンハイマー型装具（図8⑤右） |
| | | 手関節（駆動式）把持装具：RIC型把持装具（図8⑥下）・エンゲン型把持装具など | |
| f. 対立装具 | WHFO | 長対立装具：ランチョ型・ベネット型・エンゲン型 | |
| | HdO | 短対立装具長対立装具：ランチョ型・ベネット型・エンゲン型・Cバー（図9） | |
| g. 手装具 | HdO | サム・スパイカ（図10） | |
| h. 指装具 | FO | 指固定装具 | |
| | | MP屈曲補助装具 | ナックル・ベンダー（図11②） |
| | | MP伸展補助装具 | 逆ナックル・ベンダー（図11③） |
| | | IP屈曲補助装具 | 指用ナックル・ベンダー（図11⑥） |
| | | IP伸展補助装具 | 指用逆ナックル・ベンダー |
| | | IP伸展補助装置 | スワンネック変形用装具（図11⑦） |
| | | | ボタン穴変形用装具（図11⑧） |
| | | | カプナー型装具（図11⑨） |
| | | | スパイダー装具（図11⑩） |
| | | IP関節側方安定装具 | バディ装具（図11⑪） |

（飛松好子：装具総論．日本整形外科学会，日本リハビリテーション医学会編．義肢装具のチェックポイント，第9版．医学書院；2021．p.174-83[3]）より抜粋して作成）

**LECTURE**
**8**

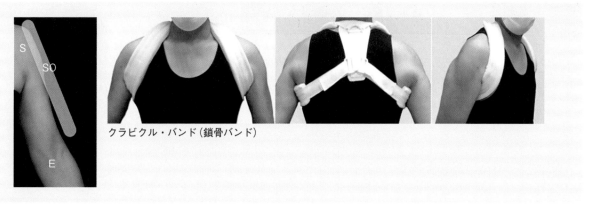

クラビクル・バンド（鎖骨バンド）

**図4　肩装具：SO**

👁 **覚えよう！**

機能的把持装具の装着条件は頸髄損傷の機能残存髄節のレベルは"C6"とされている．また，手関節の背屈筋力がMMT4以上でかつ手関節や前腕回内・母指・手指に拘縮がないことである．

● バネ型手関節背屈保持装具：バネ型カックアップ装具の手関節の背屈は板バネを用いているため若干の手関節掌屈が可能である．したがって手関節の完全固定ではなくバネによる機能補完の意味合いをもつ（**図8③**）．

● ラディアル・バー・カックアップ装具（作製手順はLecture 9参照）：ラディアル・バー・カックアップ装具は，セラピストによって作製されることが多い装具の一つである．手部のパーツと前腕部のパーツは一体となっており，手関節の動きを許容しない．手関節の安静・固定が目的となる（**図8④**）．

● トーマス型懸垂装具，オッペンハイマー型装具：高位橈骨神経麻痺の手関節伸展，手指伸展，母指伸展・外転の機能補完に用いられる（**図8⑤**）．

● 機能的把持装具：手関節の背屈に示指・中指のMP関節屈曲を他動的に伴わせて，固定した母指とのつまみ動作を可能にし，失われた把持機能の代償を可能にする．

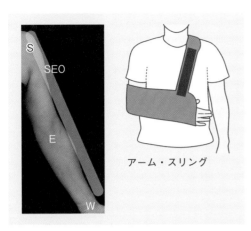

図5 肩肘装具：SEO

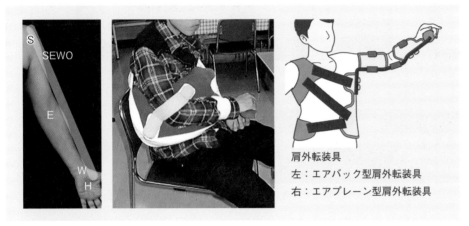

肩外転装具
左：エアバック型肩外転装具
右：エアプレーン型肩外転装具

図6 肩肘手関節装具：SEWO

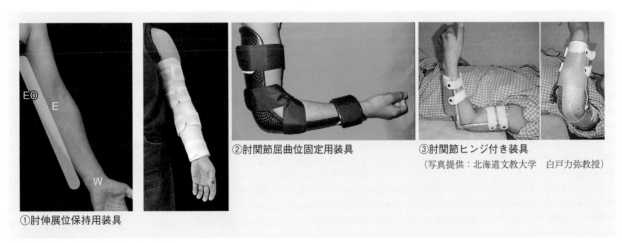

①肘伸展位保持用装具　②肘関節屈曲位固定用装具　③肘関節ヒンジ付き装具

（写真提供：北海道文教大学　白戸力弥教授）

図7 肘装具：EO

手関節におけるダイナミック・テノデシス効果が応用されている（**図8⑥**）．ランチョ型機能的把持装具：義肢装具士に依頼して作製したもの（**図8⑥上**）．RIC型機能的把持装具：セラピストが作製したもので短時間で簡単に作製することができ安価でもある．日々のADL練習や使用による有効性の評価に導入することで，上肢の使用頻度の向上や練習意欲の向上につなげられる可能性もある（**図8⑥下**）．

● 背側伸展制限装具（クライナート装具）：手指屈筋損傷修復後の早期運動法に使用する背側伸展制限装具である．手指のゴムバンド牽引による他動屈曲・自動伸展によって修復腱の癒着防止を行う．なお，写真は掌側にバーを取り付けてゴムバンド牽引によるDIP関節の屈曲角度を増すクライナート改良法用のものである．最近

**試してみよう**

机に肘を立て前腕回内位をとり，手関節以遠を脱力した状態にする．その状態から手関節を自動背屈すると手指の屈曲が起きる．これがダイナミック・テノデシス効果（dynamic tenodesis effect）である．

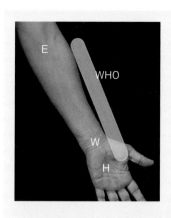

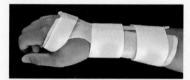

①全周囲型手関節固定装具

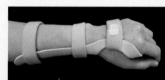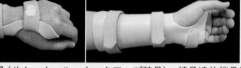

②手関節固定装具（サム・ホール・カックアップ装具），橈骨遠位端骨折術後症例

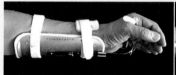

③バネル型手関節背屈保持装具

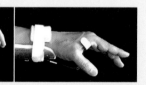

④ラディアル・バー・カックアップ装具

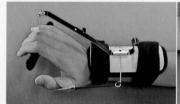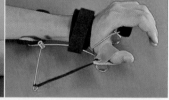

⑤左：トーマス型懸垂装具，右：オッペンハイマー型装具

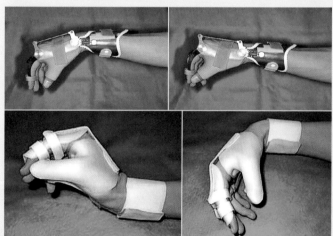

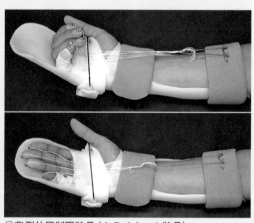

⑦背側伸展制限装具（クライナート装具）

⑥機能的把持装具

上：ランチョ型機能的把持装具，下：RIC型機能的把持装具

図8　手関節装具：WHO

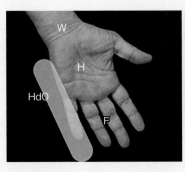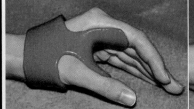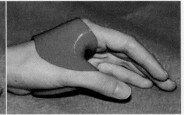

短対立装具（HdO）
左：Cバー，右：全周囲型短対立装具

**図9 対立装具**

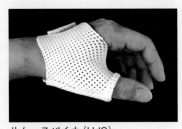

サム・スパイカ（HdO）

**図10 手装具**

ではゴムバンド牽引を用いず自動運動を許可する早期自動運動法も行われている．伸展制限の目的は，修復腱に伸展による緊張が加わり再断裂する危険性があるので，手関節および手指MP関節を屈曲位にし，それを防止するためである（図8⑦）．

### f. 対立装具（図9）

● 短対立装具（HdO）（作製手順は Lecture 10 参照）：手根管症候群などの低位正中神経障害でみられる母指球筋麻痺による母指の対立障害に対応する．第1指間の開大と保持，母指の対立位保持を目的としてつまみ機能の向上をはかる．

### g. 手装具（図10）

● サム・スパイカ（HdO）（作製手順は Lecture 10 参照）：母指CM関節症・関節炎などに対して，安定性を高め疼痛緩和を目的に使用する．また，前述の対立装具（短対立装具）としても使用されることが多い．

### h. 指装具（図11）

● 手の横アーチ保持装具（FO）：炎症期の関節リウマチ手の変形予防を目的とした装具．手の横アーチを保持する．中手部からMP関節を越えているためFOに分類とした（図11①）．

● ナックル・ベンダー：手指のMP関節伸展拘縮に使用する．ゴムバンドの牽引力によってMP関節の屈曲矯正を行い屈曲角度の拡大を図る（図11②）．

● 逆ナックル・ベンダー：手指のMP関節屈曲拘縮に使用する．ゴムバンドの牽引力によってMP関節の伸展矯正を行い伸展角度の拡大を図る（図11③）．

● MP関節過伸展防止装具（カプナー型装具）：尺骨神経障害のかぎ爪指変形（ワシ手）に使用する．環指・小指MP関節の過伸展を抑制する．またIP関節の伸展を可能にする（図11④）．

● 虫様筋カフ（かぎ爪指抑制），かぎ爪手抑制装具（低位正中尺骨神経麻痺）（図11⑤）．

● 指用ナックル・ベンダー：手指PIP関節の伸展拘縮に対する矯正用の装具．屈曲方向にゴムで持続的に牽引して屈曲角度の拡大を目指す（図11⑥）．

● 手指スワンネック変形・母指ボタン穴変形用装具：手指PIP・母指IP過伸展抑制

LECTURE
**8**

**MEMO**
対立装具には，手関節を含む長対立装具（WHO）とここで示した短対立装具（HdO）がある．いずれも正中神経障害に用いる装具である．

**覚えよう！**
これまで紹介したトーマス懸垂装具やオッペンハイマー型装具などの高位橈骨神経障害，短対立装具など低位正中神経麻痺，低位橈骨神経麻痺に用いるスパイダー装具，ここで紹介している尺骨神経麻痺に使用するカプナー型装具・虫様筋カフなどそれぞれに対応する装具がある．神経障害＝装具という覚え方ではなく，各末梢神経障害またその高位レベルによって，どのような障害や変形が起きるのかを確実に把握して，なぜその装具が必要かを覚えてほしい．

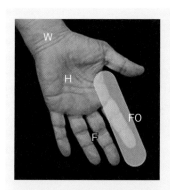

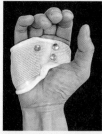

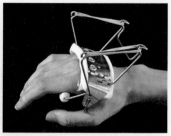

①手の横アーチ保持装具（FO）

（写真提供　中伊豆温泉病院
二之宮篤子OTR）

②ナックル・ベンダー

③逆ナックル・ベンダー

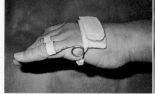

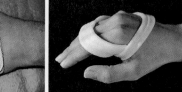

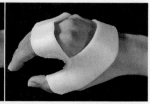

④MP関節過伸展防止装具（カプナー型装具）

⑤左：虫様筋カフ（かぎ爪指抑制），右：かぎ爪手抑制装具（低位
正中尺骨神経麻痺）

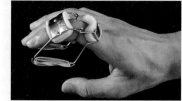

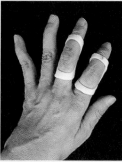

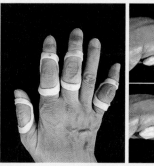

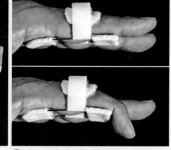

⑥指用ナックル・ベンダー

⑦手指スワンネック変形・母指ボタン穴変形用装具
（写真提供　中伊豆温泉病院　二之宮篤子OTR）

⑧ボタン穴変形用装具（セフティー
ピン装具）

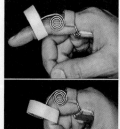

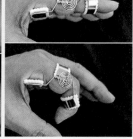

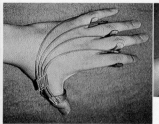

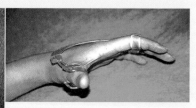

⑩スパイダー装具

⑨カプナー型装具
左：オーダーメイド，右：既製品

図11　指装具

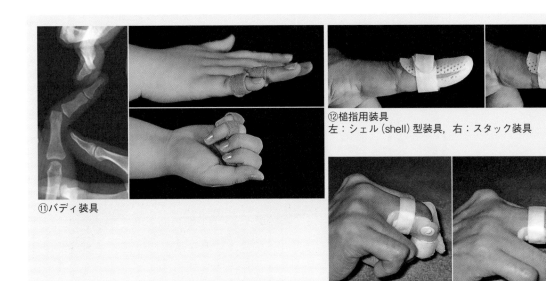

⑪バディ装具

⑫槌指用装具
左：シェル（shell）型装具，右：スタック装具

⑬PIP関節側方安定支持装具

**図11　指装具（つづき）**

**表2　静的装具と動的装具の適応**

|  | 適応 |
|---|---|
| 静的装具 | ①組織の安静・保護 |
|  | ②良肢位・機能的肢位の保持 |
|  | ③拘縮の改善（漸次的静的装具・漸進性静的装具） |
|  | ④変形の予防と矯正 |
|  | ⑤不安定な関節の支持 |
| 動的装具 | ①手術後や外傷後における腱や皮膚の癒着予防 |
|  | ②拘縮の予防や改善 |
|  | ③神経麻痺後の筋バランスの維持 |
|  | ④関節運動の供給 |
|  | ⑤筋・腱のバランス調整や再教育 |
|  | ⑥麻痺筋の代用や補助 |

を目的にしている．関節リウマチ症例では多数指に変形が発生する（**図11**⑦）．

● ボタン穴変形用装具（セフティーピン装具）（作製手順は Lecture 10 参照）：ボタン穴変形は PIP 関節が屈曲，DIP 関節が過伸展変形を呈する．この装具はワイヤーの弾性を利用して PIP 関節を伸展位に保持する．ただし，PIP 関節を伸展位に置くだけではボタン穴変形の改善をみない．改善には同時に DIP 関節の屈伸運動練習を行うように指導する（**図11**⑧）．

● カプナー型装具：コイルバネの力によって，IP 関節の伸展を期待する．主に屈曲拘縮の改善を目的に使用される（**図11**⑨）．

● スパイダー装具：低位橈骨神経麻痺の下垂指に対して用いられる．母指の伸展・外転，手指の伸展をワイヤーの弾性によって機能補完を行う（**図11**⑩）．

● バディ装具（作製手順は Lecture 10 Step up 参照）：手指の側副靱帯損傷した関節が非損傷側に側屈しないようにしたり，屈伸運動の際に隣接指の補助を期待したりするときに使用する．**図11**⑪の X 線正面像は小指の PIP 関節橈側側副靱帯損傷患者の側方不安定性を評価しているところである．小指 PIP 関節が尺側への動揺を抑制するために使用する（環指・小指用）．PIP 関節（中節部）に用いるとき示指と中指，中指と環指は段差が少ないため問題ないが，環指と小指での使用は工夫が必

**ここがポイント！**
装具によっては，装着して練習をすることで改善を期待するものがある．代表的なものがボタン穴変形用装具である．PIP 関節部で中央索の断裂および弛緩によって関節側方に偏位した側索を装具装着下での DIP 関節屈伸運動練習で，再び背側に矯正する効果を期待する．

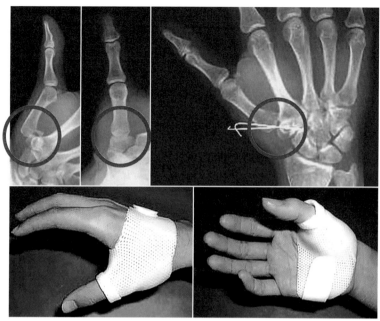

**図12 サム・スパイカ**
手装具（HO）．Benett 骨折（第1中手骨基部骨折）術後症例．

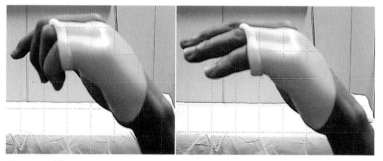

**図13 手指 MP 固定装具（MP 関節ブロッキング IP 屈伸練習用）**
手装具（HO）．中手骨骨折術後症例．

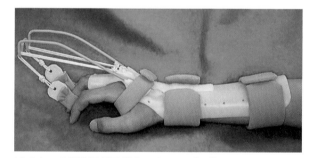

**図14 手指伸展補助付きアウトリガー装具**
手関節手装具（WHO）．手指 PIP 関節伸展矯正．

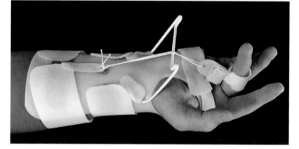

**図15 手指屈曲補助付きアウトリガー装具**
手関節手装具（WHO）．手指 MP 関節屈曲矯正．

📖 **調べてみよう**
ボタン穴変形のほかにも槌指変形，スワンネック変形など指の変形がある．これらの発生機序について調べてみよう．

要である（**図11 ⑪**）．

● 槌指用装具（作製手順は Lecture 10 参照）：伸筋腱の終止腱（末節骨付着部）の損傷によって生じる槌指変形に対する装具．DIP 関節を伸展位に保持する．同時にスワンネック変形が起きているようであれば PIP 関節を屈曲位にする（**図11 ⑫**）．

● PIP 関節側方安定支持装具：PIP 関節の人工関節置換術後の安定性を確保するために作製．前述のバディ・ストラップではねじれや回旋の可能性がるため選択，作製される（**図11 ⑬**）．

**3）装具の目的別の分類**

上肢装具は，以下にあるような目的で分類される．

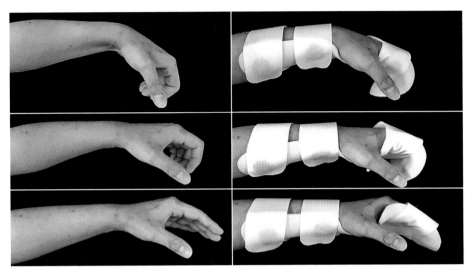

**図 16　手関節・手指伸展装具**
手関節・手指の伸展制限に対して段階・継続的に伸展矯正を行う．伸展制限のある手関節・手指に
対して伸展角度の改善状態に合わせて装具の角度を変更して装具の装着を行う（手関節・手指伸展矯正）．

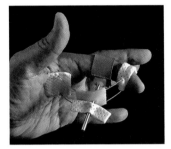

**図 17　スクリュー装具**
指装具（FO）．手指 PIP 関節屈曲
拘縮

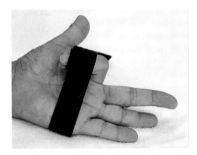

**図 18　PIP 関節フレクション・ス
トラップ**
指装具（FO）．手指 PIP 関節伸展拘縮．

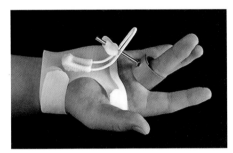

**図 19　スクリュー・ナックル・ベンダー**
指装具（FO）．手指 MP 関節伸展拘縮．

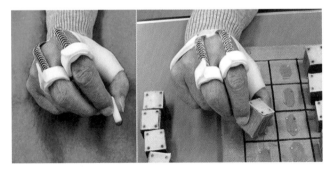

**図 20　示指・中指 MP 伸展装具**
指装具（HdO）．頸髄症による手指 MP 関節の伸展不全の症例に
使用した．つまみ動作が円滑になり，トイレの後始末や書字が
有効になった．本症例は腱移行による手指伸展機能再建の術前
シミュレーションも兼ねており，手術の有効性も確認できた．
術後に装具装着によって有効性を確認したトイレの後始末や書
字が実用化した．

①固定・安静：関節炎や疼痛回避・軽減のための安静保持，治療のための固定

②予防・矯正：関節リウマチなどの変形予防や矯正，外傷後の拘縮予防

③機能代償：神経障害や欠損などで失った機能の代償

④練習補助：筋機能の向上，関節可動域の改善

⑤その他：自助具の取付の土台．術前評価としてのシミュレーションなど

**4）装具の機能特性による分類**

　臨床で一般的に使用される分類で，装具の機能特性に関連し前項の 1）2）では分類
できないものもある．**表 2** に静的装具と動的装具の適応について示す．

　**図 12** に第 1 中手骨基部骨折術後例に対する補助的固定のための静的装具としてサ
ム・スパイカを示す．また，安定した土台をもち関節を固定できるため，一部の関節

**MEMO**
装具はその支給区分で法制度的
に 2 つに分類される（法制度的
分類）．その中で治療用装具は
治療のために処方され医療保険
の対象になるものである．一方，
更生用装具は生活上必要なもの
であり，障害者総合支援法に基
づいて補装具費でまかなわれる．

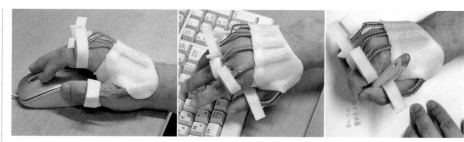

**図21 母指 - 手指MP関節伸展装具**

指装具（HdO）．低位橈骨神経による下垂指に使用した．事務職でPC操作と書字が主だった仕事内容と聴取したため，装具装着下で可能か確認し，問題なく職場復帰した．

の動きを制動して近接する別の関節の動きを促し動的機能の向上を図ることもあり，**図13**は手指MP関節を固定することでIP関節の動きを促す目的である．

**（1）動的装具**

　動的装具は神経・筋・関節システムに起因する問題に用いられる．装具内あるいは隣接する関節の動きを許容することで運動機能の維持・改善・強化・促通を促すことを目的とし，可動構造に継手や，バネ，ゴムなどを力源として牽引する構造をもつ．**図14，15**に示すように拘縮の矯正にも用いられる．

**（2）漸次的（シリアル）静的装具**

　漸次的（シリアル）静的装具は拘縮治療に用い，関節・軟部組織・筋腱組織などを伸張させ期待する方向へ矯正力を加え長期間装着する（**図16**）．この装具は，改善状態に応じて連続的に肢位を変化させたり，再作製したりして使用する静的装具である．この装具の最大の利点は，組織に継続的な矯正力を長期間にわたり加えるために，装具除去後に発生の可能性がある組織の再短縮が起きにくいことである．

**（3）漸進性静的装具**

　漸進性静的装具は拘縮治療において，関節周囲組織に伸張が加わる最大関節可動域で低負荷の矯正力を加えることで関節可動域の拡大を図るために用いる．矯正力の力源は動的装具のような弾性のあるバネやゴムでなく，ストラップ材，ネジ，ターンバックルなどの非弾性の素材が使用される．

　関節の位置と矯正力を設定すればその限界を超えて矯正力が増すことがなく，矯正力の調整はセラピストおよび患者によって調整可能である（**図17～19**）．

**（4）機能的装具**

　手関節駆動式把持装具や対立装具などの機能補完や代償を目的としている装具（**図20，21**）のように，装着することにより上肢機能を向上させ上肢の使用を導けるため，機能的装具とされている．一方，安静を目的とした固定用装具，拘縮治療・変形改善を目的とした矯正用装具などは，装着することによって手の使用を難しくするため，非機能的装具とされる．

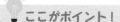
**ここがポイント！**
動的装具（dynamic orthosis），漸次的（シリアル）静的装具（serial static orthosis），漸進性静的装具（static progressive orthosis）ともに適応に拘縮の改善がある．どのタイプの装具が効果的で適応となるかの判定には，拘縮の原因鑑別や状態の判断といった評価が確実にできることが求められる．

**MEMO**
機能的装具（functional orthosis，ファンクショナル装具）は，上腕骨骨幹部骨折などの治療に用いられるファンクショナル・ブレース（図3a）とは別のものである．

**■引用文献**

1）Jacobs MA, et al.：Concepts Of Orthotic Fundamentals. Orthotic Intervention the Hand and Upper Extremity, 2nd edi. Lippincott Williams & Wilkins；2014. p.1-25.
2）加倉井周一編：装具学．第2版．医歯薬出版；1990．p.1-13.
3）飛松好子：装具総論．日本整形外科学会，日本リハビリテーション医学会編．義肢装具のチェックポイント，第9版．医学書院；2021．p.174-83.

LECTURE 8

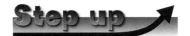

## 上肢装具の適応・選択

　装具は使用する部位別（MOCS，日本義肢装具学会）に，あるいは目的別に分類され，さらには使用用途によって，例えばファンクショナル・ブレース（講義図 3a）は上腕骨骨幹部骨折，テニス肘用バンド（講義図 3b）は上腕骨外側上顆炎，クラビクル・バンド（講義図 4）は鎖骨骨幹中央部の骨折など，疾患に限定された装具もある（テニス肘用バンド，クラビクル・バンドについては既製品化されている）.

　ここでは，装具を導入するための検討事項について考えてみたい.

### 1）装具導入のための評価

　装具を治療に導入して効果を得るには的確な評価が求められる. 用途が限定的なものを除けば，装具は病態や状態に応じたものを選択しなくてはならない. 場合によっては複数の装具を導入したり，状態が変化したら装具を変更・終了したりすることもある.

　リハビリテーションのなかでは装具を装具療法として導入するだけでなく，練習の際に運動制限を目的としたり，練習用の道具として導入したりするなど，練習と組み合わせて使用する. このようなリハビリテーション練習のなかで，期待する装具の機能を明確に評価することも重要なポイントである.

### 2）装具選択のための評価の流れ

　装具選択のための評価について手指 PIP 関節の伸展制限を例に，図 1 に示したアルゴリズムをもとに説明する. なお，評価方法・評価手技の詳細は専門書での確認を推奨し，本書では名称のみに留める.

　装具療法の適応か否かを判断するために，

　①画像評価を行い関節の変形や破壊像がないかを確認する.

　②他動伸展したとき皮膚が蒼白化もしくは高い緊張状態での線状瘢痕の有無を確認する. これらが認められた場

LECTURE
8

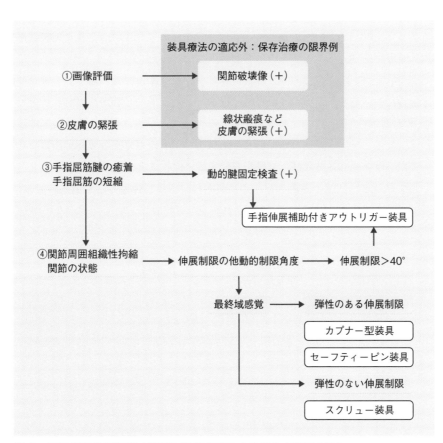

図 1　PIP 関節伸展制限の矯正に装具を導入する場合の評価の流れ

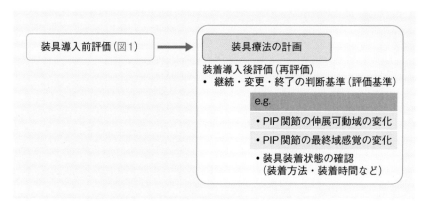

図2 PIP関節伸展制限の場合の装具療法の計画

合は装具療法の適応外・保存療法の限界例と判断して，手術的治療が行われるまでは関節可動域の維持に努める．

③屈筋腱の癒着および筋の短縮による伸展制限であれば，動的腱固定効果をもとにした検査で判断可能であり，その場合に適応となる装具は筋・腱の伸張に影響を及ぼせる講義**図14**の手指伸展補助付きアウトリガー装具が第一選択となる．

①〜③の関節可動域制限の要因の可能性を排除できたら，

④関節周囲組織性拘縮に対して関節の状態についての評価を行う．伸展制限の他動的伸展制限角度が40°よりも大きければ指用装具（FO）の適応から外れるため，手指伸展補助付きアウトリガー装具を選択する．

伸展制限の他動的伸展角度が40°以下であれば他動伸展時の最終域の感覚を確認する．

最終域の感覚が持続的な伸展矯正でじわじわ伸びるような弾性のある伸展制限であれば，指装具のカプナー型装具（講義**図11**⑨）あるいはボタン穴変形用装具（セフティーピン装具，講義**図11**⑧）を選択する．最終域の感覚が硬く持続的な伸展矯正でも変化が起きない弾性のない伸展制限であれば，スクリュー装具（講義**図17**），あるいは状態によっては漸次的（シリアル）静的装具を選択することもある．

実際の臨床では，関節可動域制限の原因は複合的なことも少なくなく，複数の装具を同時に用いることも少なくない．また，昼間用と夜間用を別々に装着することもある．

装具療法もリハビリテーションの一環であり，練習プログラムと同様に評価に基づいて中長期的な治療計画を立案する必要がある．そのため，装具にどのような目的・役割・責任を担わせるかを検討し，装具各々の選択や変更基準・終了基準についても計画されたものである必要がある．図2に示すように，PIP関節伸展制限の場合であれば，PIP関節の可動域の変化・最終域感覚の変化などを確認する．その中で完全伸展可能になっていれば，装具の終了の検討を行う．また，改善傾向にあれば，継続して経過観察することが望ましい．しかし，変化がない場合には，導入初期であれば装具装着の状態の確認を行う必要があり，誤った装着方法や装着時間の不足などがあれば，装具装着について再指導を行う必要がある．長期（1か月程度）に装着していて変化がない場合は，装具の変更などを検討する．

LECTURE
8

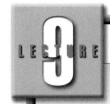

# 上肢装具作製とチェックアウト

LECTURE
9

## 到達目標

- 上肢装具の作製に用いる熱可塑性プラスチック各種の素材の特性を理解する.
- 熱可塑性プラスチックの特性に適した作製方法を理解する.
- 上肢装具に付属させるストラップ材, ゴム, 鋼線などの素材の使用について理解する.
- 熱可塑性プラスチックの加工に必要な道具とその使用場面について理解する.
- 上肢装具作製に必要な表面解剖, 機能解剖について理解する.
- 装具作製方法の型紙法, ピンチ法, ドレープ法についてそれぞれの手順を理解する.

## この講義を理解するために

この講義では上肢装具の代表的な作製法を紹介します. 装具の作製は手先の器用さが求められますが, それ以上に治療の目標を理解して, その達成に効果的な装具を作れることが大切です.

作製の方法について, ここでは3つの方法を紹介しますが, それぞれに一長一短があるため, 条件 (患者の状態, 環境, 素材) に合わせて使い分けられることが望ましく, また, 解剖学および運動学的な知識は必須です.

以下の項目を確認, 復習しておきましょう.

- ☐ はさみやカッター, ナイフなどの刃物の正しい扱い方を確認しておく.
- ☐ 患者が装具作製時にとれる肢位を判断して的確な作製方法を選択できるようにしておく.
- ☐ 上肢の表面解剖と深部解剖の関連性を復習しておく.
- ☐ 手のアーチなど基本的な構造とその構成について復習しておく.

## 講義を終えて確認すること

- ☐ 各作製方法の選択条件について説明できる.
- ☐ 基本的な装具の形, ここではラディアル・バー・カックアップ装具の形を説明できる.
- ☐ 完成した装具の形と型紙あるいはメジャーリング時に描く形, すなわち展開図をイメージできる.
- ☐ 使用した道具類のメンテナンスについて理解できた.

# 講義

## 1．素材と選択

**ここがポイント！**
セラピストが装具作製に使用する熱可塑性プラスチックは現在では多くの種類があり，それぞれの特性を把握して，作製する装具に最も適したものを選択できるようにしなくてはならない．

**MEMO**
病院・施設では，多種多様な素材のすべてを揃えておくことは難しい．所属する施設でどのような装具が多く作製され，どのような作製方法をとることが多いかで選択することも，素材選びの要素となる．

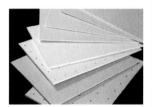

**図 1　さまざまな熱可塑性プラスチック**



セラピストが装具（スプリント）の作製に用いる素材は熱可塑性プラスチックが主なものである．ここでは，日本で購入できる代表的な装具作製に使われる熱可塑性プラスチックと，それ以外に必要な素材について解説する．

### 1）熱可塑性プラスチック

熱可塑性プラスチックは加熱により素材が軟化して成形を可能にする．加熱した後の伸張性・柔軟性・接着性（自着性），再加熱時の形状記憶性など，素材それぞれの特性をもっている．これらの特性は作製方法の選択をするうえで重要となる（**図 1**）．また，素材の厚みもいくつか用意されており，上腕から前腕にかけての装具（SEO）であれば3.2 mm厚の最も厚いもの，前腕から手の装具（WHO）であれば2.4 mm厚，手指の装具（FO）であれば1.6 mm厚のものを選択する．また，WHOであっても全周型の装具であれば1.6 mm厚のものを選択するなど，身体部位や装具のタイプによって使い分ける．一部の素材を抜粋してその特性を**表 1** に示す．

#### （1）伸張性

加熱後に素材を引っ張ることで，伸張性が乏しくさほど伸張されないものと，容易に伸張できるものがある．**図 2a** は伸張することで素材が破断しており，伸ばして使うことが難しい素材である．一方，**図 2b** は伸張性の高い素材で，作製方法はさまざまな選択ができる．

#### （2）柔軟性

**図 3** は加熱後の柔軟性を比較したもので，加熱後の素材を横に倒したコップの上において重力での形態の変化をみたものである．**図 3a** は加熱した後，コップにのせても重力による変化が乏しくコップの丸みが完全に表れていない．**図 3b** は加熱後，非常に柔軟になり重力の影響を受けて，コップの丸みが表れていることがわかる．

加熱後の柔軟性が高いと，作製肢位を選ぶことによって，重力を利用して容易に形成（モールディング）できるドレープ法での作製に有用である．

#### （3）接着性（自着性）

加熱することで素材表面に接着性を生じ，素材同士を接着できるものがある．

**図 4a** は加熱のみで強い接着性が得られる素材である．強い接着性は装具に付属品を取り付けるのに非常に便利である．

**図 4b** は加熱することで仮り留め程度の接着性が得られるものである．この特徴を

**表 1　熱可塑性プラスチックの特徴（一部抜粋）**

| 素材商品名 | 厚さ（mm） | 伸張性 | 柔軟性 | 接着性 | 形状記憶性 | 推奨される作製方法 | | |
|---|---|---|---|---|---|---|---|---|
| | | | | | | トレース法 | ドレープ法 | ピンチ法 |
| アクアプラスト | 1.6，2.4，3.2 | ○ | ○ | △ | ○ | ○ | ○ | ○ |
| オルフィット | 1.6，2.0，3.2 | ○ | ○ | △ | ○ | ○ | ○ | ○ |
| ポリフォーム | 3.2 | — | ○ | ※ | — | ○ | ○ | — |
| テイラースプリント | 1.6，2.4，3.2 | — | △ | ※ | — | ○ | ○ | — |
| オルフィライト | 1.6，2.5，3.2 | — | ○ | ※ | — | ○ | ○ | — |
| オルフィットソフト | 1.6，2.0，3.2 | ○ | ○ | ※ | — | ○ | ○ | ○ |
| オルフィットエコ | 2.4，3.2 | — | △ | ○ | — | ○ | △ | — |
| イージーフォーム | 3.2 | — | − | ○ | — | ○ | — | — |

※は有機溶剤を用いると強い接着が得られるもの．
（酒井医療，パシフィックサプライ，両社カタログを参考に作成）

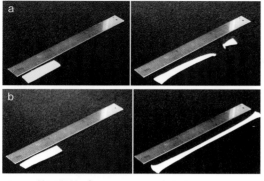

図2　熱可塑性プラスチックの伸張性

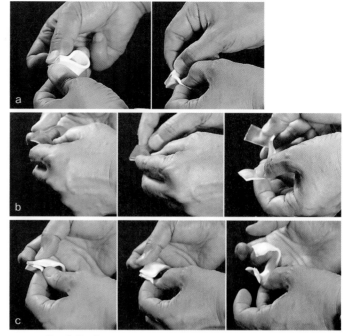

図4　熱可塑性プラスチックの接着性

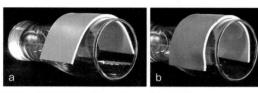

図3　熱可塑性プラスチックの柔軟性

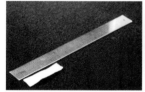 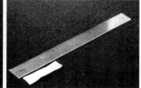

加熱前　　　　　　伸張　　　　　　再加熱後

図5　熱可塑性プラスチックの形状記憶性

LECTURE
9

もった素材の中には，温水での加熱では仮り留めになるが，ヒートガンなどの乾燥した熱で表面のコーティングがはがれると強い接着が可能となるものもある．

図4c は加熱するのみではほとんど接着性の生じない素材である．

接着性が高い素材では装具に付属されるさまざまなパーツを取り付けるのに有用である．また，仮り留めが可能でかつ高い伸張性をもつ素材であれば，ピンチ法（p.104参照）による作製に有用である．

**（4）形状記憶性（図5）**

装具作製の際には，素材の特性である伸張性を活かして引っ張ったり，柔軟性が高い素材では重力を利用したりして成形を行う場合がある．形状記憶性のある素材であれば一度成形を試みてうまくいかなかった場合でも再加熱することによって元の状態に戻すことができる．そのため，装具の成形を繰り返し実行することが可能である．ただし，部分的な修正に一部分のみを加熱すると，加熱した部分のみの形状が戻り装具全体のバランスが崩れることがあるため注意が必要である．

**2）ストラップ材**　（図6）

装具はストラップを用いて固定する．ストラップには主にベルクロ®テープが使用され，ベルクロ®テープにはフックテープとループテープがあり，両者を組み合わせることで固定する．

フックテープには裏面に粘着剤のついたものもあり，作製した装具への取り付けが簡便にできる．ループテープの代わりにスポンジなどが使用してあるクッション性のある当たりの優しいテープを代用することもある．

**MEMO**
接着性が得られないものの中には有機溶剤を塗布することで接着性を得られる素材もあるが，臨床の現場での有機溶剤の使用は慎重に検討すべきである．

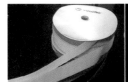
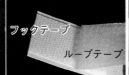
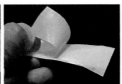
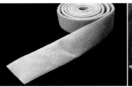
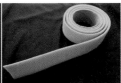

ベルクロ®テープ　　　　　　　　　　　粘着剤つきフック・テープ　クッション性のあるテープ

**図6　ベルクロ®テープ類**

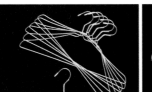

**図7　ワイヤーハンガー**

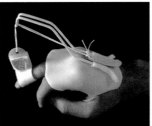
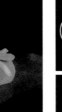

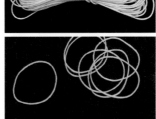
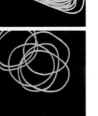

**図8　ゴム紐や輪ゴム**　　**図9　スクリューリベット**

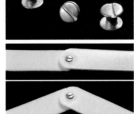

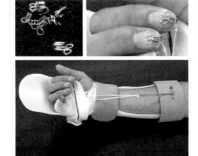

**図10　フック**　　**図11　バネ線（ステンレス線，ピアノ線など）**　　**図12　ネオプレーンゴム**
（写真提供：中伊豆温泉病院　二
之宮篤子 OTR）

### 3）その他のパーツ材料

　装具によってはさまざまなパーツを付属させる．アウトリガースプリントのアウト
リガーの作製に熱可塑性プラスチックを使用することもあるが，ワイヤーハンガー
（**図7**）や鋼線を利用する．また，その牽引の力源にゴム紐や輪ゴム（**図8**）を使用し，
牽引用のカフには皮革やストラップ材を使用する．その他，関節可動部にヒンジを設
けるためのスクリューリベット（**図9**），クライナート法を行う際に使用する爪に装
着するフック（**図10**）やバネなどを作製するためのバネ線（ステンレス線，ピアノ線
など，**図11**）など，アイデア次第であらゆる材料を用いることが可能である．

　また，プラスチックや金属などを使用する硬性装具に対して，使用場面を勘案して
軟性装具を作製する場合には，ネオプレーンゴム（**図12**）なども使用される．

## 2. 必要な道具，物品

　熱可塑性プラスチックを用いた装具作製に必要な道具や物品について記述する．

### 1）加熱用の道具，物品

　熱可塑性プラスチックへの加熱で，全体を加熱する場合はヒートパン（**図13**）を用
いる．ヒートパンの中に水を張って加熱して温水にする．ヒートパンからの素材の取
り出しはフライ返し（**図14**）などを用いるが，形の崩れやすい薄い素材や柔軟性の高
い素材を扱うときの取り出しにはヒートパンライナー（**図15**）を用いる．また，部分

📝 **MEMO**
クライナート（Kleinert）法
背側伸展制限装具．手指屈筋
腱損傷の一次修復後に，癒着を
最小限にとどめて修復促進を目
的としてスプリントを用いる早期
運動療法（Lecture 8 図8⑦参
照）．

📝 **MEMO**
ネオプレーンゴム
クロロプレンゴム（polychloro-
prene）の別称で，構造中に塩
素を含む高分子化合物である．

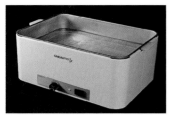

図 13 ヒートパン

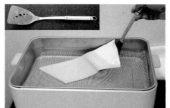

図 14 フライ返し

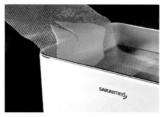

図 15 ヒートパン・ライナー

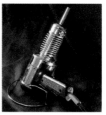

図 16 ヒートガン

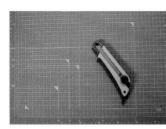

図 17 カッターナイフとカッターマット

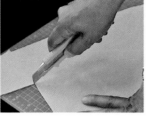

図 18 はさみ
左：プラスチック用の直刃，
中：プラスチック用の反刃，
右：ベルクロ® など，スト
ラップ材や布などを切る.
刃の表面をフッ素コーティ
ングしてある. プラスチッ
ク用の直刃は直線的なカッ
トに，曲線的なカットには
反刃を用いる.

的な加熱の場合はヒートガン（**図 16**）を用いる.

### 2）素材を切るための道具，物品

　熱可塑性プラスチックは納入された時点では小さくても A3 用紙程度の板状の素材である. これを対象者のサイズに合わせた採型に基づいて適当な大きさに切り出す. 大まかに切り出す場合には，カッターナイフとカッターマット（**図 17**）を使用する.

　プラスチックを切るためのはさみを2種類（直刃・反刃）と，ベルクロ® などストラップ材や布などを切るためのはさみの計3種類を準備する（**図 18**）. はさみは使用用途を厳密に守ることが切れ味を維持する秘訣であり，プラスチック用のはさみではストラップ材などを，ストラップ材や布用のはさみではプラスチックを切らない. また，ストラップ材や布用のはさみは表面をフッ素コーティングされているものを選ぶと，接着剤付きのベルクロ® を扱ってもはさみの刃に接着材が付きにくく，手入れが簡単である.

### 3）その他の道具，物品

**（1）採型に使用するペン（図 19）**

　温水に入れたり加熱しても消えないボールペンと，加熱でインクが退色するペンや温水に入れると色が薄くなる蛍光マーカーを採型する際に使い分けることは，装具をきれいに仕上げるアイデアの一つである. 加熱後切り取ったりするために消えては困る印はボールペンを用い，できるだけ残したくない印は加熱で退色するペやン蛍光マーカーを用いる.

**（2）各種工具（図 20）**

　ワイヤーや鋼線を切断するためのピンカッター，熱可塑性プラスチックやストラップ材に穴をあけるためのホールパンチ，ワイヤー類を曲げたりするためのペンチ（各種）を用意する.

## 3. 作製に必要な表面解剖，機能解剖

　装具作製にあたり，知っておくべき表面解剖と機能解剖について解説する.

### 1）皮線と関節

　手の手掌面には皮線とよばれる「しわ」がある. この皮線にはそれぞれ名称があり，おおむね関節の位置と一致している（**図 21**）. この関係性を把握することで，固定する関節，動きを許容する関節を意図的に装具に作製することができる. 皮線のない肘

**気をつけよう！**
刃物は入院患者であっても病院や施設内に持ち込み禁止となっているところもある. 危険を伴うため，管理は厳重に行うこと.

LECTURE
**9**

**ここがポイント！**
皮線は関節の位置を示す重要な解剖学的な指標となる. 皮線が関節と一致することは，皮線を目安に装具の作製を行うことで，関節の動きを許すか，それとも関節の動きを固定あるいは抑制するかが決まり，装具にもたせる機能を決定づけるデザインに直結する. 関節以外，例えば神経の走行や血管の走行などにおいても，皮線は指標になるため，是非覚えておきたい.

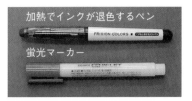

図 19　色が退色するペン

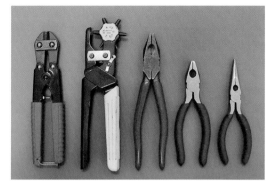

図 20　各種工具
左から順にピン・カッター，ホール・パンチ，ペンチ（大），ペンチ（小），ラジオペンチ．

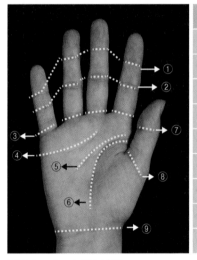

| | 皮線 | 対応する関節 |
|---|---|---|
| ① | 遠位指節間皮線 | 遠位指節間関節 |
| ② | 近位指節間皮線 | 近位指節間関節 |
| ③ | 手掌指節皮線 | － |
| ④ | 遠位手掌皮線 | 中手指節関節（尺側） |
| ⑤ | 近位手掌皮線 | 中手指節関節（橈側） |
| ⑥ | 母指球皮線 | 第1手根中手関節 |
| ⑦ | 母指指節間皮線 | 母指指節間関節 |
| ⑧ | 母指手掌指節皮線 | 母指中手指節関節 |
| ⑨ | 手関節（手くび）皮線 | 手関節 |

図 21　手の皮線と関節

関節や肩関節については，関節の構造や肘の生理的外反（運搬角）などの正常な形態を意識する．

### 2）手のアーチ

手にはいくつかのアーチが存在する（**図 22**）．これらは横のアーチ，縦のアーチ，斜め（対立）のアーチとよばれるもので，手がさまざまな大きさ・形の物品を把持したり，操作したりできる基盤になっている．手の形態・動的要素によるものである．装具の作製の際は，正常な手の形態の保持や，矯正を図る場合は変化させることが望ましい．

### 3）免荷部位

装具の装着で障害を起こす可能性のある部分は，免荷部として圧迫を避ける必要がある．関節部分の骨の顆部や突起・結節部などの骨性隆起部分を装具によって強く圧迫すると，骨性隆起部と装具に挟まれた皮膚は血行障害を起こし，褥瘡などの皮膚障害を生じる可能性がある（**図 23**）．そのほか，解剖学的かぎタバコ三角（**図 24**）の部分には橈骨神経浅枝が，手部以外でも肘内側には尺骨神経が走行しており，圧迫により神経障害を起こす可能性がある．

## 4．作製法

作製法は，作製する装具，患者がとることが可能な肢位，使用する素材の特性などを考慮して，作製にあたるセラピストはいろいろな方法を選択できることが望ましい．装具の素材はさまざまな特性をもつ熱可塑性プラスチックが販売されており，そ

**MEMO**
手の免荷部位
遠位指節間関節，近位指節間関節，中手指節関節，第1手根中手関節，母指指節間関節，母指中手指節関節，豆状骨，橈骨茎状突起，尺骨茎状突起（図23）．

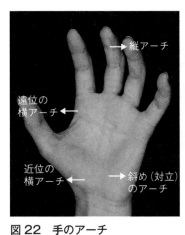

図22 手のアーチ

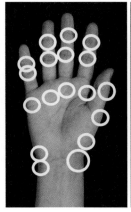

図23 手の免荷部

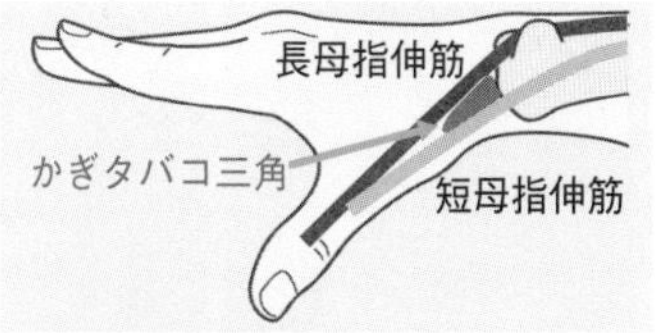

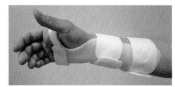

図24 かぎタバコ三角

図25 ラディアル・バー・カックアップ装具

①トレース ②カッティング ③ヒーティング ④モールディング ⑤トリミング ⑥スムージング ⑦ストラッピング ⑧チェックアウト

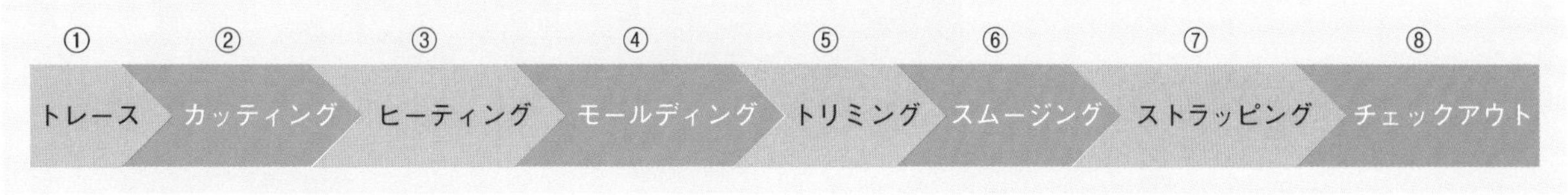

図26 型紙法による装具の作製手順

の特性に適した作製法を選択する．ここでは，「ラディアル・バー・カックアップ装具」（図25）の作製工程を，型紙法，直接法であるドレープ法とピンチ法の3つの方法で説明する．

**1）型紙法**

型紙法は，型紙を起こし，それを熱可塑性プラスチックに写して，型紙に合わせて素材を切り出して成形を行う方法である．加熱後の柔軟性が高い熱可塑性プラスチック（表1参照）では，作製肢位によっては成形時に重力で延びてしまうことがあるため，扱いには注意が必要である．

**（1）型紙法の作製手順**

型紙法による装具の作製は図26に示す手順によって進める．

**a. トレース**

作製部位と装具のタイプに合わせて対象者の型紙を作成する．型紙のイメージを図27に示す．手掌皮線の部分，第1指間腔の頂点，両側の手関節部に印をつける．ペンの太さも考慮して手の形を写す．

ラディアル・バー・カックアップ装具の場合は，手の長軸方向は手掌皮線から前腕近位1/3の部分までの長さ，短軸はおおむね両側に腕の太さの1/4の幅で肉付けをする．

印をつけた第1指間腔の頂点，橈側の手関節部をもとに母指球部を描く．作成した型紙を切り出して型紙を完成させる．

図28に型紙の作成の一連の流れを示す．図29に素材への型紙の転写方法を示す．

**b. カッティング（図30）**

熱可塑性プラスチックを大まかに切り出す．大まかに直線的に切り出すときはカッターナイフを用いるのが簡便でよい．また，曲線・細部を切り出す場合はいったん温水で加熱し，熱可塑性プラスチックを軟化させてからはさみを使用するとよい．

**c. ヒーティング**

カッティングが完了したら熱可塑性プラスチックを温水で加熱して再度軟化させ，モールディング（成形）を行う．

**MEMO**
ラディアル・バー・カックアップ装具
手部のパーツと前腕部のパーツが一体となり，手関節の動きを許容しない装具．手関節の安静・固定が目的となる（Lecture 8 参照）

**MEMO**
型紙の作成には表面解剖を熟知している必要があり，後述する直接法でもその理解が求められる．そのため，型紙法は装具作製において基本と位置づけられる方法である．

LECTURE
**9**

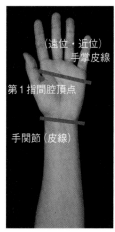
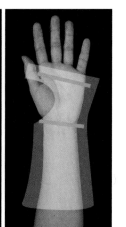

（遠位・近位）
手掌皮線

第1指間腔頂点

手関節（皮線）

図27　型紙イメージ

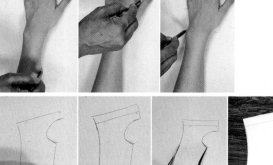

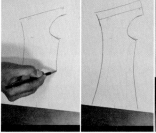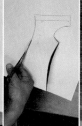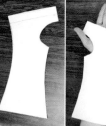

図28　型紙の作成の流れ

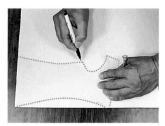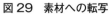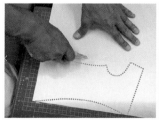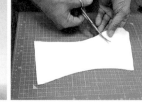

図29　素材への転写　　　図30　カッティング

**MEMO**
ラディアル・バー・カックアップ
装具の場合は，座位・肘屈曲
位・前腕中間位として，机上に
肘を立てて置く．

#### d. モールディング

図31に，成形からトリミングのラインの記入までの流れを示す．

熱可塑性プラスチックを加熱して再度軟化させているあいだに対象者に作製肢位を
とらせる．

型紙法では，原則として作製者が対象者の手の形態やアーチなどを忠実に再現させ
るように成形する．

熱可塑性プラスチックが硬化しはじめたら，トリミングラインをつけて手から取り
外す．カットラインのイメージは図32に示すように遠位は手掌皮線，近位は前腕近
位1/3，橈側は手部は背側縁・前腕は1/2，尺側は手部は背側縁・前腕は1/2とする．

#### e. トリミング（図33）

dでつけたトリミングのラインをもとに余分な部分をカットする．鋭角になってい
る装具の角の部分は，ラウンドカットを施して角を丸める．

#### f. スムージング（図34）

カットした部分などが荒れている場合や皮膚に当たる部分が角張っていて当たりが
悪い場合にはスムージングを行う．また，ラディアル・バー・カックアップ装具の場
合は，最遠位部はカッティングで残した遠位手掌皮線の遠位1cmの部分を外側に折
り返して，スムージングと遠位部分の強化を兼ねる（図35）．

#### g. ストラッピング

装具本体に裏側に接着剤のついたフックテープを貼り付け（図36），装具の固定用
にループテープを用いる（図37）．

#### h. チェックアウト（図38）

チェックアウトを行い，問題がなければ完成とする．

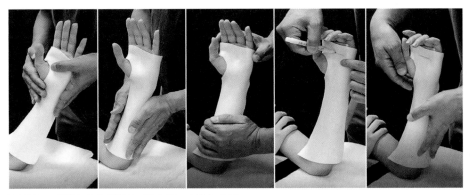

図 31　成形からトリミングラインの記入まで

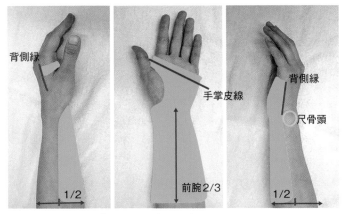

背側縁

背側縁

手掌皮線

尺骨頭

1/2

前腕2/3

1/2

図 32　トリミングラインのイメージ

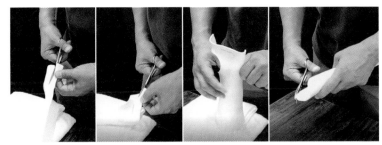

図 33　トリミング

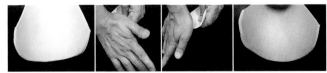

図 34　スムージング

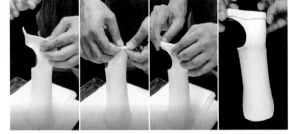

図 35　最遠位部の折り返し

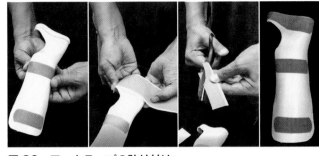

図 36　フックテープの貼り付け

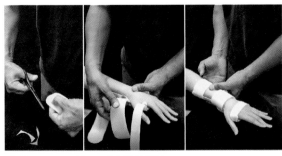

図 37　ループテープの貼り付け

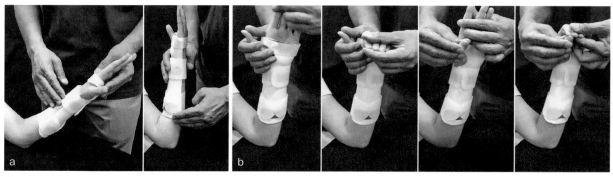

**図38 チェックアウト**
a：手関節の背屈角度や固定性の確認をする.
b：余剰な固定や制限されている部分がないか確認する. 手指の MP 関節の制限，母指は 3 指つまみが可能な程度動かせるなど.

① メジャーリング → ② カッティング → ③ ヒーティング → ④ モールディング → ⑤ トリミング → ⑥ スムージング → ⑦ ストラッピング → ⑧ チェックアウト

**図39 直接法の作製手順**

**⚡ 気をつけよう！**
ピンチ法では，形状記憶性が高い素材が使われることが多く，素材が硬化していく過程で若干の縮みが生じることがあるため，注意が必要である.

### 2）直接法

　直接法は，型紙法の型紙を起こす工程を省いて熱可塑性プラスチックを採型する方法である. 型紙を起こす手間が省ける点で作業工程を短縮できるが，型紙による仮り合わせができないため作製する装具の 3 次元的なイメージをもっておく必要がある.

　直接法の代表的な方法として，ピンチ法とドレープ法を紹介する. 直接法による装具の作製は**図39**に示す手順によって進める.

### （1）ピンチ法の作製手順

　ピンチ法は，加熱後の伸張性が高くかつ仮り留めが可能な程度の接着性がある熱可塑性プラスチックを用いる（**表1**参照）. 素材を均等に伸張し装着部を包むように密着させモールディングをする方法で，フィット感が非常に高い.

### a. メジャーリング

　採型のイメージを**図40**に示す.

　熱可塑性プラスチックの上に作製する部位を載せて外枠の採型をする.

　ラディアル・バー・カックアップ装具のメジャーリングの目安は，長軸方向は手掌指節皮線から前腕近位 1/3 までの長さをとる. 短軸方向はは前腕近位 1/3 の部分の幅の 2 倍（あるいは前腕近位 1/3 の部分の周径の 2/3）をとり，長方形を描く（**図41**）.

　その長方形の短軸の中央線に前腕の中央線を合わせて載せ，第 1 指間腔の頂点，橈側の手関節部に印をつける. 長軸方向の中央線を引いて，第 1 指間腔の頂点，橈側の手関節部それぞれの印から長軸方向の中央線に垂線を引き，中央線の橈側 1 cm ほどのところを目安に母指球の部分にあたる放物線（U 字）を描く. この放物線は温水で消えないようにボールペンで記入するとよい（**図42**）.

### b. カッティング（図43）

　採型によりほぼ長方形の形をカッターナイフで切り出し，温水に入れ軟化させて放物線の部分をはさみで切り取る.

### c. ヒーティング

　カッティングが完了したら熱可塑性プラスチックを温水で加熱して再度軟化させ，モールディング（成形）を行う.

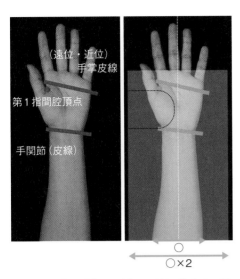

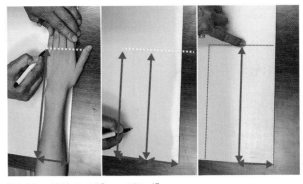

図 41　外枠のメジャーリング

図 40　ピンチ法のメジャーリングイメージ

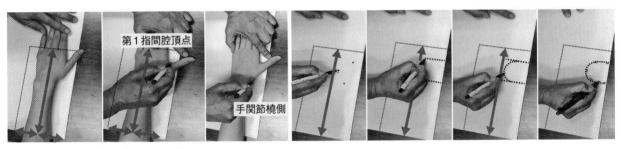

図 42　母指球部のメジャーリング

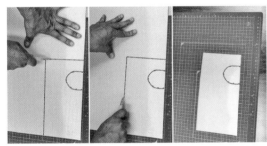

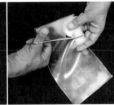

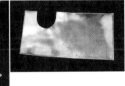

図 43　カッティング

**LECTURE 9**

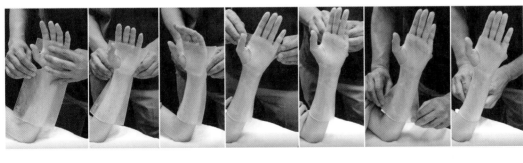

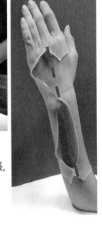

背側から見たときに伸張して合わせてた部分が一列に配されていることが，均等な力での伸張，モールディング過程での前腕の回旋が起きていない良好な状態である目安となる．

図 44　ピンチ法によるモールディングの過程

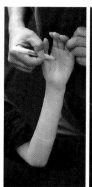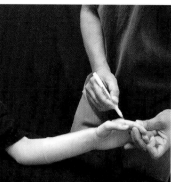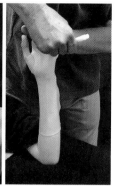

図45　トリミングラインの記入

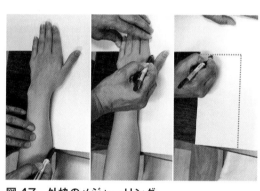

（遠位・近位）
手掌皮線

第1指間腔頂点

手関節（皮線）

○
○×1.5

図46　ドレープ法のメジャーリングイメージ

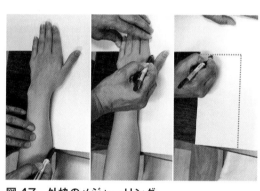

図47　外枠のメジャーリング

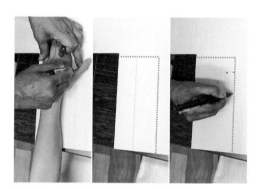

図48　母指球部のメジャーリング

LECTURE
9

### d. モールディング（図44）

　熱可塑性プラスチックを加熱して再度軟化させているあいだに対象者に作製肢位をとらせる．ラディアル・バー・カックアップ装具の場合は，座位・肘屈曲位・前腕中間位として机上に肘を立てて置く．

　軟化させた熱可塑性プラスチックを掌側から合わせて，手関節部分を橈側・尺側の両側から均等な力で熱可塑性プラスチックを伸張し背側で合わせて仮り留めを行う．

　順に手部（遠位部）・前腕部（近位部）も同様に均等な力で伸張させ背側で合わせて仮り留めを行う．

　モールディングで仮り留めを行い，次いでカッティングのためのトリミングラインを書き入れる（図45）．

　以下のトリミング，スムージング，ストラッピング，チェックアウトの完成までの工程は型紙法と同じである．

### （2）ドレープ法の作製手順

　ドレープ法は，重力を利用してモールディングを行う方法であるため，作製する部位に重力をかけることができるように対象者のポジショニングができることが要求される．ドレープ法には加熱後の柔軟性が高い熱可塑性プラスチックを用いる（表1参照）．

### a. メジャーリング

　熱可塑性プラスチックの上に作製する部位を載せてメジャーリングをする（図46）．

　ラディアル・バー・カックアップ装具の外枠の採型の目安は，長軸方向は手掌指節皮線から前腕近位1/3までの長さをとる．短軸方向は前腕近位1/3の部分の幅の1.5

**MEMO**

ドレープ（drape）とは，布などで覆う，垂らしてかけるという意味で，ここでは，熱可塑性プラスチックを手部・前腕部にのせてモールディングを行うことから，ドレープ法と呼ばれる．

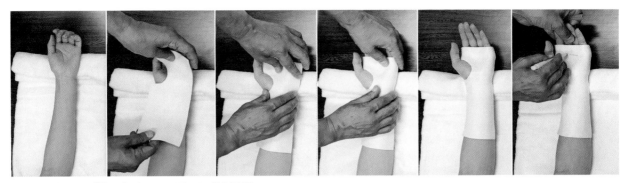

**図49　ドレープ法によるモールディングの過程**

倍（あるいは前腕近位1/3の部分の周径の1/2）をとり，長方形を描く（**図47**）．

　その長方形の短軸の中央線に前腕の中央線を合わせて載せて，第1指間腔の頂点，橈側の手関節部に印をつける．長軸方向の中央線を引いて，第1指間腔の頂点，橈側の手関節部それぞれの印から長軸方向の中央線に垂線を引き，中央線の橈側1cmほどのところを目安に母指球の部分にあたる放物線（U字）を描く．この放物線は温水で消えないようにボールペンで記入するとよい（**図48**）．（「ピンチ法の作製手順」の母指球部の採型を参照）．

### b．カッティング

　メジャーリングによりほぼ長方形の形をカッターナイフで切り出し，温水に入れ軟化させて放物線の部分をはさみで切り取る（型紙法，ピンチ法とほぼ同様の工程である）．

### c．ヒーティング

　熱可塑性プラスチックを温水に入れて再度軟化させる．

　ドレープ法では柔軟性の高い熱可塑性プラスチック素材を使うことが多いため，取り出す際はヒートパンライナーを使用するとよい（**図15**）．

### d．モールディング

　熱可塑性プラスチックを加熱して再度軟化させているあいだに対象者に作製肢位をとらせる．

　可塑性プラスチックが軟化したら温水から取り出しモールディングを行う．熱可塑性プラスチックが硬化しはじめたら，トリミングのための印をつけて手から取り外す（**図49**）．

　以降のトリミング，スムージング，ストラッピング，チェックアウトの完成までの工程は型紙法，ピンチ法と同じである．

**■参考文献**

1）日本ハンドセラピィ学会：認定ハンドセラピスト制度養成講座　応用実践研修会ハンドスプリントセミナーテキスト．2012.
2）奥村修也：ハンドスプリント（ベーシック）．齋藤慶一郎編．ハンドセラピィ，改訂第2版．メジカルビュー社；2022．p.350-68.
3）椎名喜美子，志水宏行：末梢神経損傷の装具．川村次郎ほか編．義肢装具学，第4版．医学書院；2009．p.307-19.

**MEMO**

ラディアル・バー・カックアップ装具の場合は，座位・肘屈曲位・前腕回外として机上に置く．手関節に背屈位をとらせるため，手関節部分が高くなるように前腕背側と机のあいだにタオルを敷く．

LECTURE
**9**

## 装具療法の施行中のチェックアウト

### 1) 手の好ましくない変化

外傷を受けた手あるいは手術後まもない急性期では，手（上肢）に好ましくない変化が生じることがある．多くの場合は炎症に起因する循環障害により血液・リンパの還流が阻害され浮腫を引き起こす（図1）．このような状態に陥ると手（上肢）の体積が増加して，装具作製直後のチェックアウトでは問題がなくとも，体積が増した手に対して装具が小さくなっており，手を圧迫したり傷を作ってしまうこともある．また，装具の固定に使用するストラップに締め付けられて還流をさらに悪化させる可能性もある．このような事態に対しては，装具を修正（再作製）するとともに血液やリンパの還流を促すリハビリテーション・プログラムを追加する必要がある．

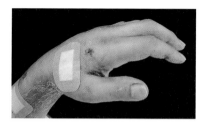

図1　浮腫の生じた急性期の手

### 2) 手の好ましい変化

急性炎症期に伴う浮腫が，自然経過やリハビリテーション・プログラムが奏功し消退した場合は，装具のサイズダウンの修正を行って適合性を高める必要がある．このような修正や調整がしやすい作製方法は，講義で紹介した3つの作製方法のなかでは型紙法あるいはドレープ法である．ピンチ法は手早く確実なモールディングを行うには有利な方法であるが，材料を引きのばしてモールディングするため，装具完成後に再加熱すると縮んで形が大きく崩れたり，歪んだりしてしまうため不向きである．このような状況は予測できるため作製方法の選択についても装具療法の計画に組み込んでおくとよい．

### 3) 装具の効果確認と対応

装具装着の目的が疼痛に対する「安静」の場合，疼痛が減衰すれば装具の役割は終了となる．しかし，疼痛に対しては薬物療法が併用されたり，再燃することがあり一時的な状況変化で判断すべきではない．

装具装着の目的が「拘縮の改善」ならば，拘縮の原因検索をしたうえで練習プログラムと装具療法の計画を立案し，関節可動域の変化の経過観察によって効果判定を行う．関節可動域に改善がみられるようであれば，練習プログラム・装具が効果的に作用していると判断してそのままの内容を継続する．また，経過のなかでは改善がみられていたものの，目標達成しておらず改善が停滞した場合は練習プログラム・装具の変更を検討する．

装具療法では装着方法や装着時間・装着回数などの指導と患者の遂行状態の確認を忘れてはならない．さらに，関節可動域の改善が認められない場合は，評価結果そのものに誤りがある場合も考慮して軌道修正を検討する．

### 4) 装具による機能補完の確認

末梢神経麻痺などで失った「運動機能の補完」が装具の目的の場合，第一義的には麻痺した筋機能を補うことにある．それは，同時に麻痺による筋の不均衡からくる手の変形予防にもなる．橈骨神経麻痺の下垂手を例にあげると手関節および手指のMP関節の伸展，母指の伸展・外転を補完する．これは，麻痺筋の機能を補うことで麻痺筋の過度な伸張と機能残存筋の短縮や不良肢位での関節拘縮を防ぐ役割を担う（図2）．日常生活活動のなかで装具を装着して手を使用できることの確認も忘れてはならない（図3）．

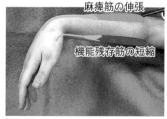

下垂手　　　　　　　　　　手関節・手指の伸展補完

図2　高位橈骨神経麻痺の下垂手の変形メカニズムと装具による機能補完

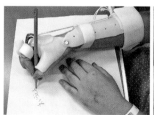
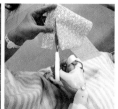

図3　下垂手用装具装着下での手の使用状態確認

LECTURE
9

# 装具作製実習

LECTURE
10

## 到達目標

- 上肢装具の作製の要点を理解する.
- 作製する装具の目的を理解する.
- 装具が目的に合った機能を有するための構造を理解する.
- 装具の目的を的確に担える装具のデザインができる.
- 装具のデザインを実現できる作製方法を選択できる.
- デザインした装具を作製して, 装着に耐えうる完成品にできる.

## この講義を理解するために

この講義では Lecture 9 で示した上肢装具の作製法を基本としたその他の装具の作製法について紹介します. 臨床では, 同じ目的であっても対象者の状態によって装具のデザインを変更する場合もあります. これらは, 基本的な構造や, 支持する部位, 固定する部位, 力をかける方向などの原理は同じであり, これを知っていれば十分に目的を果たす装具を作ることができます. これらを実現するには, 疾患・外傷とそれによる病態・障害を理解して, それに対応する装具の目的を明確にし, さらに解剖学的, 運動学的な知識を活用できなくてはなりません.

ここでは, 母指の短対立装具の2種類, それと同様に使用できるサム・スパイカ, 手指 PIP 関節屈曲拘縮およびボタン穴変形用に用いるセフティーピン装具, 槌指変形に用いる DIP 伸展保持装具, Step up で手指側副靱帯損傷に用いるバディ装具の作製について紹介しますが, それぞれの疾患・疾病の特徴や治療原則・方針について確認しておきましょう.

□ 疾患・疾病による障害を明確にしておく.
□ 疾患・疾病の治療原則・方針を明確にしておく.
□ 障害に対して装具が果たす役割と目的を明確にしておく.

## 講義を終えて確認すること

□ 作製した装具がイメージした完成デザインを再現している.
□ その装具が目的を果たしている.
□ 装具の装着感はどうか, 作製した相手に確認できた (全体の窮屈さ・局所の圧迫・痛みなど)
□ 装具が必要以上にほかの部位の運動の制限をしていない.
□ 全体に美しく仕上がった.

## 1. 短対立装具（HdO）

### 1）Cバー

短対立装具の基本的な構造は，母指の開大のために第1指間腔の維持に加えて母指CM関節を対立方向（掌側外転）位に支持するものである．つまり，手掌アーチと示指母指間の第1指間腔を保持するための装具であるCバーと，母指CM関節を背側から掌側方向に保持するパーツが必要となる（**図1**）．素材はオルフィットエコ（2.4 mm）を使用する．

### a. トレース

型紙の基準点となる母指の開大のためのCバーの中央部となる第1指間腔の頂点，CM関節を対立方向に導く手部パーツとする第1中手骨橈側の近位部・遠位部，第5中手骨尺側の近位部・遠位部にそれぞれ印をつける．

その印をもとに型紙を起こす（**図3**）．

型紙を切り出して，仮合わせを行う（**図4**）．パーツの大きさや幅に過不足があれば修正して，熱可塑性プラスチックに写しカッティングを行う．

### b. モールディング（図5）

カッティングを行ったらヒーティングを行い，素材が十分に軟化したらモールディングを行う．特に目的である母指の対立位をとるようにしっかり行う．モールディングが完了し素材が硬化してきたらトリミングラインを入れる．

### c. トリミング（図6）

トリミングラインに従ってトリミングを行う．

### d. チェックアウト（図7）

母指対立位になっているか，つまみは可能か確認する．

### 2）全周囲型短対立装具 （図8）

### a. メジャーリングとカッティング（図9）

熱可塑性プラスチック（アクアプラスト〈2.4 mm〉を使用）に橈側が端になるように手を回内位で置く．手関節-手掌指節皮線を縦軸として，そこから手を回外して，手の橈側を横幅として印をつける．メジャーリングをもとに外枠を描き，カッティン

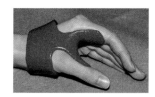

図1　Cバー

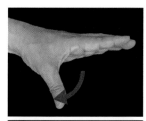

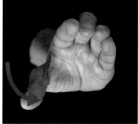

図2　母指対立位

LECTURE
**10**

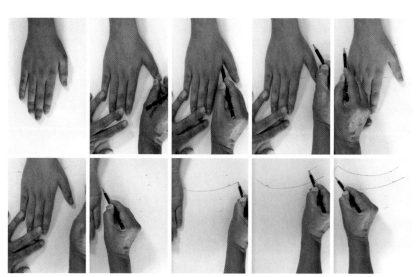

図3　トレース

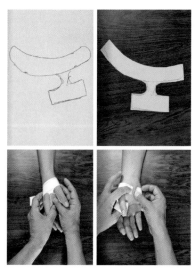

図4　仮合わせ

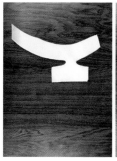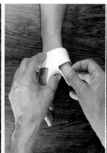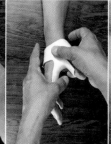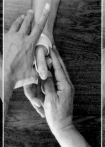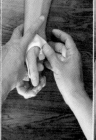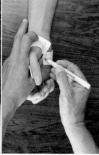

図5 モールディング

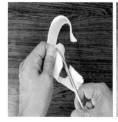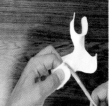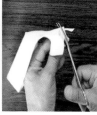

図6 トリミング

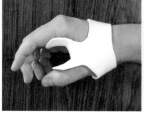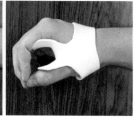

図7 チェックアウト

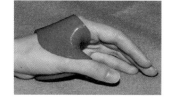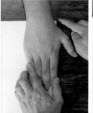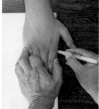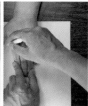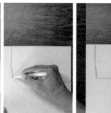

図8 全周囲型短対立装具

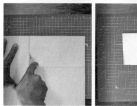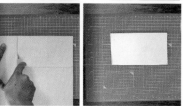

図9 メジャーリングとカッティング

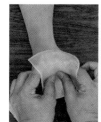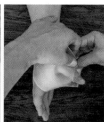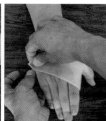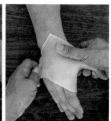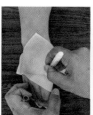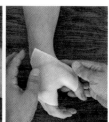

図10 モールディング

グを行う.

### b. モールディング（図10）

ヒーティングで素材を柔軟化し，ピンチ法を用いてモールディングを行う．仮留めは2か所行い，1か所は母指橈側，もう1か所は手部尺側で行う．モールディングは母指対立位をとるように行う．素材が硬化してきたらトリミングラインを入れる．

### c. トリミング（図11）

トリミングラインに従ってトリミングを行う.

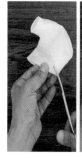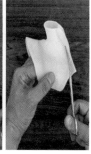

図11 トリミング

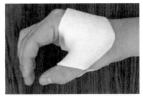

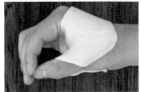

**図 12　チェックアウト**

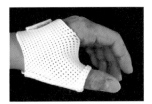

**図 13　サム・スパイカ**
Lecture 8 (p.87) を参照のこと.

### d. チェックアウト

母指対立位になっているか，つまみは可能か確認する（**図 12**）.

## 2.　サム・スパイカ（図 13）

### a. メジャーリングとカッティング（図 14）

一辺の長さを橈側外転をした母指の指尖から尺側の手部手掌指節皮線までの正方形を描く．図の青の部分をカットする．素材はオルフィットライト（1.6 mm）を使用する.

### b. モールディング

ヒィーティングを行い素材が軟化したら，図中の数字の部分が手の数字部分と一致するように．手に当ててモールディングを行う（**図 15a**）．なお，素材をヒートパンから取り出す際は薄い素材であるためヒートパン・ライナーを使用するとよい（**図 15b**）.

### c. トリミング（図 16）

モールディング後，トリミングラインを記入して，それに従ってトリミングを行う.

### d. スムージング（＋補強）

母指は IP 関節の高さでトリミングして近位へ 1 cm 程度折り返す（**図 17a**）．母指

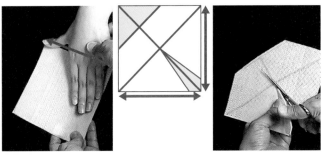

**図 14　メジャーリングとカッティング**

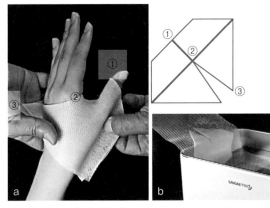

**図 15　モールディング**

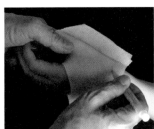

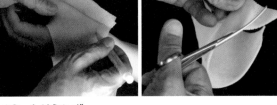

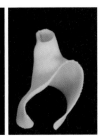

**図 16　トリミング**

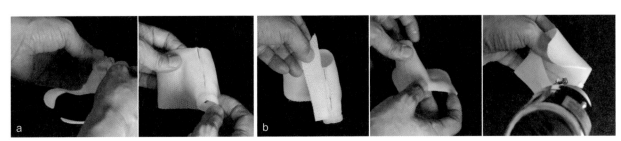

**図 17　スムージング（＋補強）**

LECTURE
**10**

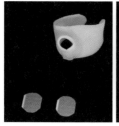
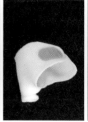
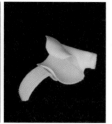

図 18　ストラッピング

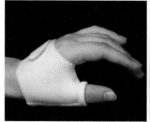
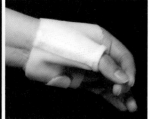

図 19　チェックアウト

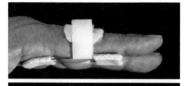
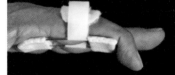
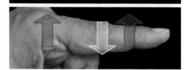

図 20　ボタン穴変形用装具（セフ
　　　 ティーピン装具）

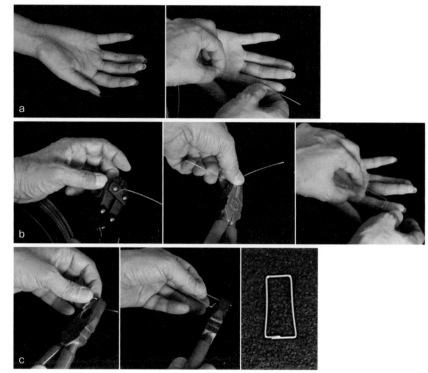

図 21　メジャーリング（ワイヤー）

の橈側部分が離れてしまっている場合あるいは隙間がある場合には，別に熱可塑性プラスチックを貼り付けて補強する．補強パーツは温水で軟化させ形状を合わせてヒートガンで加熱して接着する（**図 17b**）．

### e. ストラッピング（図 18）

ストラップは，装具の手部尺側の掌側・背側にフックテープを貼り付ける．その貼り付けた 2 枚のフックテープを橋渡しするようにループテープを取り付ける．

### f. チェックアウト（図 19）

示指～小指の動きの妨げになっていないか，母指の IP 関節は問題なく屈曲できるか，母指と示指・中指で 3 指つまみができるか，手関節の動きを妨げていないか確認する．

## 3. ボタン穴変形用装具（セフティーピン装具）

PIP 関節の伸展装具で，3 点固定により伸展矯正を行う（**図 20**）．素材はワイヤー（バネ線もしくはピアノ線），アクアプラスト（1.6 mm）もしくはオルフィットライト（1.6 mm）を用いる．

### a. メジャーリング（ワイヤー）

セフティーピン装具の枠組みとなるワイヤーは遠位を PIP 関節，近位は近位手掌皮線（MP 関節）までの長さの 3 倍とする（**図 21a**）．

**MEMO**

図 20 のようにボタン穴変形用に使用する場合は，太いワイヤーを用いて PIP 関節の屈曲が起きないようにする．ワイヤーは 1.2 mm を使用している．PIP 関節の屈曲拘縮に対して，ワイヤーのバネ作用を伸展力として期待するならば，ワイヤーの太さは 0.7 mm 程度が適当である．

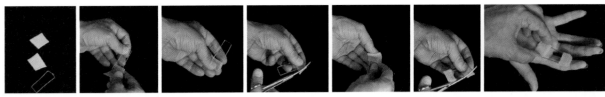

図22 パーツの取り付け

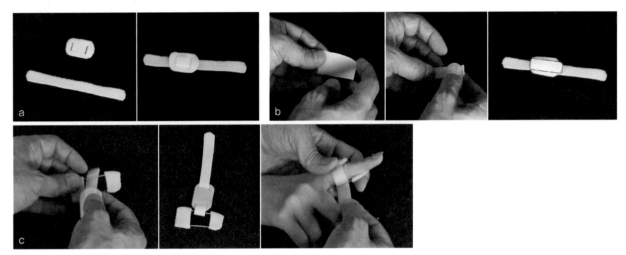

図23 ストラップの準備と取り付け

ピンカッターで適当な長さでカットする．ペンチでカットしたワイヤーの中央あたりでコの字に曲げる．MP関節までの距離を手に合わせて計測する（**図21b**）．

計測したMP関節の長さで，ワイヤーの両端を内側に折り，枠組みを完成させる（**図21c**）．

### b. パーツの取り付け（**図22**）

枠組みの遠位・近位部先端に熱可塑性プラスチックを巻き付ける．先端を1cm程度覆うようにするため，長さは2cm，横幅は枠の幅とする．素材を加熱して軟化させて巻き付けたら余分な部分をトリミングし，指に当てて長さなど問題ないか確認する．

### c. ストラップの準備と取り付け

長さは手指PIP関節の部分の周径の2倍，幅は1cm程度のループテープを準備する．クッション性のあるテープを2cmほど準備する．このテープの両端の2か所にループテープを通す穴を開けておく（**図23a**）．

接着剤付きのフックテープ（2.5cm幅）を長さ2cm用意して，剥離紙をはがして接着面同士をつけて両面のフックテープを作る．これを先に作ったクッション性のあるテープの部分に張る（**図23b**）．

組み立てたストラップをワイヤーの枠組みに取り付ける．片側のワイヤーにフックテープを巻き付けて背面に設置したフックテープにループテープを取り付ける．手指掌側から装具を当ててループテープをもう片方のワイヤーに巻き付けて手指背側のフックテープに付ける（**図23c**）．

### d. チェックアウト（**図24**）

遠位はDIP関節を超えていないか，DIP関節の屈伸が可能か，ストラップが過度な強さで取り付けられていないか（PIP関節背部の褥瘡に注意），痛みはないか，ストラップよりも遠位の手指の色調がうっ血色もしくは蒼白になっていないか，確認する．

LECTURE
**10**

気をつけよう！
ボタン穴変形の矯正に使用する場合には装具の遠位部がDIP関節を超えていないか確認する．DIP関節を超えているとDIP関節の過伸展力となり，ボタン穴変形を助長するため注意が必要である．

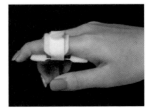

図24 チェックアウト

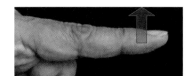

図25 DIP関節と伸屈位に保持

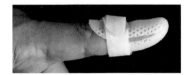

図26 シェル型装具

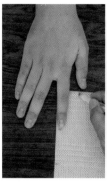

図27 メジャーリング

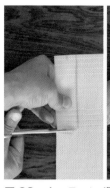
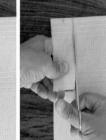

図28 カッティング

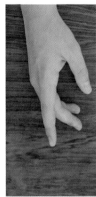
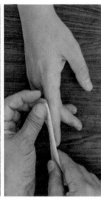
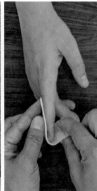
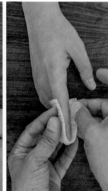
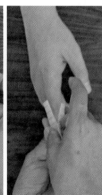
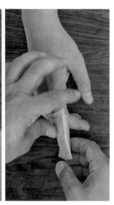

図29 モールディング

## 4. 槌指用装具

伸筋腱の終止腱（末節骨付着部）の損傷によって生じる槌指に対する装具で，DIP関節を伸展位に保持する（**図25**）．同時にスワンネック変形が起きているようであれば PIP 関節を屈曲位にする．素材はアクアプラスト（1.6 mm）を使用する．

### 1）シェル（shell）型装具 （図26）

#### a. メジャーリング（図27）

手指指尖から PIP 関節までの長さの2倍，PIP 関節部の横幅の2倍をとる．

#### b. カッティング（図28）

メジャーリングで記した外枠を切り出す．

#### c. モールディング（図29）

熱可塑性プラスチックを加熱して軟化してモールディングを行う．モールディングでは DIP 関節の過伸展で保持する．

#### d. トリミング（図30）

モールディングを行いながら，指両側の余った部分を切り取る．

#### e. ストラッピング

装具の掌側と背側にベルクロ®のフックテープを貼り付け，指の周径約1.5倍の長さのループテープを取り付ける（**図31a**）．

装具の背側にあたる部分のループテープの背側にはフックテープの小片を貼り付ける（**図31b**）．

#### f. チェックアウト（図32）

DIP 関節の過伸展が維持できているか，PIP 関節の屈曲ができることを確認する．

LECTURE
**10**

💡**ここがポイント！**
トリミングは PIP 関節の屈曲ができるように行う．

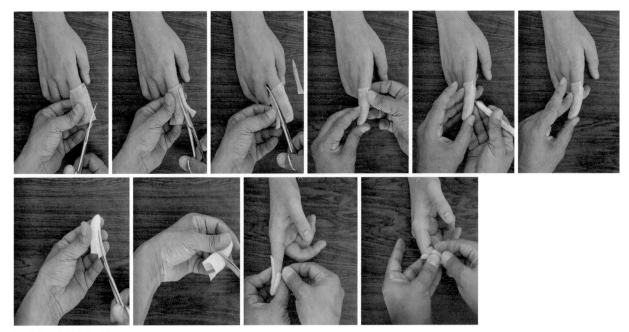

図30　トリミング

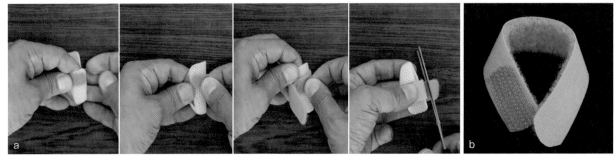

図31　ストラッピング

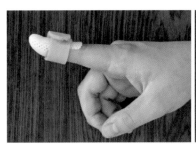

図32　チェックアウト

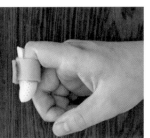

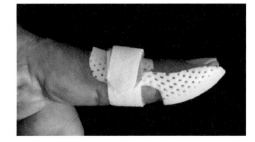

図33　スタック装具

**2）スタック装具**　（図33）

**a．メジャーリングとカッティング**

　手指指尖から PIP 関節までの長さ，PIP 関節部の横幅の2倍をとる．また，DIP 関節の位置に指幅で印を記す（**図34**）．

　DIP 関節の位置に指幅で記した両端にホールパンチで穴を開け，その穴をきっかけにはさみで切れ目を入れ，モールディングの際に指先を通す部分を作る（**図35**）．

**b．モールディング**（図36）

　PIP 関節以遠は掌側に，PIP 関節近位は背側になるように装具に指を通して，側面を掌側から背側に折り返す．また，DIP 関節が伸展を保持して素材が硬化するのを待つ．

LECTURE
10

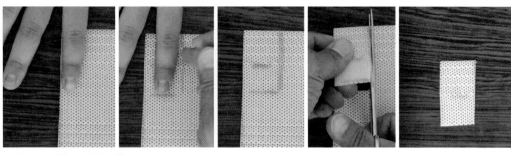

図34 メジャーリング

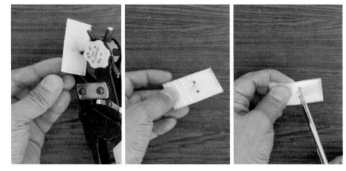

図35 カッティング

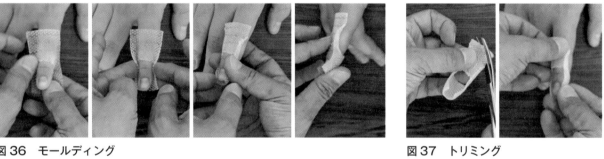

図36 モールディング　　　　　　　　　　　　　　　　図37 トリミング

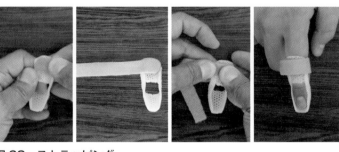

図38 ストラッピング　　　　　　　　　図39 チェックアウト

### c. トリミング（図37）

遠位や近位の部分のランドカットを行う.

### d. ストラッピング（図38）

装具の近位部背側にベルクロ®のフックテープを貼り付け，指の周径約1.5倍の長さのループテープを取り付ける.

### e. チェックアウト（図39）

DIP 関節の過伸展が維持できているか，PIP 関節の屈曲ができることを確認する.

💡 **ここがポイント！**
フックテープの背側にはシェル型装具同様にループテープを貼り付ける.

**表 1　スプリント作製の診療報酬：算定点数（2022 年）**

| J122　四肢ギプス包帯 | |
| --- | --- |
| 手指および手，足（片側） | 490 点 |
| 半肢 | 780 点 |
| 上肢，下肢（片側） | 1200 点 |

| J129　治療装具の採型ギプス | |
| --- | --- |
| 義肢装具採型法（一肢につき） | 200 点 |
| 義肢装具採型法（四肢切断の場合）（一肢につき） | 700 点 |

| J129-3　義肢装具採寸法（一肢につき） | |
| --- | --- |
| | 200 点 |

| J129-4　治療装具採寸法 | |
| --- | --- |
| 四肢装具（一肢につき） | 700 点 |
| その他（一肢につき） | 200 点 |

**表 2　特定保険医療材料の適応と材料価格（2022 年）**

| 056 | 副木（1）軟化成形使用型①手指足指用 | 1450 円 |
| --- | --- | --- |
| 056 | 副木（1）軟化成形使用型②上肢用 | 1770 円 |
| 056 | 副木（1）軟化成形使用型③下肢用 | 4700 円 |
| 056 | 副木（1）軟化成形使用型④鼻骨用 | 1030 円 |

## 5. 装具の作製の要点

### 上肢装具に求められるもの

　有用な装具を作製するには，損失機能，残存機能あるいは対象者の職業や生活様式を評価して，装具に果たさせる役割を明確にする必要がある．それが装具のデザインにつながり，良好なデザインの装具は装着した状態で生活を送ることができる．装着されない装具は患者のコンプライアンス不良や性格など以外に，デザインの好みや期待した効果が得られない，もしくは疼痛などの症状が悪化するなどが考えられる．場合によっては何度も作り直したり，修正が必要になることもある．

## 6. スプリント（作業療法士が作製する装具）の請求方法

　作業療法士が医療にかかわる行為を行った場合，病院等の保検医療機関では保険医療サービスの対価として保険者から報酬を受け取ることができる．これを診療報酬といい一定の算定点数（点数×10 円）が決められている．作業療法になじみの深いところでは，脳血管等リハビリテーション料（I）1 単位：245 点・運動器リハビリテーション料（I）1 単位：185 点などである．

　スプリントの作製について，診療報酬にに定められた算定点数は収載されていない．そのため，スプリントを作製している施設では，**表 1** に示す収載されているいずれかの内容で請求していることが多い．

　その他，診療報酬に定められた算定点数に基づく請求のほかに，使用する材料が特定保険医療材料として認められている場合は**表 2** に基づいて材料費を徴収することができる．ただし，点数と特定保険医療材料の両方を同時に徴収することはできない．また，算定点数・特定保険医療材料は数年ごとに見直され，その点数・金額が変更されることがある．

■参考文献
1) 日本ハンドセラピィ学会編：ハンドスプリントセミナーテキスト．
2) 奥村修也：ハンドスプリント（アドバンス）．齋藤慶一郎編．ハンドセラピィ，改訂第 2 版．メジカルビュー社；2022．p.377-430.
3) 酒井医療株式会社ホームページ：各種スプリントの簡易解説．
　https://www.sakaimed.co.jp/knowledge/hand-therapy/splint/splint02/

**MEMO**

診療報酬の審査は都道府県単位で行われており，施設の所在地によって解釈が異なることがあるため注意が必要である．施設所在地の作業療法都道府県士会に問い合わせたり，近隣の病院に算定実態を確認したりすると確実である．

LECTURE
**10**

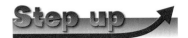

## オルフィキャストを用いての装具作製例

　熱可塑性ニット材で熱可塑性プラスチックよりも軟らかいオルフィキャスト（図1）を用いてのバディ装具作製例を紹介する．バディ装具（図2）は手指側副靱帯損傷に用いられる（Lecture 8〈p.89〉参照）．オルフィキャストはニット材であるため，メジャーリングを素材で直接できる点や，巻き付けて使用できる点で非常に便利である．また，熱可塑性プラスチックと同様に伸張性，接着性，形状記憶性をもっている．

### 1）環指・小指用バディ装具の作製

#### a．メジャーリング

　環指と小指の両指を合わせて，PIP関節レベルの周径を直接オルフィキャストで測る（図3）．

#### b．カッティング

　計測した長さで素材を切る．切り出した素材の短辺が1/2になるように，長辺の両端から中央に1cm強残して切り込みを入れる（図4）．

#### c．モールディング

　加熱し環指中節部・小指中節部に巻き付け，素材の硬化を待つ．モールディングの際は環指と小指が離れないように硬化するのを待つ（図5）．

#### d．チェックアウト

　環指と小指が離れてしまわないか，手指の屈伸の妨げになっていないか，装着部以遠の手指の色調がうっ血色もしくは蒼白になっていないかチェックする（図6）．

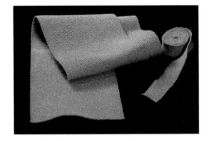

図1　オルフィキャスト

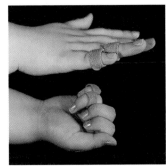
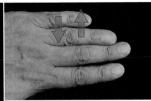
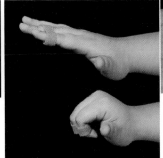
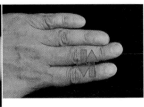

環指・小指用　　　示指・中指用

図2　バディ装具

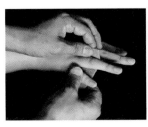
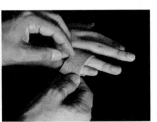
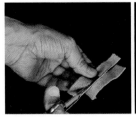
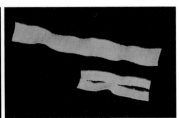

図3　メジャーリング　　　図4　カッティング

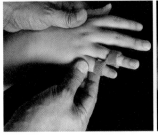
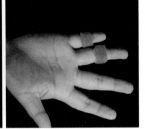
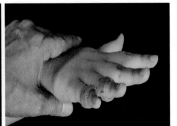

図5　モールディング　　　図6　チェックアウト

LECTURE
**10**

### 2) 示指・中指用バディ装具

#### a. メジャーリングとカッティング

示指と中指の両指を合わせて，PIP関節レベルの周径を直接オルフィキャストで測る．計測した長さで素材を切る．切り出した素材の短辺が1/2になるように，長辺の両端から中央に1cm強残して切り込みを入れる（図7）．

#### b. モールディング

示指中節部・中指中節部に巻き付け，素材の硬化を待つ．モールディングの際は示指と中指が離れないように硬化するのを待つ（図8）．

#### c. チェックアウト

示指と中指が離れてしまわないか，手指の屈伸の妨げになっていないか，装着部以遠の手指の色調がうっ血色もしくは蒼白になっていないかチェックする（図9）．

### 3) その他のオルフィキャストによる作製例

オルフキャストを用いて図10～12のように熱可塑性プラスチックと同様な装具の作製が可能である．特に軟らかい素材であるため，手部・指部の装具には有用と考えられる．

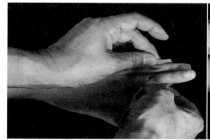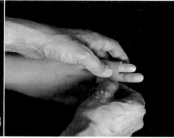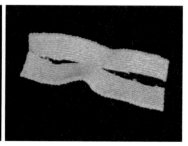

図7 メジャーリングとカッティング

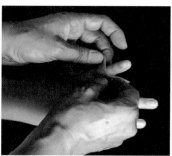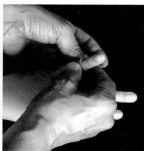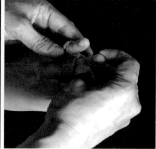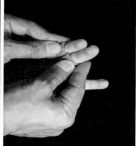

図8 モールディング

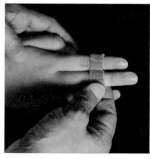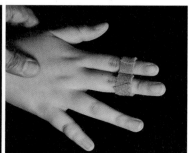

図9 チェックアウト

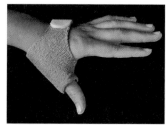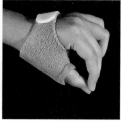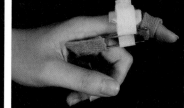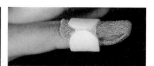

図10 サム・スパイカ

図11 ボタン穴変形用装具
（セフティーピン装具）

図12 シェル（shell）型
装具

# 自助具

## 到達目標

- 自助具がどのようなものかを理解する.
- 自助具の導入における作業療法士の役割を理解する.
- 自助具の使用目的, 使用方法を理解する.
- 各自助具の適応疾患, 適応とされる障害を理解する.

## この講義を理解するために

リハビリテーションにおいて, 環境調整を行うことは重要なアプローチの一つです. 特に, 物理的な環境調整は, 対象者の活動制限や参加制約の解決を図る際に考慮すべきものです. 物理的な環境調整としては, 家屋改修, 福祉用具や自助具の導入などがあげられますが, この講義では自助具について学びます. 自助具の導入, 活用を進めていくためには, 対象者に紹介, 説明できるように, 自助具の特徴, 役割, 使用目的, 使用方法などを理解している必要があります.

以下の項目をあらかじめ学習しておきましょう.

- □ 上肢や体幹の各関節における運動とその特徴について復習しておく.
- □ さまざまな生活行為の実施に必要な動作とその特徴について復習しておく.
- □ さまざまな生活行為の実施に必要な動作の評価, 分析について復習しておく.
- □ 自助具の適応となる疾患や障害について理解しておく.

## 講義を終えて確認すること

- □ 自助具がどのようなものかを理解できた.
- □ 自助具の導入における作業療法士の役割を理解できた.
- □ 自助具の使用目的, 使用方法を説明できる.
- □ 自助具の特徴, 役割を説明できる.
- □ 各自助具の適応疾患, 適応とされる障害を理解できた.

## 1. 自助具とは

　"self-help device"という英単語があるが，それは自助具のことである．英語でも日本語でも，文字からわかるように，「自らを助ける道具」をさす．この道具は，患者，障害者，高齢者の身体機能を恒久的に代償し，さまざまな生活行為を補助する場合もあれば，身体機能の回復や生活行為の実施に必要な能力の獲得までの期間においてのみ使用する場合もある．いずれにせよ患者，障害者，高齢者が，作業の実施のために必要とするものであり，作業に焦点をあてた治療，指導，援助を行う作業療法士にとって，重要なツールである．

　この自助具と同様に，生活行為をより容易に行うことを目的とした機械・器具がある．それらは，「アシスティブ・テクノロジー」「福祉用具」「補装具」「日常生活用具」などとよばれている．自助具と区別するために，それらがさすものを表1に示した．いずれも法律で用いられている用語であるが，社会的にも普及している．

　アシスティブ・テクノロジーは，諸外国で用いられている用語であるが，上述の目的で使用される機械・器具などをさす用語としては，最も広い範囲をさす．アシスティブ・テクノロジーには，もののみでなく，システムや制度なども含まれる．

　福祉用具は，法律で用いられている用語であるが，それ以外でも日本では広く使われている．介護保険において，福祉用具を利用（貸与，購入）できる．

　補装具，日常生活用具も法律，制度で用いられている用語である．この2つについては，福祉用具に含まれ，国が種目を定めている．詳細については，表1に記載のURLから確認できる．障害者手帳の交付を受けている者は，障害者総合支援法に基づいて，補装具費の支給や日常生活用具の給付，貸与が受けられる．

　自助具は，アシスティブ・テクノロジーや福祉用具に含まれるが，補装具や日常生活用具には含まれず，購入時に介護保険は適用されない．また，自助具はアシスティブ・テクノロジー，福祉用具，補装具，日常生活用具とは異なり，法律で定義されておらず，支給や貸与などのシステムはない．本Lectureでは自助具を，生活行為をより容易に行うことを目的とした道具として解説する．

アシスティブ・テクノロジー（assistive technology：AT）

**MEMO**
アシスティブ・テクノロジー法（Assistive Technology Act）
米国において1998年に制定された法律であり，これに基づき，米国の各州が行う障害者支援技術関連活動に対して，政府が資金提供し援助している．

**MEMO**
福祉用具の研究開発及び普及の促進に関する法律
障害者や高齢者の自立の促進と介護者の負担軽減を図るために，福祉用具の研究開発，普及を促進することを目的に，1993年に公布された法律である．

**MEMO**
障害者の日常生活及び社会生活を総合的に支援するための法律
2005年に障害者自立支援法として制定された法律であり，2012年に現在の名称（通称・障害者総合支援法）に変更された．障害者が利用できるサービスなどを定めている．

**調べてみよう**
介護保険における福祉用具の貸与はどのようなサービスなのか，また，介護保険における福祉用具の購入項目，方法，購入時の負担について調べてみよう．

**調べてみよう**
補装具の支給制度について調べてみよう．

LECTURE 11

### 表1　用語の定義

| アシスティブ・テクノロジー | 障害者の機能的能力を維持，向上，または改善するために使用されるアイテム，機器または製品システムおよびそれらの選択，取得または使用において障害者を直接支援するサービス[1] |
| --- | --- |
| 福祉用具 | 心身の機能が低下し日常生活を営むのに支障のある老人又は心身障害者の日常生活上の便宜を図るための用具及びこれらの者の機能訓練のための用具並びに補装具[2] |
| 補装具 | 障害者等の身体機能を補完し，又は代替し，かつ，長期間にわたり継続して使用されるものその他の厚生労働省令で定める基準に該当するものとして，義肢，装具，車いすその他の厚生労働大臣が定めるもの[3] |
| 日常生活用具 | 日常生活上の便宜を図るための用具であって厚生労働大臣が定めるもの[3] |

1)「アシスティブ・テクノロジー法（Assistive Technology Act）」より（翻訳）
2)「福祉用具の研究開発及び普及の促進に関する法律」より
3)「障害者の日常生活及び社会生活を総合的に支援するための法律」より
補装具：https://www.mhlw.go.jp/content/12200000/000957689.pdf
日常生活用具：https://www.mhlw.go.jp/general/seido/toukatsu/suishin/dl/04.pdf

## 2.　自助具と作業療法士

　自助具は，市販品が多いが，障害者が考案したり，障害者の家族が作製したりするものもある．作業療法士が，考案，作製することも多い．ここでは，考案，作製・選定，効果判定といった，自助具の導入における作業療法士の役割について詳述する．

　自助具導入の流れは，**図1**のとおりである．以下に，それぞれの過程におけるポイントを詳述する．自助具は，「作業」の実施時に必要とするものであり，作業療法士にとって，重要なツールであるため，自らがかかわる患者，障害者，高齢者に自助具導入の必要性があるかという視点を常にもっているべきである．

### 1）ニーズの確認

　対象者が，できるようになりたいこと，できる必要があること，できることが期待されていることを確認する．また，家族からの要望についても確認する．確認は，訴えを聞くことにより行うが，対象者が気づいていないこと，意識していないことの中に，早く解決すべき課題があるかもしれない．そのため，作業療法士が，得られた情報から対象者の生活を想像，予想し，解決の優先度が高い作業，動作を見出し，提案することも必要である．

　自助具の導入を決定する際，どのように自助具を使用していくかを相談しておく．使用頻度，使用範囲や，一部を補えればよいのか，全体を補い，自助具で自立を目指すのか，を対象者と共有しておく．

### 2）評価，動作分析

　自助具の導入は作業療法の一部であるため，自助具導入前に身体機能面，精神・心理面の評価が必要である．

　身体機能面の評価は，自助具を導入する動作に必要な関節可動域，筋力，感覚，随意性，協調性，巧緻性，耐久性，認知機能などが対象となる．また，関節の変形，動作時・非動作時の疼痛，疾患の活動性などの情報も把握しておく．なお，自助具の導入のみを目的に作業療法が処方されることはほとんどないため，上記の身体機能をふまえた作業療法プログラムを進めながら，自助具の導入を検討することが多い．

　精神・心理面については，自助具の使用や自助具導入で自立を目指すことへのモチベーション，自助具への依存性，障害や病気の受け入れなどを評価する．

　加えて，自助具を考案・選定する前には，自助具を導入する生活行為や動作に限らず，生活行為，動作全般の自立度，住環境，介護力，ほかに使用している福祉用具も把握しておく．生活行為や動作の自立度を評価することは，自助具導入のために限らず必要であるが，現在自助具の導入を計画している生活行為や動作が，本当に優先度や必要性の高いものなのかを再検討するためにも重要である．住環境としては，食事をする場所，着替えをする場所，トイレが和式か洋式かなどの情報が，自助具の形

**気をつけよう！**
現在の身体機能に適した自助具を導入するべきであるため，将来を見越した導入の検討は避けたほうがよい．身体機能回復の程度や回復した部位などによっては，あらかじめ導入していた自助具が不要となる場合もある．現段階のニーズ，身体機能で必要な自助具の導入が適切である．

**ここがポイント！**
対象者の生活を具体的にイメージするために，家族や介護者，他の医療スタッフなど，対象者とかかわるさまざまな人からの情報も参考にする．

**LECTURE 11**

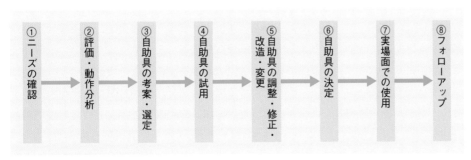

**図1　自助具の導入の流れ**
④⑤は試行錯誤を繰り返すことが多い．

① ニーズの確認
② 評価・動作分析
③ 自助具の考案・選定
④ 自助具の試用
⑤ 自助具の調整・修正・改造・変更
⑥ 自助具の決定
⑦ 実場面での使用
⑧ フォローアップ

**表2 歯磨き動作の分析（例）**

| 姿勢・肢位 | 動作の流れ | 必要な身体機能 | 使用する道具・機器 | 場所 |
|---|---|---|---|---|
| 臥位 | 歯ブラシを持つ | 関節可動域 | 入歯 | 洗面所 |
| 座位 | 歯磨き粉を塗る | 筋力 | 歯ブラシ | 居間 |
| 立位 | 歯ブラシを口に入れる | 感覚 | 電動歯ブラシ | 寝室 |
| 歩きながら | 歯ブラシを歯に当てて動かす | 随意性 | 歯間ブラシ | 自室 |
| | すべての歯を歯ブラシで磨く | 協調性 | 糸ようじ | 浴室 |
| | 口内の唾液・歯磨き粉を吐き出す | 巧緻性 | つまようじ | ベランダ |
| | コップを持つ | 耐久性 | 歯磨き粉 | など |
| | コップに水を入れる | 認知機能 | 洗口液 | |
| | コップを口に運ぶ | | コップ | |
| | 水を口に入れ，口内をすすぐ | | | |
| | 口周りをタオルで拭く | | | |
| | コップと歯ブラシを洗う | | | |
| | コップと歯ブラシを元に戻す | | | |

**試してみよう**
さまざま生活行為について動作分析してみよう．

**ここがポイント！**
動作分析を十分に行うことは，レベルの高い要求ではあるが，作業療法士という作業の専門家として，作業中の動作をよく観察する習慣をつける．

**LECTURE 11**

**試してみよう**
展示会場や展示会に行き，自助具の実物を確認しよう．

状，大きさ，種類の決定時に影響を及ぼす．介助力は，自助具の使用において介助が必要な際に，把握しておくべき情報である．

　ここまでの評価内容に加え，より重要な項目が動作分析である．自助具は，生活行為の中で使用されるものであるが，より厳密には，生活行為を構成する「動作」の中で用いられる．したがって，動作の分析が十分でなければ，自助具を考案・選定することはできない．動作分析において評価する項目は，姿勢・肢位，動作の流れ，各動作において必要な身体機能（関節可動域，筋力など），使用する道具・機器，場所である．これらの評価をとおして，自助具の導入で解決できるのか，どの動作で自助具が必要なのかを検討する．スムーズな検討には，どの動作がどうなったら解決できるのか，どの動作に問題があるのかに気付かなくてはならない．それらに気付くためには，健常者の動作とその疾患および障害を有する対象者の動作をよく理解している必要がある．

　動作分析の一例を**表2**に示した．歯磨き動作においては，姿勢・肢位，場所の影響は少ないが，歯ブラシの操作，歯磨き粉の操作，コップの操作など，動作の種類が多く，かつ対象者によって使用する道具が異なるため，注意して観察・分析する．自助具は，一つの動作の中で複数使用することもできるが，いくつか替えながら動作を行うことは不便であるため，複数の使用を検討する場合は，対象者との相談が必要である．

### 3）自助具の考案・選定

　評価・動作分析の結果を踏まえて，改めて自助具の必要性について検討し，必要と判断された場合，自助具の考案・選定を行う．

　最初に，対象者のニーズ，評価・動作分析の結果を考慮して，自助具を導入する動作，場面を明確にする．その後，自助具に必要な機能を検討し，これらの条件を満たす自助具が市販されているのか，作製しなければならないのかを確認する．市販品については，書籍，パンフレット，インターネット，展示会場の見学，上司やほかの対象者からの助言など，さまざまな方法で情報収集することができる．また，市販品では機能が足りない場合，市販品の修正や改造で機能を満たせないかを調べる．自助具作製時ほどではないが，修正，改造を進める際にも試行錯誤が必要な場合がある．さらに，自助具の作製が難しい場合，業者などに相談してみることも一つの方法である（自助具の作製については，Step up を参照）．

　そのように決定した自助具については，決定後，対象者に説明し，了承を得る必要がある．市販品でも，作製したものでも，自助具は，法律による明確な定義がなされ

ておらず，支給や貸与は保険適応外である．そのため，認知機能に問題がなければ，複数の自助具を提示して対象者と作業療法士で一緒に選定してもよい．なお，説明すべき内容としては，費用のほかに，目的，使用方法，管理方法，使用によって生じるデメリットがあげられる．

目的は，ニーズの確認時において共有しているが，「動作を補うため」「身体機能を代償するため」のみではなく，「関節保護やエネルギー節約のため」なども考えられる．

使用方法については，どのように使うのかという点を中心に説明するが，使用するタイミング，使用する場所などの説明が必要な場合もある．

管理方法としては，保管場所，手入れの必要性や方法を説明する．後述する作業療法士が作製する自助具については，熱可塑性プラスチックを使用することがあるため，夏場の車のダッシュボードの上やストーブなどの暖房器具の近くでの保管は避ける．食事動作や整容動作で使用する自助具は，洗う，消毒するなどの衛生管理が必要になる．

説明時には，使用によって生じるデメリットについてもきちんと伝えておく．デメリットとして考えられることは，さまざまな場所で使用したい場合，常に持ち歩く必要があること，ものによっては，複雑なメンテナンスや手入れの作業が必要になることなどである．

### 4) 自助具の試用

最終的に実生活での使用を目指しているため，作業療法場面での試用から開始し，看護師や介護福祉士の協力を得ながら，病棟や居室での試用を進めていく．対象者に意見や感想を聞きながら，試用によって，大きさは適しているか，使用方法や管理方法は理解できているか，試用中の姿勢・肢位や表情，試用時に要した時間，危険動作の有無などの評価が必要である．

試用中の姿勢・肢位や表情，試用時に要した動作の時間によって，負担になっていないか，現在の身体機能に適しているのかを検討する．また，姿勢・肢位の崩れなどを観察し，長期使用，長時間使用による体幹や骨格，筋緊張への影響を検討し，適性を判断する．さらに，危険動作の有無を確認して，安全に使用できているかを観察する．

### 5) 自助具の調整・改造・変更

試用の結果，問題が発見された場合，対象者の特性や使い方に合わせて，作製した自助具の大きさや形状，使用時の負荷量を調整したり，市販品を改造したり，市販品から作業療法士の手作りに変更したりする．市販品の改造が必要になる場合，わずかであれば作業療法士によって実施可能かもしれないが，改造する部分や量によっては困難な場合もある．その際は，作業療法士が中心となって，メーカーなどに相談，提案できるとよい．

自助具の試用と調整・改造・変更は，試用の後に調整・改造・変更を実施するというよりも，試用と調整・改造・変更を繰り返し，最善のものを目指していくという過程である．

### 6) 自助具の決定

試用と調整・改造・変更の繰り返しの結果，対象者が満足でき，作業療法士も最善と考える自助具にたどりつけることが望ましい．しかし，現実には，対象者の経済，環境，介助力の実情をふまえて導入する自助具を決定しなければならない．

### 7) 実場面での使用

自助具は，使用する場所，合わせて使用する道具をふまえて検討されている．した

📖 **調べてみよう**
自助具を使用することによって生じるデメリットを具体的に考えてみよう．

💡 **ここがポイント！**
自助具の使用時に介助が必要な場合には，介助者にも試用してもらう．

LECTURE
**11**

✋ **試してみよう**
自助具を実際に使ってみよう．

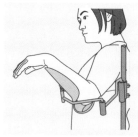

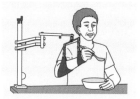

**調べてみよう**

自助具は数多く存在し，同じ機能のものでも市販品と作業療法士が作製したものがあり，多くのメーカーが多種販売しているため，この講義で紹介する限りではないが，ここで紹介したものを参考に，このほかにどのような自助具があるか，インターネット，カタログなどで調べてみよう．

**MEMO**

頸髄損傷や筋萎縮性側索硬化症（ALS）などにより，肩関節周囲の筋力低下が生じている場合，万能カフなどでスプーンやフォークを保持しても，独力で食べることが難しい．そのようなときには，BFO（balanced forearm orthosis）（上図）やポータブルスプリングバランサー（portable spring balancer：PSB）（下図）を用い，上肢の運動をサポートする必要がある．

がって，自助具導入における最終評価は実場面で実施すべきである．自宅退院，次の施設への移行を控えている場合は，外泊時や訪問時に使用できることが望ましい．自宅や次の施設での使用評価が難しい場合は，せめて自助具を導入する生活行為や動作を，繰り返し自助具を使用して実施すべきである．同時期に住宅改修や他の福祉用具の導入を検討している場合は，それらの調整に合わせて使用を進めていく．

また，実場面での使用評価を行うためには，ある程度，自助具を使いこなせなければならない．そのため，実場面での練習を繰り返す必要がある．自助具を使いこなすために新たな動作の獲得が必要となる場合は，試用の段階から動作の練習を繰り返す．自宅退院，次の施設への移行日が早期に決定している場合は，計画的に練習を進める．練習期間中に自宅退院や次の施設への移行が決まった際には，自助具についての申し送りを丁寧に行う．

### 8）フォローアップ

実生活で使い続けていく中で，再調整・修理・変更が必要になる場合がある．そのようなとき，自助具の導入を提案した作業療法士が直接かかわれることが望ましい．作業療法継続中もしくは，通院継続中であれば，タイミングよくフォローアップできるだろう．

一方，治療が終了している場合，自宅退院後や施設への移行後にフォローアップすることは難しい．地域での生活をサポートしている訪問リハビリテーションの作業療法士などがフォローアップすることが望ましいが，自助具の導入を提案した作業療法士が，電話にて対象者本人や家族に聞き取りを行ったり，移行した施設に連絡をとったり，実践できる範囲でフォローアップできることが重要である．得られた情報から自分の仕事を振り返ることは，自身の成長の糧となる．

## 3. 自助具の実際

多くの自助具は，適応となる疾病や障害，使用する年齢層，使用する生活行為や動作に基づいて分類される．ここでは，使用する生活行為に基づいて紹介し，その自助具の特徴，使い方，適応となる疾患，障害について**表3〜8**にまとめた．

このほかに，近年，多くの便利な家電や道具が市販されているため，それらをうまく利用することで，対象者の生活を改善できるかもしれない．包丁がうまく使用できない場合にフードプロセッサーを利用したり，野菜が硬くて切れないときに電子レンジで温めてから切るようにしたり，掃除機をかけるのが困難な場合にロボット掃除機を利用したりするなど，さまざまな工夫が考えられる．

福祉用具や自助具の使用に固執せず，作業療法士として，幅広い視点で物理的な環境調整を検討できるようにしたい．

### ■参考文献

1）土屋弘吉ほか編：日常生活活動（動作）―評価と訓練の実際，第3版．医歯薬出版；1992.
2）日本作業療法士協会監，木之瀬隆編：福祉用具の使い方・住環境整備，改訂第3版．作業療法学全書．作業療法技術学2．協同医書出版社；2009.
3）山中武彦編：福祉用具学．作業療法学．ゴールド・マスター・テキスト．メジカルビュー社；2015.
4）作業療法ジャーナル編集委員会ほか編：最新版テクニカルエイド―福祉用具の選び方・使い方．三輪書店；2003.

**表3 食事動作に使用される自助具**

| 自助具 | 特徴 | 使い方 | 適応となる障害 |
|---|---|---|---|
| | 楽につまむことができる箸. バネ箸, バネ付き箸などとよばれる. | 使用前, 箸先は開いている. 母指, 示指 (または, 母指, 示指, 中指) で両側からはさむように操作して, ものをつまむ. | 手指動作筋の筋力低下がある場合に使用する. (脳血管障害や関節リウマチなど) |
| | 握力がなくても保持が可能になる道具. 万能カフ, ユニバーサルカフとよばれる. | スプーン, フォークに限らず, 歯ブラシなどの柄を差し込み, 本体を手部にベルクロテープで巻き付けることにより, 把持しなくても操作できる. | 手指動作筋の筋力低下や巧緻性の低下がある場合に使用する. (頸髄損傷や筋萎縮性側索硬化症など) |
| | 楽にスプーン, フォーク, 歯ブラシなどを把持することができる道具. | 柄が太い, もしくは柄をフォームラバーなどに差し込むことで柄を太くする. | 手指動作筋の筋力低下がある場合に使用する. (脳血管障害や頸髄損傷, 関節リウマチなど) |
| | 使用者にあわせて手で曲げられるスプーン, フォーク. | 使用者の特徴に合わせて, スプーン, フォークの先を上下左右, 好みの方向に微調整できる. | 上肢に関節可動域制限がある場合に使用する. (関節リウマチなど) |
| | 持ち手に手を通すことで楽にペットボトルを保持できる道具. | ペットボトルに装着した後, 持ち手に手を通し, 持ち上げることができる. | 手指動作筋の筋力低下がある場合に使用する. (関節リウマチなど) |
| | 持ち手に手を通すことで楽に保持できるコップ, 椀. | 持ち手に手を通し, 片手もしくは両手で持ち上げることができる. | 手指動作筋の筋力低下がある場合に使用する. (関節リウマチなど) |
| | 縁が高く壁となっており, すくい上げやすい皿. 底が広く平らであることに加え, 底には滑り止めがついている. | スプーンですくったものを, 皿の縁の壁に当てながら, すくい上げるとすくいやすい. | 手指動作筋の筋力低下がある場合に使用する. (脳血管障害や頸髄損傷など) |

LECTURE
**11**

表4 整容動作に使用される自助具

| 自助具 | 特徴 | 使い方 | 適応となる障害 |
|---|---|---|---|
| | 台に固定されているため，レバーを押すだけで爪を切ることができる爪切り．爪切りの刃が上を向いているため，切りやすい． | 手指の爪を爪切りの刃のあいだに差し入れ，反対側の手や前腕，肘などでレバーを押して切る． | 手指の運動障害がある場合に使用する．<br>（頸髄損傷や関節リウマチなど） |
| | 片手で爪を切ることができる爪切り． | 手指の爪を爪切りの刃のあいだに差し入れ，そのまま手で台を押し下げると，爪を切ることができる． | 手指の運動障害がある，両手動作が困難である場合に使用する．<br>（脳血管障害や上肢切断など） |

表5 更衣動作に使用される自助具

| 自助具 | 特徴 | 使い方 | 適応となる障害 |
|---|---|---|---|
| | 手が届かないところにあるものを引き寄せたり，取ったりすることができる道具．リーチャーとよばれる． | ハンドル部分のレバーを押すことで，先端のハサミ部分が閉じ，ものを把持することができる．ハサミ部分のフックにものを引っかけて引き寄せることができる． | リーチ範囲に制限がある場合に使用する．<br>（関節リウマチや脳性麻痺など） |
| | 手が届かないところにあるものを引き寄せることができる道具．また，衣服着脱動作を補助する．リーチャーとよばれる． | 先端のフックにものを引っかけて引き寄せたり，引っ張ったりすることができる． | リーチ範囲に制限がある場合に使用する．<br>（関節リウマチなど） |
| | ボタンかけを補助する道具．ボタンエイドとよばれる． | ボタン穴に先端の針金部分を通した後，ボタンにひっかける．ひっかかったボタンを，そのままボタンエイドごとひっぱり，穴から引き出す． | 手指の運動障害や巧緻性の低下がある場合に使用する．<br>（関節リウマチや脳性麻痺など） |

LECTURE
11

**表 5 更衣動作に使用される自助具（続き）**

| 自助具 | 特徴 | 使い方 | 適応となる障害 |
|---|---|---|---|
| | 靴下を履くのを補助する道具. ソックスエイドとよばれる. | ソックスエイドの先, 板の部分に靴下を通し, そのすき間に足を差し込んだ後, 紐を引っ張る. ソックスエイドを自分のほうに引き寄せ, 靴下を足に通す. | 股関節や膝関節に関節可動域制限がある, 体幹前屈ができない場合に使用する. （関節リウマチや脳性麻痺など） |
| | 両サイドが全開ファスナーとなっており, 座位, 臥位のまま着脱が可能なズボン. | ファスナーを全開にした状態で, 椅子やベッドにズボンを広げて置き, その上に身体をのせる. 位置を合わせて, ファスナーを閉める. | 下肢に運動障害や関節可動域制限がある場合に使用する. （脳血管障害など） |

**表 6 入浴動作に使用される自助具**

| 自助具 | 特徴 | 使い方 | 適応となる障害 |
|---|---|---|---|
| | 背中洗いを容易にするボディブラシ. | スポンジ部分を背中に回すようにして柄を把持し, 背中を洗う. | 一側上肢の運動障害や関節可動域制限がある場合に使用する. （脳血管障害や関節リウマチなど） |
| | 把持する必要がなく, 片手で手などを洗えるブラシ. | 吸盤で浴室のタイルなどにブラシを固定して使用する. ブラシに手やものを押し当てて洗う. | 一側上肢の運動障害がある, 両手動作が困難な場合に使用する. （脳血管障害や上肢切断など） |
| | 浴槽の出入りを容易にする板. バスボードとよばれる. | 浴槽の上に渡して掛け, 座れるようにする. 座位にて浴槽の縁をまたいで出入りできる. | 歩行が困難である, 立位バランスが不安定である場合に使用する. （脳血管障害など） |

LECTURE
**11**

### 表7 調理動作に使用される自助具

| 自助具 | 特徴 | 使い方 | 適応となる障害 |
|---|---|---|---|
| | 食材を楽に切ることができる包丁．L字型包丁とよばれる． | ハンドルの角度を変更でき，腕の重みを利用しながら，少ない力で切ることができる． | 上肢に関節可動域制限がある，上肢に筋力低下がある場合に使用する．<br>（関節リウマチや脳性麻痺など） |
| | 食材を切る，皮を剝くなどが片手でできるまな板． | まな板にエッジと釘がついている．エッジに合わせて，パンを置くことで，ジャムやバターを片手で塗ることができる．釘に食材を刺すことで固定でき，片手で包丁を使って食材を切ったり，ピーラーを使って皮を剝いたりすることができる． | 一側上肢の運動障害がある，両手動作が困難である場合に使用する．<br>（脳血管障害や関節リウマチなど） |
| | 楽に蓋を開けることができる道具． | ペットボトル，からし・わさびなどのチューブの蓋を穴にはめ込んだ状態で，蓋を回す．プルトップ缶の栓にひっかけて，てことして使用する． | 手指動作筋の筋力低下がある場合に使用する．<br>（脳血管障害や関節リウマチなど） |

### 表8 その他の動作に使用される自助具

| 自助具 | 特徴 | 使い方 | 適応となる障害 |
|---|---|---|---|
| | 楽に切ることができるはさみ． | ループ状のハンドルを握ることで，刃が閉じて切ることができる． | 手指の運動障害がある，手指動作筋の筋力低下がある場合に使用する．<br>（脳血管障害など） |
| | 楽に目薬をさすことができる道具． | 目薬を点眼瓶に取り付けて固定したら，カップを目の周りにフィットさせ，レバーを握ると滴下できる． | 手指の運動障害がある，手指動作筋の筋力低下がある場合に使用する．<br>（関節リウマチなど） |

LECTURE
11

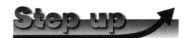

## 自助具の作製

　作業療法士は，スプリントを作製したり，練習用の道具を作製したり，作業療法でもの作りをしたり，製作活動を行うことは多い．そのため，対象者のニーズを適える自助具を考案，作製できる場合，自ら行うことも一つの手段である．ここでは，その際の注意点と実例を述べる．

### 1）自助具作製時の注意点

　自助具を自ら作製する場合であっても，自助具導入の流れは講義のとおりである．しかし，一から作製する場合，注意すべき点は多い．それらを以下にあげる．

**（1）安全性**

　使用者の誤った使い方により生じる事故も考えられるが，作製する側としては，破損により生じるケガや誤操作を誘導しやすい構造，衛生管理のしづらいものを作製することは避けるべきである．製造物に対する責任を定めた「製造物責任法（PL法）」により，自助具を作製した作業療法士が賠償責任の対象になるかどうかは，さまざまな意見があるが，該当しないとしても自らが作製した自助具について責任を負うべきである．そのため，事故を起こしやすい作りの自助具を作製しないこと，使い方や管理方法については，わかりやすくすることを心がけ，理解が得られるまで説明を行う努力をしなくてはならない．

**（2）大きさ**

　身体機能の評価・動作分析を通して，対象者にとって適切な長さ，太さ，重さの自助具を検討する．

**（3）強度**

　強度が不足している場合，事故の原因になる．また，繰り返し修理が必要となり，対象者の負担となる．丈夫なものを作製することを検討する．

**（4）感触**

　使用中に生じる違和感を避けるために，把持したときの温度や肌触りなどの感触に配慮したものを作製する．

**（5）構成**

　構成が複雑なものになると，作製するとき，修理するときに時間を要する．そのため，構成をシンプルにすることは，作製する側の負担を減らすことになるが，完成品を待つ対象者の負担を減らすことにもつながる．また，構成がシンプルであれば，作製者以外の医療スタッフや対象者の家族でも修理できるかもしれない．

**（6）操作性**

　操作が容易なものを作製するべきである．操作が難しい場合，事故につながりやすい．自助具を使用する者は，子供から高齢者まで幅広い．対象者以外に，その介助者も使用することがある．長く，安全に使用してもらうためには，正しい使い方を続けてもらうことが必要である．使い方や管理方法を，使用者に説明しやすい，使用者がわかりやすい，操作が容易なものを作製する．

**（7）外観**

　自助具は，使用者が生活の中で使用するものであるため，使用者の好みの外観であることが望ましい．色彩や形状などに配慮する．

**（8）コスト**

　自助具は，法律による明確な定義がされておらず，支給や貸与は保険適応外である．そのため，費用は対象者の負担となるが，自助具作製費を直接請求しているところは少なく，リハビリテーション実施時間のなかで，自助具の作製・修正，使用評価，使用方法や管理方法の説明などを一括して行い，診療報酬や介護報酬の単位として算定しているところが多いと思われる．リハビリテーション実施時間のなかで作製・修正できない場合は，業務時間外で作製することもあるため，対象者にとっても，作業療法士にとっても，低コストで作製できるように検討する．

　上記の内容をふまえてデザインし，材料，作製方法を考慮する．そのためには，発想力，創造力が必要となるが，1人の力でアイデアを出すことは難しい．特許など，知的財産の侵害には注意すべきであるが，書籍，パンフレット，インターネット，展示会場の市販品，上司や他の対象者からの助言を参考に検討することを勧める．アイ

LECTURE
**11**

デアがまとまったら，試作と試用を繰り返し，対象者のニーズを満たすものを目指していく.

## 2) 作業療法士が作製した自助具の実例

作業療法士は，扱い慣れている熱可塑性プラスチックなどのスプリント材や，作業活動で使用する工具を利用して作製することが多いが，最近は 3D プリンターを利用して自助具を作製することもできる（図1～4）.

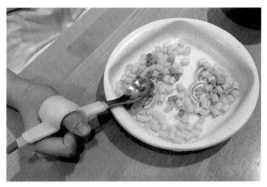

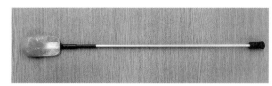

図2　マウススティック
頸髄損傷の対象者が，口にくわえて PC 操作を行うための棒である．ピンク色の部分は，口にくわえるため，歯科と協力して歯科材料にて作製した．反対側の端には，タッチパネル対応の電導スポンジを取り付けた.
（写真提供：北出知也 OTR）

図1　把持の補助付きスプーン
スプーンの操作を安定して行えるように，母指を通せる部分をスプリント材で作製して柄に取り付けた.
（写真提供：北出知也 OTR）

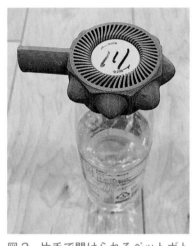

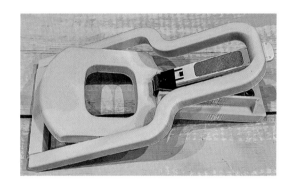

図4　片手でも使用できる爪切り
3D プリンターにて作製．https://isotope.thebase.in/ より購入可能.
（写真提供：川口晋平 OTR）

図3　片手で開けられるペットボトルオープナー
3D プリンターにて作製.
https://isotope.thebase.in/より購入可能.
（写真提供：川口晋平 OTR）

### ■参考文献

1）別府重度障害者センター支援マニュアル作成委員会編：終了後の自助具の作製．在宅生活ハンドブック No.3．国立障害者リハビリテーションセンター自立支援局；2021.
http://www.rehab.go.jp/beppu/book/pdf/livinghome_no3.pdf.

# 下肢装具

## 到達目標

- 下肢装具の構造，部品とその役割について理解する．
- 短下肢装具の種類と役割について理解する．
- 長下肢装具の種類と役割について理解する．
- 靴型装具の構造と補正について理解する．
- 各種疾患とその障害に用いられる装具について理解する．

## この講義を理解するために

この講義では，下肢装具について学習します．下肢に装着する装具は，多くが立位・歩行を容易にするために用いられます．そのため，膝関節や足関節などの関節の動きをコントロールする役割が，継手には備わっています．また，プラスチックを材料とした下肢装具も多くあります．

各疾患から生じた障害に対して，目的に応じた下肢装具が製作されます．脳卒中片麻痺に対して，リハビリテーション開始当初から下肢装具を用いて積極的に歩行させる治療用装具としての役割が，近年は当たり前になってきました．

以下の項目について，準備をしておきましょう．

- □ 装具の目的および3点固定の原理について学習しておく．
- □ 装具の基本的な構造や名称について学習しておく．
- □ 下肢帯と下肢の構造と機能，運動学について学習しておく．
- □ 対象となる疾患の特徴や障害像を理解しておく．

## 講義を終えて確認すること

- □ 下肢装具の構造，部品とその役割について，説明することができる．
- □ 短下肢装具の種類と役割について，説明することができる．
- □ 長下肢装具の種類と役割について，説明することができる．
- □ 靴型装具の構造と補正について，説明することができる．
- □ 脳卒中片麻痺の障害に対して用いられる下肢装具について，説明することができる．
- □ 筋骨格系障害に対して用いられる下肢装具について，説明することができる．
- □ 末梢循環障害に対して用いられる下肢装具について，説明することができる．

## 1. 下肢装具

下肢装具は，骨盤から足部までの下肢帯や下肢を一部または全部覆う装具をいう（**図1**）．主に金属の部品を組み合わせて作られた金属装具，主にプラスチックで作られたプラスチック装具，布など軟らかい材料で作られた軟性装具がある．

### 1）部品

#### （1）支柱と半月・カフベルト

支柱は，半月と共に下肢装具のメインフレームをなす．支柱は下肢の両側に位置し，半月は両側の支柱をつなぐことで，下肢装具の形状を維持している．支柱や半月には体重を支えるための強い強度が必要である．カフベルトは下肢と装具を一体化させる役割がある．

**MEMO**
カフベルトには，着脱の容易さから面ファスナー（マジックテープまたはベルクロテープ）を用いることが普通になった．

#### （2）継手とロック

継手は関節の位置で上下の支柱をつなげ，関節の動きに合わせて屈曲と伸展（または背屈と底屈）の動きをする．多くの継手は，屈曲と伸展の一軸の動きしかしない．関節の動きを固定するために，継手には通常，ロックが付いている．

#### a．股継手

股関節の外側に位置し，上は骨盤帯（体幹装具），下は大腿支柱となっている．運動軸が屈伸の一軸では，内外転と回旋はできない（抑制されている）．また，屈伸の動きに外転も可能な二軸の股継手もある（**図2**）．

#### b．膝継手

膝関節の両側に位置し，上下の支柱をつなげている．通常，内側と外側が一対となっている．また，膝関節同様，伸展方向には動かない構造となっている．ロックのない膝継手もある（**図3**）．

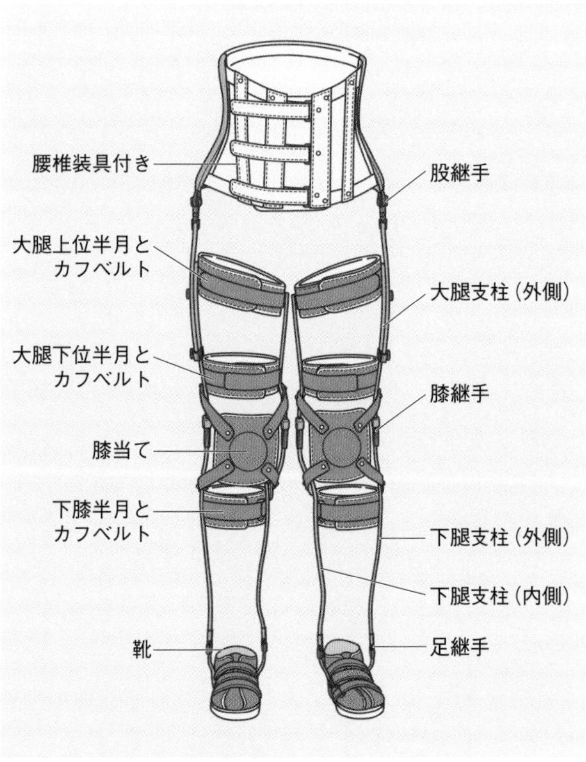

**MEMO**
内外転と内外旋ができないということは，逆に，内外転と内外旋の動きを抑制しているともいえる．不随意的な動きや屈伸以外の動きをさせたくない場合にも，一軸の股継手は処方される．

**LECTURE 12**

図1　下肢装具の各部品の名称

腰椎装具付き
大腿上位半月とカフベルト
大腿下位半月とカフベルト
膝当て
下膝半月とカフベルト
靴

股継手
大腿支柱（外側）
膝継手
下腿支柱（外側）
下腿支柱（内側）
足継手

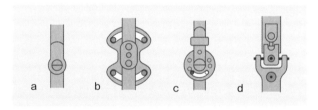

**図2　股継手各種**
a．遊動式継手，b．Lerman 継手，c．ダイヤルロック継手，d．外転蝶番付き継手．なお，a～c は膝継手としても用いられる．

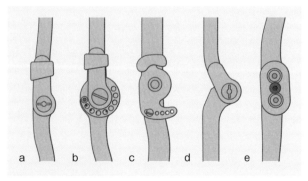

**図3　主な膝継手**
a．輪止め付き伸展制限付き，b．ダイヤルロック付き，c．ファンロック付き，d．オフセット式，e．多軸式．

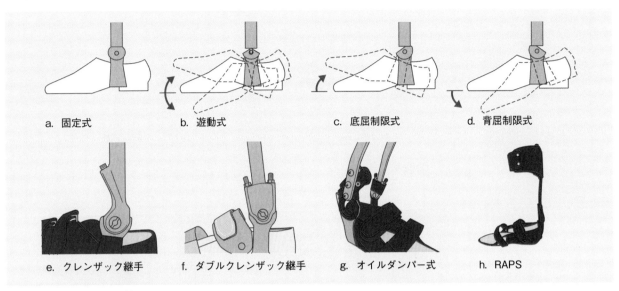

a. 固定式　　　b. 遊動式　　　c. 底屈制限式　　　d. 背屈制限式

e. クレンザック継手　　f. ダブルクレンザック継手　　g. オイルダンパー式　　h. RAPS

**図4　足継手の構造と種類**

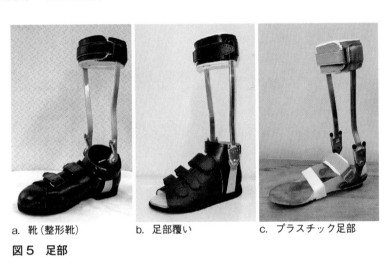

a. 靴（整形靴）　　b. 足部覆い　　c. プラスチック足部

**図5　足部**

#### c. 足継手

　足関節の両側に位置し，上は下腿支柱，下はあぶみをつないでいる．膝継手同様，通常は内外側が一対となっている．運動軸は多くが背屈と底屈の一軸である．プラスチック装具ではたわみ式継手とよばれるものもある．足継手には通常ロック機構がない（**図4**）．

#### （3）足部とストラップ

　金属支柱を用いた下肢装具では，通常，靴型装具（整形靴），足部覆い（さきたま〈足趾のカバー〉のない靴），プラスチック足部を用いる（**図5**）．

　ストラップは，足関節の内反または外反を矯正するために，足部に取り付けられる付属品である（**図6**）．

#### （4）膝当て

　膝折れが強く，カフベルトのみでは抑えられない場合，膝蓋骨の上から屈曲を抑える膝当てや膝蓋腱のところに当てる膝ストラップを用いる．

　内反膝や外反膝の変形がある場合には，膝の外側または内側に膝当てを取り付けて，矯正したり，痛みを軽減したりする．

#### （5）骨盤帯

　体幹装具の一部品ではあるが，股関節をコントロールするために，下肢装具に取り付けられる．一重骨盤帯でコントロールが難しい場合は二重骨盤帯を用いる（**図7**）．

---

### MEMO
足継手を構成する下部のパーツがあぶみである．あぶみは靴に固定され，両端は左右の金属支柱とともに足継手を構成する．あぶみ（鐙）は元来は馬具の一種で，馬に乗り降りする際に足を掛けたり，騎乗しているときに足を乗せたりする道具である．輪っか状になっていて，その中に足を入れて使用する．

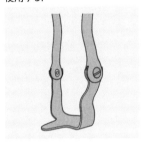

### MEMO
**クレンザック継手（Klenzak ankle joint）**
圧縮されたばねの反発力により，背屈を補助する足継手．底屈することでばねが圧縮され，底屈方向へは抵抗力としても働く．

### MEMO
**ダブルクレンザック継手**
ばねの代わりにロッドを入れて使うことが多く，治療用装具でよく用いられる．ロッドを浅く入れたり深く入れたりして，背屈または底屈の角度を任意に設定することができる．臨床の場面では，足関節固定，底屈制限，遊動と，足関節機能の回復状態に合わせて，その場で歩容を確認しながら，可動域を設定する使い方ができる．

LECTURE
**12**

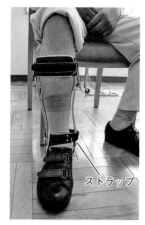

図6 ストラップ

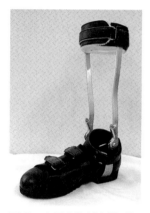

図8 金属支柱付き靴型短
下肢装具

**気をつけよう！**

プラスチック AFO は希望される
ことが多いが，重度の痙縮に
は対応できない．その場合には
躊躇なく金属支柱付き AFO を
用いてほしい．

靴べら式短下肢装具 (shoe
horn type AFO または shoe
horn brace：SHB)

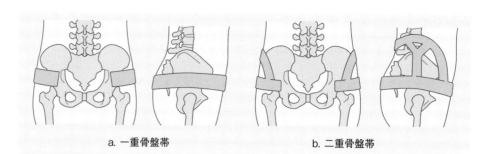

a. 一重骨盤帯　　　　　　　　b. 二重骨盤帯

図7 骨盤帯
（JIST1010 をもとに作成）

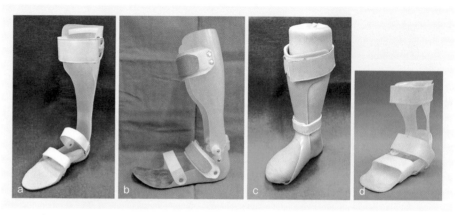

図9 プラスチック短下肢装具
a. 靴べら式，b. 足継手付き，c. 湯之児型，d. 支柱の短いタイプ.

### 2) 短下肢装具

**(1) 構造**

　下腿と足部とそのあいだにある足関節を覆っている．したがって，ISO による名称
は，"ankle foot orthosis (AFO)" となる．ISO（国際標準化機構）以前から "short leg
brace (SLB)" ともいわれてきた．

**(2) 目的と障害**

　構造からの目的は足関節のコントロールである．対象は足関節障害で，代表的なも
のに下垂足，尖足，内反，内反尖足，外反，踵足などがある．

**(3) 主な短下肢装具の種類**

**a. 金属支柱付き短下肢装具**（図8）

　一般的に金属性の両側支柱と後方カフ，足継手，足部から構成される．目的に応じ
て，足継手や足部が種々選択される．固定性や矯正力が強く，高い筋緊張による変形
や過体重が適応となる．内反や外反の矯正にはストラップが取り付けられる．

**b. プラスチック短下肢装具**（図9）

　支柱や足部など主構造がプラスチックで作られた装具である．すべて1枚のプラス
チックで成形されたものや，下腿部分と足部を分離し足継手を取り付けたものがある．

**①靴べら式短下肢装具**

　後方支柱タイプのプラスチック短下肢装具である（**図9a**）．1枚のプラスチック板
を加熱軟化させて，使用者の下肢から型取りした陽性モデルに被せて成形される．強
度の調整はプラスチック板の厚さを変えたりコルゲーションを付けたりして行う．ま
た，足関節の動き（可撓性）は，アキレス腱部分に該当する後方支柱の幅を調整して
行う（トリミング）．これらの調整により，ある程度の筋緊張による変形から軽度の
麻痺まで，幅広く対応できる．可撓性のない足関節固定の場合は，スムーズな立脚相
での体重移動ができるよう，靴底を舟型にするなどの工夫が必要である．

②足継手付きプラスチック短下肢装具

下腿部分と足部を分離し足継手を取り付けた構造である（**図9b**）．足継手は両果部のそれぞれ外側に，底背屈の運動軸に近似した位置に取り付けられるため，足関節の底背屈運動を阻害しないという利点がある．継手には金属製やプラスチック製などさまざまな種類がある．

③湯之児型短下肢装具

前方支柱タイプのプラスチック短下肢装具である（**図9c**）．熊本県にある湯之児病院で作られたためこの名称がある．前方支柱であるため着脱が容易である．また，足底部が大きく露出しているため，足底からのフィードバックがよい．

④支柱の短いプラスチック短下肢装具

日本では大阪医科大学で考案され市販されている「オルトップAFO®」（**図9d**）がよく使用されている．軽度の痙性麻痺や下垂足が適応となる．

**c. 軟性短下肢装具**（**図10**）

布や厚手のビニール，ネオプレンゴムなどでできており，足関節を包み込むように装着する．軽度の痙性麻痺（主に内反足）に用いられる．

**3）長下肢装具**

**（1）構造**

大腿・下腿と足部とそのあいだにある膝関節と足関節を覆っている．したがってISOによる名称は，"knee ankle foot orthosis（KAFO）"となる．ISO以前から"long leg brace（LLB）"ともいわれてきた．

**（2）目的と障害**

構造から目的は膝関節と足関節のコントロールである．対象は膝関節と足関節の障害をあわせ持つ場合である．したがって，短下肢装具が対象とする障害に，反張膝，膝折れ，内反膝，外反膝などがあわさっている場合が適応である．体重を支えるために使用されることが多いため，丈夫な構造が求められる．

**（3）主な長下肢装具の種類**

**a. 金属支柱付き長下肢装具**（**図11**）

金属性の両側支柱と後方カフ，膝継手，足継手，足部から構成される．目的に応じて，膝継手や足継手，足部が種々選択される．

**b. プラスチック長下肢装具**（**図12**）

大腿部，下腿部，足部，支柱すべてがプラスチックでできているものや，支柱や継手に金属製の部品を用いたものがある．

**c. 骨盤帯付き長下肢装具**

長下肢装具に骨盤帯と股継手を取り付けた，股関節のコントロールも可能な下肢装具である．

**4）靴型装具**

**（1）目的と障害**

靴型装具（JIS用語では整形靴）は，医師の処方に基づいて作られた靴をいう．対象は主に足関節から足趾に至る障害で，足関節炎や足関節の強直，外反足，扁平足，内反足，開張足，外反母趾，槌趾，骨折などがある．

**（2）基本構造**

靴は通常，革を型紙に合わせて切り取り，木型（ラスト）に貼り合わせて作製される．靴の基本構造を**図13**に示す．靴には，その形を維持したり，足部の保護や機能性を高めたりするために，先しん，月形しん，ふまずしんという3つの芯が入っている．靴型装具にはこれらの芯が重要な役割を担っている．

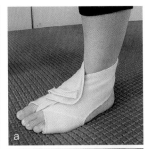
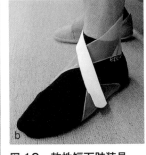

**図10 軟性短下肢装具**
a. プロフッター，b. セパ（CEPA）.

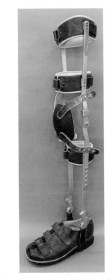

**図11 金属支柱付き長下肢装具**

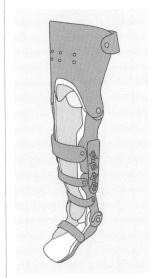

**図12 プラスチック長下肢装具**

LECTURE 12

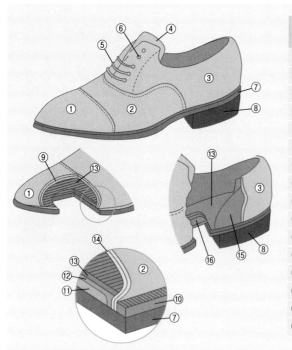

| 福祉関連機器用語〔義肢・装具学部門〕 | 対応英名 |
| --- | --- |
| ① 飾革 | toe cap |
| ② 爪革 | vamp |
| ③ 腰革 | quarter |
| ④ べろ（舌革） | tongue |
| ⑤ 靴ひも | lace |
| ⑥ はとめ | eyelet |
| ⑦ 表底 | outsole |
| ⑧ かかと | heel |
| ⑨ 先しん | toe box |
| ⑩ ウェルト（細革） | welt |
| ⑪ 中物 | filler |
| ⑫ 中底 | insole |
| ⑬ 中敷 | sock |
| ⑭ 裏革 | lining leather |
| ⑮ 月形しん | counter |
| ⑯ ふまずしん | shank |

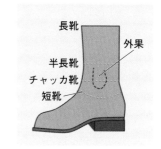

**図 14 靴の高さ**

**図 13 靴の基本構造（グッドイヤー・ウェルト式製法）**

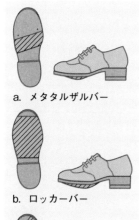

a. メタタルザルバー

b. ロッカーバー

c. ソールウェッジ

**図 15 靴底の補正**

メタタルザルバー（metatarsal bar）

ロッカーバー（rocker bar）

ソールウェッジ（sole wedge）

サッチヒール（SACH heel）

ウェッジヒール（wedge heel）

フレアヒール（flare heel）

カットオフヒール（cutoff heel）

中足骨パッド（metatarsal pad）

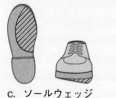

　靴はその外観から，腰革の高さに応じて，短靴，チャッカ靴，半長靴（または編み上げ靴），長靴に分類される（**図 14**）．足関節の保護等を目的とする場合，腰革の高い靴が選択される．

**（3）靴底の補正**

　中足骨頭のやや後方に取り付けるメタタルザルバーや，靴底全体を丸く底上げするロッカーバーは，中足骨頭の免荷や足部の踏み返しを容易にする．ソールウェッジは，内側または外側を高くすることで外側または内側へ体重移動を促し，痛みの軽減などを図る（**図 15**）．

**（4）踵の補正**

　サッチヒールは，踵の後面にクッション性の素材をはさみ込んでおり，踵接地時の衝撃を和らげ，また，踏み返し（ヒールロッカー）を容易にする．ウェッジヒールは踵の内側または外側を高くし，外側または内側へ荷重を移動させる．同側にフレアヒールを取り付けることで支持面積が広がり，安定性が増すとともに体重移動をより確実に行うことができるようになる．踵全体を高くすることで，脚長差を補うことができる．サッチヒールや踵の後方を斜めに切り落としたカットオフヒールは，足底補正のロッカーバーと組み合わせることで，足部の踏み返し（ヒールロッカー，アンクルロッカー，フォアフットロッカーの一連の流れ）を容易にする．つまり，足関節の底背屈制限や運動時痛，中足趾節関節の可動域制限や運動時痛がある場合にこれらの補正を組み合わせることで歩行しやすくなる（**図 16**）．

**（5）内部の補正**

　舟状骨パッドは，足の内側縦アーチの高さを補う．扁平足などに用いられる．中足骨パッドは，足の横アーチの高さを補う．開張足などに用いられる．舟状骨パッドと中足骨パッドを中敷きに取り付け一体化したアーチサポートがある（**図 17**）．

**LECTURE 12**

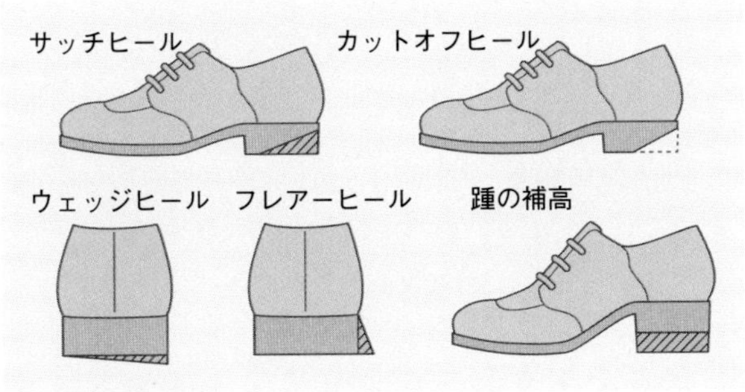

サッチヒール　　　カットオフヒール

ウェッジヒール　フレアーヒール　　踵の補高

**図 16　踵の補正**

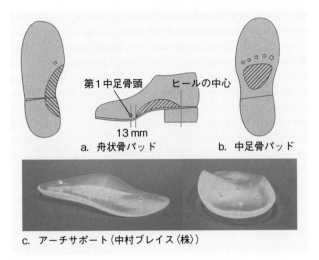

第1中足骨頭　　ヒールの中心

13 mm
a.　舟状骨パッド　　　　　　　　b.　中足骨パッド

c.　アーチサポート（中村ブレイス〈株〉）

**図 17　内部の補正**

## 2.　疾患別装具

### 1）脳卒中片麻痺の装具

**（1）目的**

　脳卒中片麻痺患者へは，肩装具と下肢装具がよく処方される．肩装具は主に肩甲上腕関節亜脱臼への対応である．脳卒中片麻痺患者への下肢装具の目的として大川[1]は，①立脚期の安定を得るため，②爪先が床から離れやすくするため，③正常歩行パターンに近づけるため，④変形の矯正，⑤高次脳機能障害の治療，をあげている．

　脳卒中は，発症後，急性期，回復期，維持期という経過をたどり，片麻痺が生涯，残存する人も多い．装具は，急性期と回復期前期には治療用装具として，回復期後期と維持期には更生用装具として作製される．

**（2）長下肢装具**

　金属支柱付き KAFO が多く使用される．一部にプラスチック KAFO の使用例も報告されている．

　脳卒中発症後早期には，麻痺側下肢で自身の体重を支えられない症例に対して，立位・歩行練習のために処方される．体幹の安定しない症例には，セラピストが支えたり，場合によっては骨盤帯付き KAFO を使用したりする．体幹が安定してきたら，平行棒内での歩行を開始する．振り出しが自力でできない症例ではセラピストが介助したり，健側を 2 cm 程度補高して振り出しやすくしたりする．麻痺側下肢の膝折れがみられなくなったら，短下肢装具へ変更する．

　維持期に KAFO を使用する場合は，ADL を行いやすくするため，大腿部分を半分の長さにした semi-KAFO とする場合も多くみられる．

**（3）短下肢装具**

　歩行時に，尖足や内反尖足，内反がみられ，初期接地がつま先であったり小趾球側であったりする場合に処方される．底屈筋の痙性が強い場合は，金属支柱付き AFOを用い，踵から初期接地するように足関節をコントロールする．

　遊脚相でのつま先引きずりがなく，踵からの初期接地が確保できていれば，おおむね，AFO の種類は問わない．プラスチック AFO や支柱の短い AFO は軽量で見た目もよく，衣服や靴で隠すこともできるため，患者にとっては希望しやすいが，つま先引きずりがみられないことや踵からの初期接地ができているかどうかを第一選択肢とする．

💡**ここがポイント！**
練習用装具として，カフの深さ，支柱の高さ，足部の大きさなどを調整可能なものがある．不適合な装具の使用は，痛みや痙性を高めることになる．

LECTURE
**12**

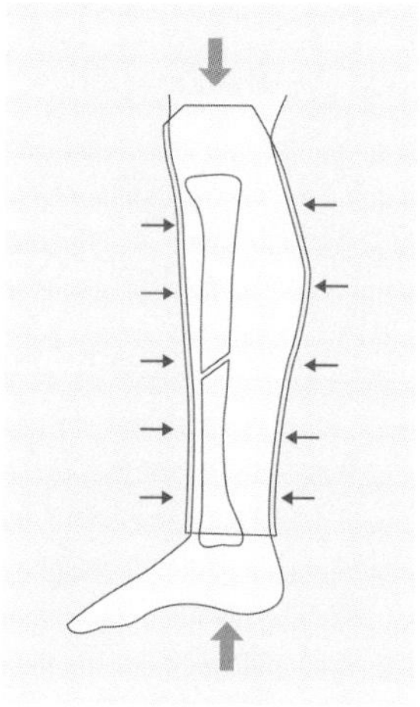

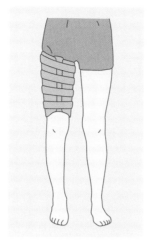

図18 ハイドローリック・
メカニズム

図19 機能的骨折治療用
装具（大腿骨用）

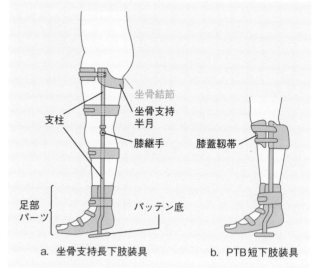

a. 坐骨支持長下肢装具　　　b. PTB短下肢装具

図20 免荷装具

### 2）骨折治療用の装具

**（1）機能的骨折治療用装具**

装具で骨折部の外周をすき間なく覆い，ハイドローリック・メカニズムにより，骨折部を固定し，早期の運動や歩行を可能にする装具である（**図18**）．ギプス固定のように上下の関節を固定しないため関節の拘縮を予防でき，歩行も可能である．大腿・下腿のそれぞれの中央1/3部分の骨折に適応がある（**図19**）．

### 3）免荷装具

下肢を浮かせ免荷させることで，痛みを軽減したり，軟部組織の修復を助けたりする。

**（1）坐骨支持長下肢装具（図20a）**

坐骨結節で体重を支え，下肢全体を免荷する装具である．本装具は，股関節障害，大腿骨骨折，膝関節障害，下腿近位部骨折などで免荷が必要な場合に処方される．

**（2）PTB 短下肢装具（図20b）**

膝蓋靱帯で体重を支え，下腿や足部を免荷する装具である．本装具は，下腿骨折（中程から遠位），足部骨折，足関節障害などで免荷が必要な場合に処方される．

### 4）膝関節・足関節障害の装具

**（1）変形性膝関節症**

荷重時の膝関節疼痛や，内反膝，外反膝，膝関節拘縮などが認められる．変形性膝関節症には，免荷や固定を目的として杖を使用するとともに，保温性があり軽量で着脱が簡便な膝への弾性サポーターが推奨される．側方への不安定性に対応するため，弾性サポーターの両側にプラスチックや軽金属でできたヒンジ継手付きのステイ（支柱）を取り付ける場合もある（**図21a**）[2]．

靴底の補正やシューインサートを用いて，膝の痛みを軽減する方法も一般的である．内側ウェッジは膝の外側の痛みを軽減し，外側ウェッジは膝の内側の痛みを軽減する。

**（2）反張膝**

膝が過伸展している状態で，体重をかけると明らかになる．反張膝の膝装具として，両側に金属支柱をもつスウェーデン式膝装具がある（**図21b**）．膝継手はない．膝が屈曲20°前後より伸展しないが，屈曲には制限はない．プラスチック製の反張膝

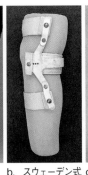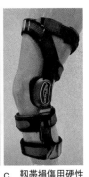

a. 膝サポーター　b. スウェーデン式　c. 靱帯損傷用硬性
　（ステイ付き）　　膝装具　　　　　膝装具

**図 21　膝関節障害の装具**
(a. 酒井桂太：疾患別装具の処方—関節リウマチの装具. 石川　朗ほか編. 装具学, 第2版. 理学療法テキスト. 15 レクチャーシリーズ. 中山書店；2020. p.133-42[2])

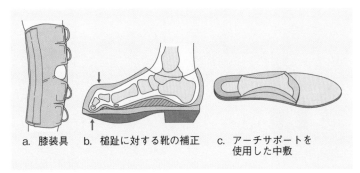

a. 膝装具　　b. 槌趾に対する靴の補正　c. アーチサポートを
　　　　　　　　　　　　　　　　　　　使用した中敷

**図 22　関節リウマチの装具**
(酒井桂太：疾患別装具の処方—関節リウマチの装具. 石川　朗ほか編. 装具学, 第2版. 理学療法テキスト. 15 レクチャーシリーズ. 中山書店；2020. p.133-42[2])

用装具も多数ある.

**（3）不安定膝**

　膝関節にある十字靱帯や側副靱帯の損傷で, 前後・左右の不安定, 回旋方向の不安定が生じる. 靱帯の再建術後には硬性膝装具が用いられ, 下腿の前方移動や後方移動, さらには回旋運動も抑制する構造となっている（**図 21c**）. 受傷直後や術後早期の安静目的では軟性膝装具を用いる.

**（4）下垂足**

　腓骨神経麻痺によって生じる. ブーツ（長靴）や靴べら式 AFO が適応となり, 歩行時遊脚相のつま先の引きずりを防止する.

**5）関節リウマチの装具**

**（1）目的**

　関節リウマチは, 発症後, 次第に全身の関節が侵され, 関節の変形, 疼痛, 動揺性が生じて機能障害をきたす疾患である.

　関節リウマチに対する装具の目的は, 関節を治療・保護することであり, 具体的には, ①炎症・疼痛の軽減, ②変形の予防, ③変形の矯正, などである.

**（2）膝装具（図 22a）[2]**

　膝関節の不安定性や変形などに対して, アライメントの改善, 疼痛軽減, 変形増悪の予防のために, 両側支柱付きネオプレーン製のサポーターなどのサポーター類が主に用いられる. ループを付けるなど着脱を容易にする工夫をする.

**（3）靴型装具**

　足部や足趾にも, 上肢同様, さまざまな変形がみられる. 外反母趾, 槌趾, 扁平足, 開張足, 扁平三角状変形, 踵骨の内反や外反などに対して, 靴底や靴の内部での補正, シューインサートなどが処方される（**図 22b, c**）[2]. さまざまな変形が合併しているので, 変形に逆らわずに履ける軟らかい靴や, 低下した筋力でも歩ける軽い靴を作る必要があり, 軟らかい革やフェルト, スポンジを使用し, 十分な時間をかけて調整する.

**6）脊髄損傷（対麻痺）・二分脊椎の装具**

　両疾患とも対麻痺を主症状とするため, 立位・歩行を目的とした下肢装具が処方される. 体重をかけたときに膝折れする場合は長下肢装具, 足部に麻痺がある場合は短下肢装具や靴型装具が処方される.

**（1）長下肢装具**

　従来から両側に長下肢装具を装着し, 両松葉杖で立位・歩行する方法が行われてき

**MEMO**
膝に荷重痛, 運動痛がある場合には, 杖などの歩行補助具も使用するが, 上肢の症状を十分考慮したうえで処方される.

LECTURE
**12**

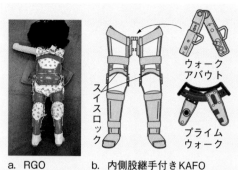

a. RGO     b. 内側股継手付きKAFO

**図23 股継手付き長下肢装具システム**

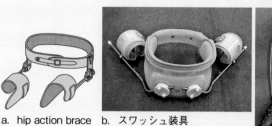
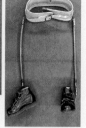

a. hip action brace    b. スワッシュ装具    c. ツイスター

**図24 脳性麻痺の装具**

た．股関節周囲の筋が働かない場合，股関節をコントロールし，下肢を振り出す練習を十分に行う必要がある．

**（2）股継手付き長下肢装具システム**

両側の長下肢装具に股継手を取り付け，連結させたシステムである．単軸の股継手を付けることで，不安定であった股関節のコントロールが容易となり，交互歩行が容易になる．本システムには，股継手を両装具の外側に取り付けるものと，内側に取り付けるものがある．

**① RGO**

股継手は長下肢装具の外側支柱にそれぞれ取り付けられており，体幹装具を有する．両側の股継手は，ケーブルまたは金属板で連結されていて，片方が屈曲すればもう片方が伸展する仕組みで交互歩行を可能としている（**図23a**）．

**② ウォークアバウト，プライムウォーク**

長下肢装具の内側支柱を1つの股継手で連結した仕組みで，その股継手の名称である．ウォークアバウトは，左右の可動する腕が1つの中心軸でつながっている．したがって，人体の股関節軸と大きくずれているので歩きづらい．一方，プライムウォークは左右の腕をスライドさせ，仮想の軸を上部に置く構造となっている．これにより人体の股関節軸に近づき，歩きづらさが解消されている（**図23b**）．

**7）小児疾患の装具**

**（1）脳性麻痺**

痙直型の両麻痺や四肢麻痺が装具治療の対象となることが多い．特徴的な姿勢は，股関節の屈曲・内転・内旋，膝関節の屈曲，足関節の底屈位で，はさみ肢位やかがみ肢位となる．

はさみ肢位に対して，股関節の内転と回旋が抑制される hip action brace や，股関節屈曲位で外転が広がるスワッシュ装具が用いられる．股関節内旋の矯正には，ツイスターが用いられる（**図24**）．尖足とかがみ肢位に対しては，プラスチック短下肢装具が処方されることが多い．

**（2）発育性股関節形成不全**

先天性股関節脱臼といわれてきた．紐（バンド）にて股関節を屈曲・外転位，膝関節を屈曲位に保つリーメンビューゲルが用いられる（**図25**）．1歳未満に適用される．

**（3）ペルテス病**

コンテインメント療法が基本であり，そのために股関節外転装具が用いられる．タヒジャンの三辺形ソケット股外転装具，modified Pogo-stick brace，Toronto hip abduction orthosis など，多くの種類がある（**図26**）．

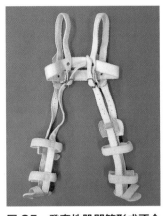

**図25 発育性股関節形成不全に用いられるリーメンビューゲル**

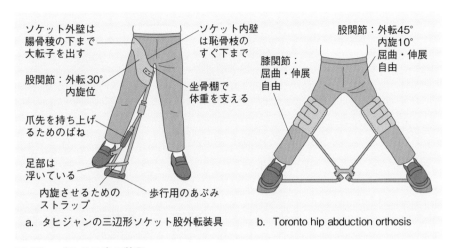

a. タヒジャンの三辺形ソケット股外転装具

b. Toronto hip abduction orthosis

**図26 ペルテス病の装具**

（図26aのラベル）
ソケット外壁は腸骨稜の下まで大転子を出す
ソケット内壁は恥骨枝のすぐ下まで
股関節：外転30°内旋位
坐骨棚で体重を支える
爪先を持ち上げるためのばね
足部は浮いている
内旋させるためのストラップ
歩行用のあぶみ

（図26bのラベル）
股関節：外転45°内旋10°屈曲・伸展自由
膝関節：屈曲・伸展自由

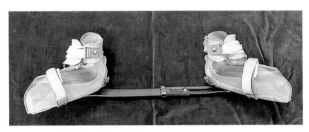

**図27 先天性内反足の装具**

## （4）先天性内反足

足部外転装具が用いられ，デニス・ブラウン装具が代表的である（**図27**）．本装具は，金属棒の両端に靴型装具が取り付けられていて，患児が片方の足で蹴る動作をしたときに反対側の足部に内反の矯正作用が働く．

デニス・ブラウン装具（Denis Browne splint）

## （5）進行性筋ジストロフィー

進行性筋ジストロフィーの中で最も頻度が高いのがデュシェンヌ型筋ジストロフィー（DMD）で，10歳ごろには歩行できなくなる．徳大式ばね付き長下肢装具は，膝前面のばねによる膝伸展力の補助を特徴とするが，現在はほとんど用いられていない（**図28**）．

## 8）末梢循環障害の装具

近年，糖尿病などに起因する末梢循環障害による下肢切断が急増しており，外傷による切断者数を上回っている．特に糖尿病による足の潰瘍や壊疽は切断となるきっかけとなるが，足部に潰瘍や壊疽があることで，悪化をおそれ，一日中ほとんど横になって過ごしている人も多い．結果的に下肢関節の拘縮や廃用性の筋力低下などの問題が生じる．

しかし，潰瘍や壊疽の部分を除圧・免荷することで，日常の歩行も可能となる症例も多い．リハビリテーションの見地から，寝かせるのではなく，積極的に身体を動かすことで，ADLの維持やQOLを高めることが重要である．

## （1）感覚障害

糖尿病などにより感覚障害のある人は，足部に創ができても気づかないことが多い．創をそのままにしておくと，壊疽を引き起こす．早急な治療が必要であるとともに，足部への負担が少なく，創をつくらない靴にするための工夫も必要である．感覚障害のある足部に対しては，深靴をもとにした工夫が紹介されている（**図29**）．

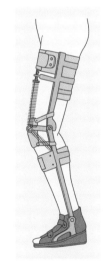

**図28 進行性筋ジストロフィーの装具**

LECTURE **12**

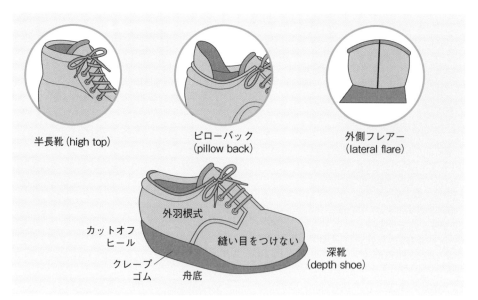

半長靴 (high top)　　ピローバック (pillow back)　　外側フレアー (lateral flare)

カットオフ
ヒール

外羽根式

縫い目をつけない

クレープ
ゴム　　舟底

深靴 (depth shoe)

**図 29　感覚障害のある人への深靴の工夫**

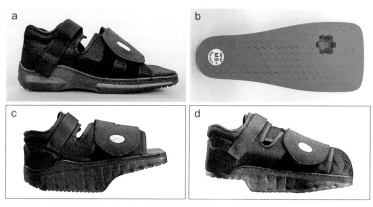

**図 30　除圧サンダル**
a. 足背部のベルトは軟らかい素材でできており，足先まで全開できる．また，トウスプリングが大きく設定されており，爪先への負荷を軽減している．b のインソールと組み合わせて使用される．
b. 免荷サンダル用のインソール．インソール全体にハニカム状の切り込みが入っており，免荷したい部位を自由に切り取ることができる．
c. 足底の前足部が大きく切り取られた免荷サンダル．足趾や前足部の免荷ができる．b のインソールと組み合わせて使用される．
d. 足底の踵部が大きく切り取られた免荷サンダル．踵部の足底圧を軽減できる．b のインソールと組み合わせて使用される．
（c, d：DARCO「Heel Wedge」カタログより）

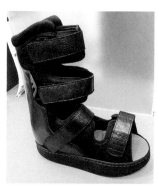

**図 31　足底免荷靴**
3 枚のインソールの加工・組み合わせにより適切な除圧・免荷ができる．また，足底はロッカーソールとなっており，スムーズな歩行が可能である．

**(2) 足部の壊疽**

　通常の工夫として，足の形に合わせた中敷きに，潰瘍や壊疽の部分が当たらないように穴をあけ，あわせて軟らかい素材を使用することで，歩行が可能となる．また，除圧サンダル（**図 30**）や免荷を目的とした靴（**図 31**）も市販されている．これらの装具を積極的に用いることで，歩行を維持していくことが望まれる．

**■引用文献**

1）大川嗣雄：脳卒中片麻痺患者に対する下肢装具の処方．日本義肢装具研究会編．脳卒中片麻痺患者の下肢装具．医歯薬出版；1981．p.49-60.
2）酒井桂太：疾患別装具の処方―関節リウマチの装具．石川　朗ほか編．装具学，第 2 版．理学療法テキスト．15 レクチャーシリーズ．中山書店；2020．p.133-42.

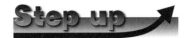

## 下肢装具のチェックアウト

　立位や ADL 練習を行うために備品である下肢装具を使用することも多い．適合しない下肢装具を無理に使用すると痛みを生じたり傷ができるので，下記のチェックアウトを参考に，適合する下肢装具を選択する．

### 1）金属支柱付き下肢装具のチェックアウト

　下肢装具は立位や歩行で使用するため，チェックアウトは必ず立位で行うこと．体重をかけると金属製とはいえ変形するので，座位でのチェックアウトのみでは不十分である．

#### (1) 支柱の高さ（図1）

　長下肢装具の場合，内側支柱の高さは会陰部から 2.5 cm，外側支柱の高さは大転子下縁から 2.5 cm 離れていること．長すぎると，会陰部を突き上げたり，大転子と接触し，不快感や痛みが生じる．

　短下肢装具の場合，外側支柱の高さは腓骨頭下縁から 2.5 cm 離れていること．長すぎると，腓骨頭の遠位部に走っている腓骨神経を圧迫し，腓骨神経麻痺を生じる原因となる．

#### (2) 支柱と皮膚との距離（図1）

　内側支柱，外側支柱とも皮膚と接触していると傷ができる．当たらず，一方で離れすぎずの 6 mm 程度が最適である．

#### (3) 支柱の位置（図1）

　側面（矢状面）でみた場合，下肢の前後径の中間にある．支柱の後側にはカフ（半月）が，前側にはカフベルトが取り付けられているのが一般的である．

#### (4) カフベルトの長さ

　下肢を装具に固定するために，十分な長さがあること．短すぎるとベルトがはずれ下肢から装具が離れるので，下肢装具の機能が有効に働かない．

#### (5) 膝継手の位置（図2）[1]

　通常膝継手は，歩行や立位で作業を行うときは伸展位でロックして使用し，座る際にはロックを外す．膝継手の軸が合っていないと，座るときに膝関節の運動軸と膝継手の軸がずれ，不快感を生じたり，うまく座れないことがあり，場合によっては傷が生じる．

　膝関節は，運動学的には複雑な動きをするが，屈曲と伸展を主とするほぼ一軸性の関節である．また，軸心は屈曲角度に伴って変位する．装具の膝継手を考えた場合，屈曲角度に応じて膝継手の軸を変位させることはできず，通常は次の位置に合わせる．

　①前額面では，内転筋結節と膝関節裂隙の中間点を通り，床面に平行．
　②矢状面では，膝の前後径の 1/2 の点と後方 1/3 の点の中間点．

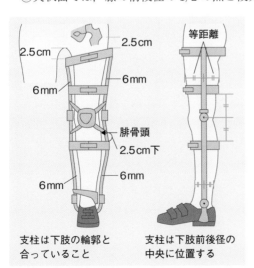

図1　支柱の位置

図2　膝継手の位置
（日本義肢装具学会監：装具学，第3版．医歯薬出版；2003. p.56[1] をもとに作成）

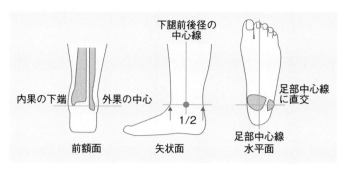

図3　足継手の位置
（日本整形外科学会，日本リハビリテーション 学会監：義肢装具のチェックポイント，第7版．医学書院；2007　p.23[2]）をもとに作成）

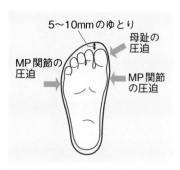

図4　整形靴のチェック

③水平面では，膝の正中線に直交．

**（6）足継手の位置（図3）[2]**

足関節は，距腿関節が背屈・底屈運動を行い，距骨下関節は内反・外反運動を行う．下肢装具では足継手は底背屈の一軸性の運動であり，足継手の軸は次の位置に合わせる．

①前額面では，内果の下端と外果の中心点を通り，床面に平行．

②矢状面では，下腿部前後径の中心にある．

③水平面では，足部中心線に直交し，外果中央を通る．

なお，長下肢装具の場合，平面上での膝継手軸と足継手軸は並行とする．

**（7）整形靴**

①靴の長さにゆとりがあるか確認する．小さすぎる靴は痛みが伴い，立位が困難となる．逆に靴が大きすぎると，立位時の安定性がなくなったり，歩きづらくなったりする．つま先や踵でのゆとり（捨て寸）は5〜10 mmをもたせる．

②MP関節部での足幅が圧迫されていないか．また，圧迫により母趾や小趾がMP関節から過度に内転していないか（図4）．

③短靴の場合，腰革が外果または内果に当たっていないか．

④靴ひもまたはベルトの長さは十分にあるか．

**（8）装具を取り外したとき**

備品の装具の場合，本人と適合していないので，取り外したとき，装具による傷や発赤ができていないか，必ず確認すること．

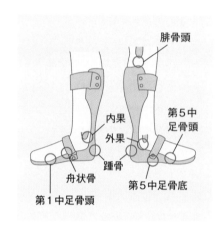

図5　靴べら式短下肢装具の骨突起部のチェック

### 2）プラスチック下肢装具のチェックアウト

金属支柱付き下肢装具と同様に，チェックアウトは必ず立位で行うこと．体重をかけると変形するので，座位では当たっていなくても，立位では当たる箇所が出てくる．さらに，プラスチック下肢装具は，皮膚と密着することでその機能を果たす場合が多い．したがって，チェックアウトは必ず確実に行わなければならない．

● プラスチック装具の外周が，皮膚に食い込んでいないか，または離れすぎていないか．

● 骨突起部に接触，または圧迫していないか．靴べら式短下肢装具の場合，次の骨突起部を確認する．①腓骨頭（装具の上縁と腓骨頭下縁が2.5 cm離れていること），②外果，③内果，④踵骨（圧迫されていると踵骨部が白くなっているのが確認できる），⑤舟状骨，⑥第1中足骨頭，⑦第5中足骨底，⑧第5中足骨頭（図5）．

● 筋腹やアキレス腱部を強く圧迫していないか．

● 装具を取り外したとき，装具による傷や発赤ができていないか，必ず確認すること．靴下を履いていれば，必ず脱いで，直接皮膚を見て確認する．

■引用文献

1）日本義肢装具学会監：装具学，第3版．医歯薬出版；2003．p.56.
2）日本整形外科学会，日本リハビリテーション 学会監：義肢装具のチェックポイント，第7版．医学書院；2007．p.232.

# 体幹装具

## 到達目標

- 体幹装具の特徴について理解する.
- 体幹装具の種類について理解する.
- 体幹装具の機能について理解する.

## この講義を理解するために

　この講義では，頸部から骨盤に及ぶ体幹に装着する装具について学習します．したがって，脊柱の構造と機能および運動学について，十分に理解しておく必要があります．体幹装具は，これまでに学んだ四肢に装着する装具と構造や部品が異なります．そのため，新たに基本的な構造や部品およびそれらの機能を学ぶことになります．

　この講義を学ぶために，以下の項目をあらかじめ復習しておきましょう．

☐ 脊柱の構造と機能および運動学について復習しておく.

☐ 脊柱にかかわる疾患や障害について学習しておく.

☐ 脊柱の機能や障害に関する評価について学習しておく.

## 講義を終えて確認すること

☐ 体幹装具の基本構造と機能について説明できる.

☐ 頸椎装具の種類と機能について説明できる.

☐ 腰仙椎装具の種類と機能について説明できる.

☐ 胸腰仙椎装具の種類と機能について説明できる.

☐ 仙腸装具の種類と機能について説明できる.

☐ 側彎症装具の種類と機能について説明できる.

## 1. 体幹の基礎知識

### 1）体幹の構造

身体は，解剖学的に，体幹（軀幹）と体肢（四肢）に区分される．体幹には，頭，頸，胴，尾がある．胴は，胸，腹，骨盤からなり，狭義にはこの胴を体幹ともいう．

脊柱は，頸椎（7個），胸椎（12個），腰椎（5個），仙椎（5個），尾骨からなる．椎体間には椎間板をはさみ，後方には2つの椎間関節がある（図1）．

### 2）脊柱の可動域

脊柱は3度の自由度をもち，屈曲（前屈）と伸展（後屈），左右への側屈，左右への回旋運動が可能である．個々の椎骨間の可動域は小さいが，複数が統合し脊柱としての動きを形成している．

頸椎では3方向ともに大きく動くが，環椎後頭関節では回旋，環軸関節では側屈がみられない．胸椎では側屈と伸展（後屈）の可動域が小さい．腰椎では第4・第5腰椎間，第5腰椎・第1仙椎間の屈伸運動が大きく，逆に第5腰椎・第1仙椎間の側屈はほとんどみられない．

### 3）脊柱の彎曲

正常な脊柱は，前額面では直線的で左右対称である．矢状面では頸椎は前彎，胸椎は後彎，腰椎は前彎，仙椎は後彎を示し，S字状カーブとなっている．

胸椎後彎が過度であるときは亀背または円背という．前額面で脊柱が彎曲しているときは側彎という（図2）．

## 2. 目的

体幹装具とは，頭部を除く頸部，胸部，腹部，骨盤を一部または全部覆う装具である．体幹装具の目的として，①脊柱の運動制限，②脊柱のアライメントの維持および矯正，③免荷，④その他（心理的効果，保温など），がある．

## 3. 対象疾患

体幹装具は，整形外科などの分野で保存的治療や手術後の安静のために使用されることが多い．腰痛症，腰部椎間板ヘルニア，腰部脊柱管狭窄症，腰椎分離症，分離すべり症，腰部変性後彎症，脊椎外傷，脊柱変形（側彎症など），椎体炎（化膿性，結核性），脊椎手術後などが対象となる．

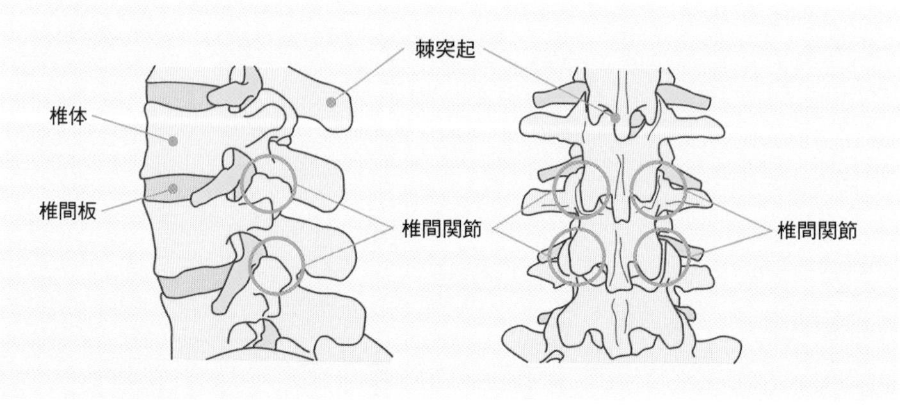

#### 調べてみよう
椎間関節の動きや体幹を構成する筋の走行を確認しておこう.

前彎（lordosis）
後彎（kyphosis）
亀背（hunchback）
円背（roundback）
側彎（scoliosis）

#### MEMO
**装具装着による副作用**
①長期間にわたる装着は，筋力の低下をきたす可能性がある.
②固定用装具の場合，関節の拘縮が生じ，脊柱の運動性を阻害する.
③ある部分を固定することにより，ほかの部分の運動性が代償的に増強し，疼痛など新たな障害が生じる.
④装具に対する心理的依存性を与え，装具を手放せなくなる.

LECTURE
**13**

図1 脊椎（腰椎）の構造

棘突起
椎体
椎間板
椎間関節
椎間関節

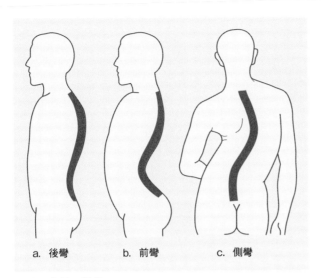

a. 後彎　　b. 前彎　　c. 側彎

図2　脊柱の彎曲

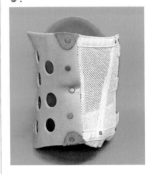

## 4. 使用される材料

　体幹装具は，使用される材料によって，硬性，軟性，半硬性に分類される．金属フレームやプラスチックを主として使っているものを硬性装具，布やナイロンメッシュを主な素材としているものを軟性装具，腹部は布など軟らかい素材を，背部にはモールドしたプラスチックなど硬い素材を使用しているものを半硬性装具という．

## 5. 分類と名称

　ISO（国際標準化機構）では，脊椎の部位を用いた名称が用いられる．それぞれに"orthosis（O）"を付けて，頸椎装具（CO），頸胸椎装具（CTO），頸胸腰仙椎装具（CTLSO），胸腰仙椎装具（TLSO），腰仙椎装具（LSO），仙腸装具（SIO）となる．国内でも厚生労働省やJIS（日本産業規格）などの名称がある．同じ体幹装具でも名称が異なる場合もあり，注意が必要である．

## 6. 代表的な体幹装具

### 1）頸椎装具（CO），頸胸椎装具（CTO）

　頸椎装具は頸部に装着して，頸胸椎装具は胸椎にまで装具を延ばして，頸椎の動きをコントロールし，免荷する装具である．

**（1）頸椎カラー（図3）**

　頸部に巻く装具で既製品が多い．材質はスポンジ，ポリエチレン，ウレタンなどさまざまであり，ソフトカラーやポリネックカラーともいわれる．頸椎の固定性は乏しく，装着による運動制限を期待する程度である．頸椎捻挫・打撲，頸椎術後の安静などを目的に使用される．

**（2）フィラデルフィア・カラー（図4）**

　材質は発泡ポリエチレンフォームで軽い．プラスチックで補強されたものもあり，救急車に装備されることも多い．材質にもよるが，機能としては頸椎カラーよりやや制限力がある程度である．

**（3）ソーミー・ブレース（図5）**

　胸骨・後頭骨・下顎骨固定用装具（sterno-occipital-mandibular-immobilizer brace）の頭文字をとってソーミー・ブレースという．金属支柱装具の一種である．頸椎のどの動きも制限できるが，強固な固定はできない．軽量で装具の着脱も容易で

ISO (International Organization for Standardization)
CO (cervical orthosis)
CTO (cervico-thoracic orthosis)
CTLSO (cervico-thoraco-lumbo-sacral orthosis)
TLSO (thoraco-lumbo-sacral orthosis)
LSO (lumbo-sacral orthosis)
SIO (sacro-iliac orthosis)
JIS (Japanese Industrial Standards)
頸椎カラー (cervical collar)

フィラデルフィア・カラー (Philadelphia collar)

ソーミー・ブレース (SOMI brace)

**LECTURE 13**

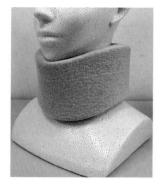

図3　頸椎ソフトカラー

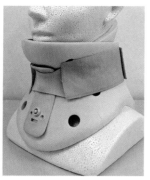

図4　フィラデルフィア・カラー

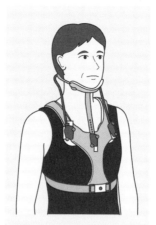

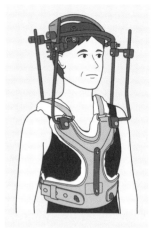

図5　ソーミー・ブレース　　図6　ハロー式頸胸椎装具

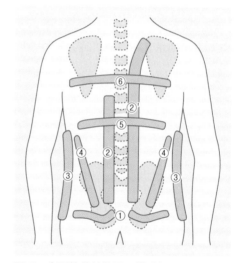

**図7　金属枠体幹装具の構成部品**
①骨盤帯，②後方支柱（腰仙椎），②'後方支柱（胸腰仙椎），③側方支柱，④斜め側方支柱．⑤胸椎バンド，⑥肩甲間バンド．
（加倉井周一ほか編：新編装具治療マニュアル．医歯薬出版；2000．p.35[1]をもとに作成）

あり，また，背部に部品がついていないため背臥位でも快適である．

**（4）ハロー式頸胸椎装具（図6）**

　ハローリングを4本の頭蓋ピンで頭蓋骨に直接固定し，このリングと胸椎装具（ハローベスト）を4本の支柱で連結した装具である．頭蓋と胸椎をつなげ固定することで，頸椎の全方向の動きを強固に制限する．外傷（骨折，亜脱臼）後の不安定，頸椎術後などに使用される．一方，装着と管理が難しく，ピン刺入部の感染や衣服の着替えなどの問題がある．

**（5）モールド式頸胸椎装具**

　ギプスによる型取りをして製作される．頸椎および上位胸椎の強固な運動制限ができる．

**2）腰仙椎装具（LSO），胸腰仙椎装具（TLSO）**

　使用される材料によって，金属枠装具，プラスチック装具，帆布やナイロンメッシュなどでできた軟性装具がある．

　金属枠装具では，脊柱の運動方向の制限に応じて，いくつかのパーツを組み合わせて製作される（図7）[1]．

ハロー式頸胸椎装具（halo type CTO）

🔖**MEMO**
ハローリング（halo ring）
頭蓋を固定するリング．重さは約500gである．

LECTURE
**13**

モールド式頸胸椎装具（molded type CTO）

💥**気をつけよう！**
骨盤帯の位置が下方になれば座位が不快になり，上方になれば腰椎前彎が増強する．

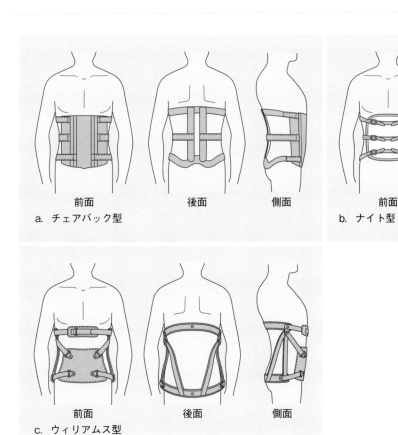

前面　　　　　　後面　　　　　　側面
a. チェアバック型

前面　　　　　　後面　　　　　　側面
b. ナイト型

前面　　　　　　後面　　　　　　側面
c. ウィリアムス型

**図8　腰仙椎装具**

①骨盤帯：骨盤に固定され，各支柱を支える役割がある．構造により一重骨盤帯と二重骨盤帯があり，二重骨盤帯はより強固な固定が可能である．

②支柱：後方支柱は棘突起をはさんで2本1組で取り付けられる．腰仙椎後方支柱は骨盤帯から胸椎バンドまでの高さがあり，腰椎の伸展を制限する．胸腰仙椎後方支柱は肩甲棘までの高さがあり，胸腰椎の伸展を制限する．側方支柱は体幹の側面に取り付けられ，体幹の側屈を制限する．

③バンド：支柱を安定させる役割がある．胸椎バンドは肩甲骨下角から2〜3cm下方に，肩甲間バンドは肩甲骨の下1/3に位置する．

④前当て：腹筋力を補い，腹圧を高めて脊柱を保護する．金属枠装具だけではなく体幹装具のほとんどに前当てが付いている．

**（1）腰仙椎装具（LSO）**

**a. チェアバック型**（図8a）

骨盤帯，腰仙椎後方支柱，胸椎バンド，前当てで構成されている．腰椎の屈曲と伸展を制限する．

**b. ナイト型**（図8b）

チェアバック型に2本の側方支柱がついた装具である．腰椎の屈曲，伸展，側屈を制限する．

**c. ウィリアムス型**（図8c）

骨盤帯，胸椎バンド，側方支柱，斜め側方支柱，前当てで構成されている．前当てに1点，胸椎バンドと骨盤帯に2点をおく3点固定の装具で，過度の腰椎前彎を矯正する．

骨盤帯（pelvic band）

支柱（upright）
後方支柱（posterior uprights）
側方支柱（lateral uprights）

バンド（band）
胸椎バンド（thoracic band）
肩甲間バンド（interscapular band）
前当て（full-front abdominal support）
チェアバック（chairback）型

ナイト（Knight）型

ウィリアムス（Williams）型

LECTURE
**13**

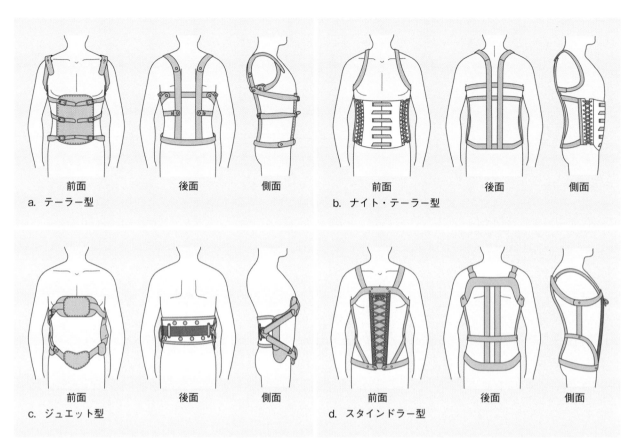

前面　　　　　後面　　　　　側面
a. テーラー型

前面　　　　　後面　　　　　側面
b. ナイト・テーラー型

前面　　　　　後面　　　　　側面
c. ジュエット型

前面　　　　　後面　　　　　側面
d. スタインドラー型

**図9　胸腰仙椎装具**

テーラー (Taylor) 型

ナイト・テーラー (Knight-Taylor)
型

ジュエット (Jewett) 型

スタインドラー (Steindler) 型

**MEMO**

**コルセットの語源**
コルセット (corset) の語源はラテン語で「体幹」を意味するcorpus に由来する.

キャンバスコルセット (canvas
corset)

ダーメンコルセット (Damen
corset)

### (2) 胸腰仙椎装具 (TLSO)

#### a. テーラー型 (図9a)

　骨盤帯, 後方支柱, 肩甲間バンド, 前当てで構成されている. 腋窩ストラップが付いていて, 胸腰椎の屈曲と伸展を制限する.

#### b. ナイト・テーラー型 (図9b)

　腰仙椎装具のナイト型 (**図8b**) と胸腰仙椎装具のテーラー型 (**図9a**) を組み合わせた装具である. 胸腰椎の屈曲と伸展を制限する. 側屈はテーラー型よりも制限される.

#### c. ジュエット型 (図9c)

　前面にある胸骨パッドと恥骨上パッドの2点と, 背面にある胸腰椎パッドの1点による典型的な3点固定の装具である. 胸腰椎を過伸展位に保持して屈曲を制限する.

#### d. スタインドラー型 (図9d)

　二重骨盤帯, 2本の後方支柱, 両側の側方支柱, さらに2本の前面支柱などでできた金属枠装具である. 胸腰椎の確実な固定が可能である.

### (3) モールド式装具

　プラスチックを用いて, 体幹に全面接触するように作られた体幹装具で, 金属支柱で補強することもある. 上縁の高さにより, 腰仙椎装具と胸腰仙椎装具に分けられる. モールド式腰仙椎装具は回旋に対する制限効果は少ない. 一方, モールド式胸腰仙椎装具は脊柱の全方向に強固な制限をかけることができる (**図10**)[2].

### (4) 軟性コルセット

　帆布やナイロンメッシュで作られ, キャンバスコルセット, ダーメンコルセットともいう. 支持性を高めるために鋼性のゼンマイばねやプラスチック製の支柱が入っている. 既製品もあるが, オーダーメードで製作することも多い.

　機能としては腹圧を上昇させ, また, 装着による多少の運動制限と暗示効果, 保温

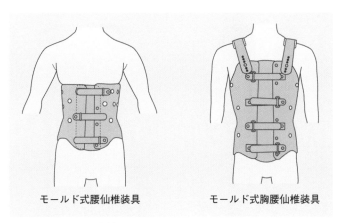

モールド式腰仙椎装具　　　　　モールド式胸腰仙椎装具

**図 10　モールド式装具**
（日本整形外科学会ほか監：義肢装具のチェックポイント，第9版．医学書院：2021[2]）

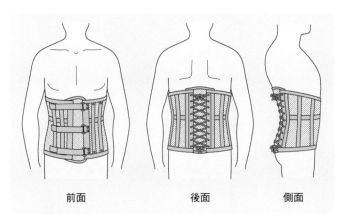

前面　　　　　　後面　　　　　　側面

**図 11　軟性コルセット**
腰仙椎装具では肩甲骨下角の少し下までを覆う．

などにより，腰痛の軽減や悪化の予防に効果を示す．

　腰仙椎装具では肩甲骨下角の少し下まで（**図 11**），胸腰仙椎装具では肩甲骨の1/3を覆うまでの高さとなるが，罹患部位や目的によって，さまざまな高さで処方される．

### 3) 仙腸装具 (SIO)

　仙腸装具は，仙腸関節の運動をコントロールする装具である．仙腸関節の固定，腹圧の上昇などを目的とし，仙腸関節の痛みや機能障害に用いられる．

　代表的な仙腸装具には，仙腸ベルト，大転子ベルト（**図 12**）などがある．これらは仙腸関節および恥骨結合を安定させるために，腸骨稜と大転子のあいだに巻かれる．最近は，骨盤ベルトという名称でも市販されている．

## 7. 側彎症装具

### 1) 分類

　側彎症装具には，頸部から骨盤部までを固定するロング・ブレースと，腋窩部以下のアンダーアーム・ブレースまたはショート・ブレースがある．アンダーアーム・ブレースは衣服で隠すこともできて，外見上の問題は少なく，また，日常生活への支障も少ない特徴がある．最近は就寝中のみに装着する夜間装具もみられるようになった．

### 2) ミルウォーキー・ブレース

　ロング・ブレースを代表する側彎症装具である．1948年に米国ミルウォーキー市の医師らによって考案された．頸胸腰仙椎装具（CTLSO）に分類される．

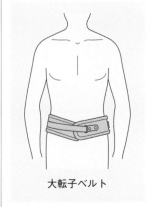

大転子ベルト

**図 12　仙腸装具**

SIO (sacro-iliac orthosis)

側彎症装具 (orthosis for scoliosis)
ロング・ブレース (long brace)
アンダーアーム・ブレース (underarm brace)
ショート・ブレース (short brace)
夜間装具 (night brace)
ミルウォーキー・ブレース (Milwaukee brace)

LECTURE
**13**

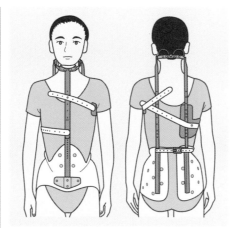
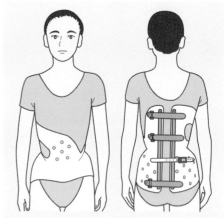

図13　ミルウォーキー・ブレース　　　　　図14　ボストン・ブレース

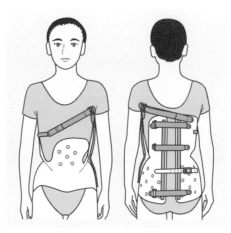

図15　OMCブレース

骨盤帯に金属製の前方支柱と後方支柱がついている．支柱の上端にあるネックリングには後頭パッドがついていて，骨盤帯とともに彎曲した脊柱を長軸方向に牽引する役割がある．そのほか支柱には胸椎パッドと腋窩パッド（あるいは肩リング）がついていて主彎曲を圧迫矯正する（**図13**）．

装具をつけたまま仰臥位をとると，後方支柱がたわみ，ネックリングについた後頭パッドを介して牽引力が生じることから，夜間就寝時にも装着する．本装具は入浴以外は装着しているいわゆる終日着用が原則である．

適応は，胸椎から腰椎までのすべてのカーブパターンであり，コブ角20～50°の側彎症に効果がある．

本装具の最大の欠点は，構造上日常生活の制限が大きいことと，装着者の大部分が思春期の女性であり，ネックリングが見えるなど外観上からくる心理的負担がきわめて大きいことである．

### 3) ボストン・ブレース

アンダーアーム・ブレースの一つで，胸腰仙椎装具（TLSO）に分類される．骨盤帯や支柱などをプラスチックで一体成形して作られた体幹装具で，本装具は第8胸椎までの高さを有する（**図14**）．

適応は腰椎または胸腰椎移行部に頂椎のある側彎である．

### 4) OMCブレース

アンダーアーム・ブレースの一つで，ボストン・ブレースの一側に金属製の支柱を立て，腋窩の高さまである高位胸椎パッドを取り付けた構造である（**図15**）．

終日着用（full time wear）

**📣 MEMO**
**コブ（Cobb）角**
側彎症の程度を表す脊柱の彎曲度の指標で，脊柱で最も傾いている椎体の上と下の面の直線の交差角度．

ボストン・ブレース（Boston brace）

OMCブレース（Osaka Medical College type brace）

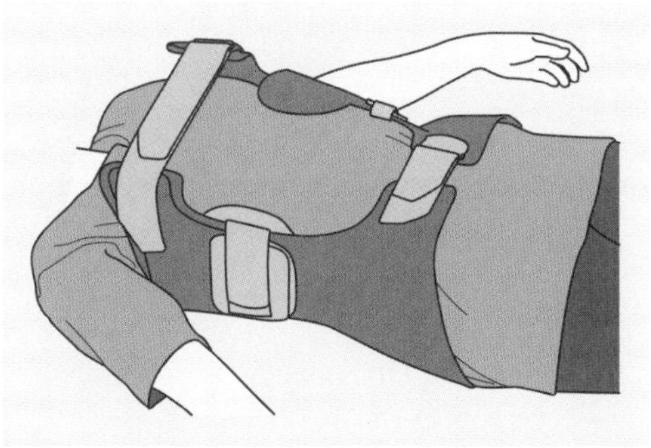

**図16　Semoto-Nagano 式夜間装具**
（有限会社永野義肢カタログより作成）

　適応は，下部胸椎の側彎（頂椎が第8胸椎以下）や立ち直り反応の不十分な症例である．

### 5）夜間装具

　学校へ側彎症装具を装着していくことの精神的負担を軽減するために，就寝時のみに装着するアンダーアーム型の夜間装具が考案されている．

　チャールストン装具は，臥位で体幹を強く側屈させ，主彎曲を矯正する装具である．夜間8時間の装着でフルタイム装着の装具と同等の効果がある．

　Semoto-Nagano 式夜間装具（SNNB）は2008年に開発された（**図16**）．側屈だけでなく回旋変形を矯正し，バランスを崩さないように設計された夜間装具で，睡眠時に持続矯正を行う．自重による矯正力は強いが胸郭や腹部への圧迫が最小限で，装具全体で締め付けないため就寝しやすい．コブ角25°以下の未熟な側彎症を適応とする．

### 6）側彎症に対する装具療法の適応期間

　側彎症は，機能性側彎症と構築性側彎症の2つに分類され，構築性側彎症のうち原因がわかっていないものを特発性側彎症という．特発性側彎症は全側彎症の80%程度を占めており，中でも10歳以降に発症する思春期側彎症は圧倒的に多く，また，女子に多くみられる．側彎症の進行は，身体の成長に強く影響を受ける．この時期に適切な装具療法を行うことで側彎の進行を抑え，手術を回避させることが装具療法の目標である[3]．

　装具療法の継続期間は，原則として骨成長が完了するまでであり，おおむね18歳を目安とする．

　側彎症の程度はコブ角で表される．コブ角25°以下は，主に背筋や腹筋のバランスのとれた筋力増強と，躯幹や四肢の柔軟性の獲得を図るための運動療法が主体となる．また，よい姿勢へのイメージをもつように平衡機能の練習を内容とした体操を行わせる．コブ角が25〜40°の症例に装具療法が適応となる．コブ角が40〜50°を超えると装具による矯正効果はみられなくなることから，手術の適応が検討される．

チャールストン装具（Charleston bending brace）

**MEMO**
機能性側彎は何らかの原因により一時的に発生した側彎，構築性側彎は脊椎のねじれ（回旋）を伴ったままの側彎である．症候性側彎症の原因は，先天性，脳性麻痺や筋ジストロフィーなどの神経・筋原性，外傷，感染，腫瘍など多彩である．特発性側彎症は「原因不明」の側彎症である．

**LECTURE**
**13**

■引用文献

1）加倉井周一ほか編：新編装具治療マニュアル．医歯薬出版；2000．p.35．
2）日本整形外科学会，日本リハビリテーション医学会編：義肢装具のチェックポイント，第9版．医学書院；2021．
3）藤原憲太：脊柱側弯症の装具治療．義装会誌 2018；34（3）：208-15．

■参考文献

1）石川　朗，佐竹將宏編：装具学，第2版．15レクチャーシリーズ理学療法テキスト．中山書店；2020．

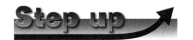

## 1. 体幹装具による免荷の原理と方法

体幹装具の目的に脊柱の免荷がある．免荷には，次のような方法が用いられる（図1）．
①罹患部の上部で体重を受け支柱を通じて下部に伝達する方法[1]
②3点固定の原理による方法（AAOS：American Academy of Orthopaedic Surgeons）
③腹腔内の圧を高めて脊柱への負担を軽くする方法[1]

## 2. 側彎症装具による矯正力のかけ方

側彎症では脊柱の側方彎曲だけでなく，脊柱の回旋を伴うことも多いため，肋骨や胸郭の変形もみられる．脊椎の回旋を伴う場合，椎体は側彎の凸の方向に向いており，棘突起は凹の方向に向いている（図2）[2]．側彎症の治療では，主彎曲の矯正をできるかぎり行う．矯正の方法には，図3[3]のように脊柱の長軸方向への牽引，彎曲頂部への圧迫，凸方向への体幹の屈曲，骨盤に対する体幹各部の平行移動，立ち直り姿勢反射の利用などがある．

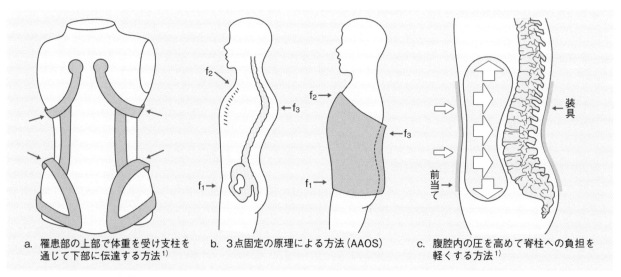

a. 罹患部の上部で体重を受け支柱を
通じて下部に伝達する方法[1]

b. 3点固定の原理による方法（AAOS）

c. 腹腔内の圧を高めて脊柱への負担を
軽くする方法[1]

図1 体幹装具による免荷の原理と方法

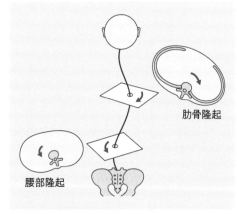

図2 側彎変形に伴う脊柱，肋骨の回旋変形
（日本整形外科学会編：義肢装具のチェックポイント，
第4版．医学書院；1993．p.170[2]より作成）

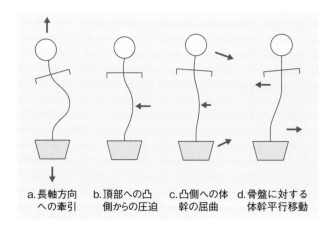

a.長軸方向
への牽引

b.頂部への凸
側からの圧迫

c.凸側への体
幹の屈曲

d.骨盤に対する
体幹平行移動

図3 側彎症装具による矯正力のかけ方
（川村次郎ほか編：義肢装具学．医学書院；1992．p.301[3]）

### ■引用文献

1) 日本義肢装具学会監，加倉井周一編：装具学，第2版．医歯薬出版；1990．
2) 日本整形外科学会編：義肢装具のチェックポイント，第4版．医学書院；1993．p.170.
3) 川村次郎ほか編：義肢装具学．医学書院；1992．p.301.

LECTURE
**13**

# LECTURE 14  車椅子・歩行補助具

## 到達目標

- 車椅子の種類と基本構造について理解する.
- 車椅子の身体適合のチェックポイントを理解する.
- 歩行補助具の種類と適応となる障害について理解する.
- 機器の適用と基本的なメンテナンスについて理解する.

## この講義を理解するために

　移動はコミュニケーションと同じく人権にかかわる問題で，それを保証していくことはリハビリテーション関連職種にとって重要です．作業療法士は ADL・IADL，仕事，余暇活動といったいろいろな活動を移動の点からも支援していきます．移動の支援にはここで扱う車椅子や歩行補助具といった機器が役に立ちます．これらにはさまざまな種類があり，使用者に合った車椅子や歩行補助具を選ぶために，機器の特徴と適合のための知識が必要になるので，しっかり学習しましょう．また，機器の使用には環境も大きく影響するので，環境の視点も忘れないようにしましょう．

　以下の項目をあらかじめ学習しておきましょう.

　　□ 座位姿勢，シーティング，正常歩行について復習しておく.

　　□ 杖を使った歩行について復習しておく.

　　□ 杖歩行や車椅子駆動に必要なスペースを復習しておく.

## 講義を終えて確認すること

　　□ 車椅子の種類について説明できる.

　　□ 車椅子の基本構造について説明できる.

　　□ 車椅子の身体適合のチェックポイントについて説明できる.

　　□ 車椅子の基本的なメンテナンスについて説明できる.

　　□ 歩行補助具の種類について説明できる.

　　□ 歩行補装具の選択と適合について理解できた.

# 車椅子

車椅子は歩行ができないあるいは困難な人が使用し，移動を助ける．大型量販店で既製品の車椅子を購入でき，ショッピングモールや空港などに設置された車椅子を一時的に借用できるなど，一般的によく知られており，広く普及している移動機器の一つである．使い方は乗車した人が自ら操作して移動（自走）する場合と，自分では操作せず，他者が操作する（押す）場合の二通りがある．

## 1. 種類

既製品（モジュラー型含む）と受注生産品（オーダーメイド）とがあり，駆動力源の違いにより手動車椅子と電動車椅子に分けられる．手動型は乗車者が駆動したり介助者が押したりすることで動き，電動型は動力源の電気モーターによって動く．

### 1) 既製品車椅子

不特定多数の人が利用する目的で生産され，メーカーは要望に応じて在庫する製品を出荷できる．各種施設や病院に備え付けられている車椅子の多くが既製品であり，比較的安価で入手しやすいため，個人が選択する場合も少なくない．

### 2) モジュラー型車椅子

既成の規格部品を組み合わせて作られ，オーダーメイド型車椅子より納期が短く，安価となる．調整機能があるため，身体や機能にフィットさせるための微調整が可能で，利用開始後の身体的機能変化にも対応できる利点がある．

### 3) オーダーメイド型車椅子

身体計測を行って部品などの種類と型を決定し，医師の処方により製作する車椅子で，適合検査を必要とする．使用者の体格や症状に合わせて作られるので，使用者に適合したものとなるが，製作日数がかかり，高価である．

### 4) 手動車椅子

乗車者が手で駆動輪を回して移動するタイプ（自走用）と介助者が押して移動するタイプ（介助用）の2種類に分けられる．

#### (1) 自走用車椅子

#### a. 標準型車椅子（図1）[1]

後輪の駆動輪を回して駆動する四輪タイプのものが一般的で，折りたたみ機能がついていることが多い．メーカーでは不特定多数の人が使えるよう既製品として作っているが，車輪の直径やシート幅などが違うものを生産販売している場合もある．常時在庫があり，求めやすいので利用することが多いが，標準的なサイズのため，乗車者にとって大きすぎたり，手狭だったりすることもある．小さすぎると乗車者にとって苦痛に感じられ，大きすぎる場合は乗車者の姿勢の崩れにもつながるため，身体適合をチェックして（後述），乗車者に合った車椅子の選択やクッションなどで対策を立てることが重要である．

#### b. スポーツ用車椅子（図2）

乗車してスポーツをするための車椅子である．車椅子スポーツ競技の発達でそれぞれのスポーツに合った独自の車椅子が使われるようになった．

#### (2) 介助用車椅子

#### a. 介助用標準型手押し式車椅子（図3a）

介助者が押して動かすことが前提で，ハンドリムはついていないことが多い．車の

**ここがポイント！**
適切な車椅子や歩行補助具により対象者が移動できることで，人生の質（QOL）の向上が得られるとともに，身体機能の向上や二次障害の予防，精神機能・心理面にもよい影響を与えることが期待される．

**MEMO**
車椅子の有効幅員
自走用車椅子を自分で走らせる場合と人に押してもらう場合では必要となる通行幅が異なる．開口部を自走で通過する場合に必要な幅員は800 mm，直進する場合は900 mmとされる．

**MEMO**
折りたたみ式車椅子の扱い方
折りたたみ式車椅子をたたまれた状態から開くときは，左右のシートパイプの上に両手をあて，左右均一に力をかけるなどして，フレームが歪まないようにする．たたむときは左右のフットサポートが干渉しないようにフットサポートを両方跳ね上げてから，シートの中央部分を前後から持ち上げて折りたたむ．

**LECTURE 14**

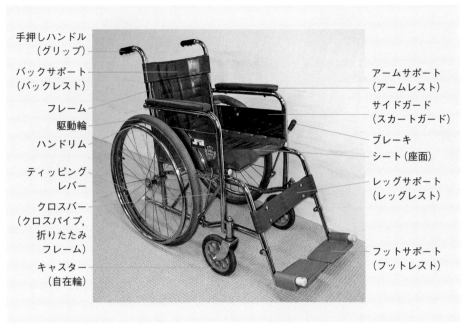

**図1 自走用手動車椅子の各部の名称 (JIS 規格 T9201, 2016 より)**
(佐竹將宏：車椅子，歩行補助具．石川　朗ほか編．装具学，第2版．15レクチャーシリーズ理学療法テキスト．中山書店；2020．p.95-108[1])

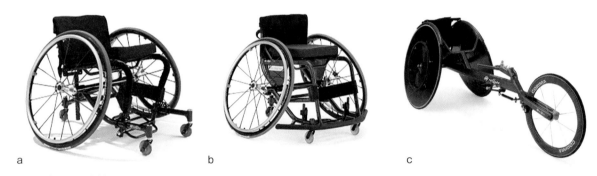

a        b        c

**図2 スポーツ用車椅子**
a. テニス用車椅子 (日進医療器, NST-07), b. バスケットボール用車椅子 (日進医療器, NSB-08), c. マラソン用車椅子 (日進医療器, NSR-A01).

トランクに積み込むことを考慮して，後輪が小さく軽量に作られていることが多い．ブレーキも介助者が使えるように，ハンドル部分に設置されている．

### b. リクライニング機能付き車椅子 (図3b)

介助用車椅子で，背もたれの角度を変えることができる．

### c. ティルト機能付き車椅子 (図3c)

背もたれ，座面 (シート)，レッグサポートが一体になって後方に傾く機能をもつ車椅子である．車椅子使用者を座った状態で後方に傾斜 (ティルト) させることができ，使用者にも介助者にも便利である．また，座位姿勢での車椅子の乗車が難しい場合も，後方に傾斜することで姿勢が安定し車椅子乗車が可能になることもある．

### 5) 電動車椅子

バッテリーを搭載して電気モーターによって動く車椅子である．標準型 (図4a)[1] のほか座位変換のためのリクライニング機能，ティルト機能，スタンドアップ機能，リフト機能を装備している座位変換型 (図4b)，手動型に電動駆動装置を取り付けた簡易型 (図4c)，高齢者の移動用に開発・販売されたハンドル形 (図4d) などがある．コントローラーの操作にはスティックハンドルを手部で操作する方法や，両耳のそばのスイッチを頸部の左右屈で操作する方法，顎を使って操作する方法 (チンコント

**MEMO**
高齢者の電動車椅子のレンタルは，原則介護保険要介護2以上の人が対象である．

LECTURE
**14**

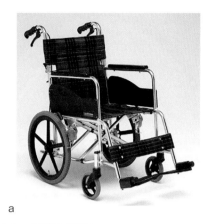
a

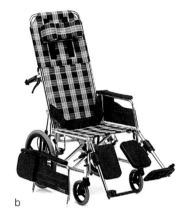
b

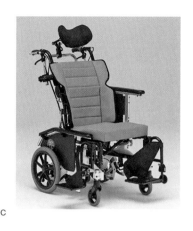
c

**図3 介助用車椅子**
a. 介助用標準型手押し式車椅子（松永製作所，AR シリーズ　AR-301），b. リクライニング機能付き車椅子（松永製作所，MW シリーズ　MW-14HB），c. ティルト機能付き車椅子（松永製作所，マイチルト・ミニ 3D）．

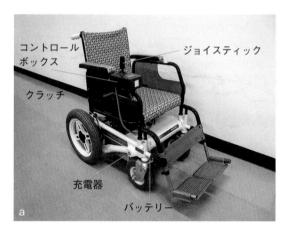
a

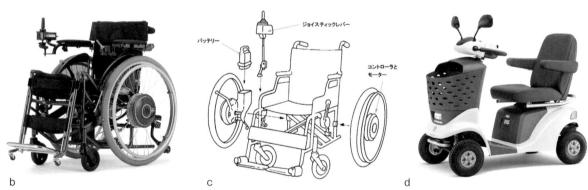
b　　　　　　　　　c　　　　　　　　　d

**図4 電動車椅子**
a. 標準型電動車椅子，b. 座位変換型電動車椅子（日進医療器，電動スタンダップチェア II），c. 簡易型電動車椅子（公益財団法人テクノエイド協会），d. ハンドル形電動車椅子（スズキ，ET4D）．
（a：佐竹將宏：車椅子，歩行補助具．石川　朗ほか編．装具学，第 2 版．15 レクチャーシリーズ理学療法テキスト．中山書店；2020．p.95-108[1]）

---

**MEMO**

**座位変換型電動車椅子**
リクライニング機能，ティルト機能，スタンドアップ機能によって姿勢変換ができる．この機能と高機能のクッションを使うことにより長時間乗車することが可能になり，頸髄損傷者はベッドから離れて生活を送れ，行動の範囲が広がる．

ロール）などがある．

## 2. 構造と名称，部品のいろいろな種類（図1）

①駆動輪：大車輪ともいわれ，自走用手動車椅子ではタイヤの外側に手で握って駆動する輪（ハンドリム）がついている．

②ハンドリム：駆動輪のタイヤの外側についている輪で，手で握って車椅子を動かす．

③キャスター：自在輪で 360° 回転することができる．

④シート：座面ともいう．角度，奥行き，幅，高さが乗車姿勢や立ち上がりに影響

する.

⑤背もたれ（バックサポート）：1枚のシート状のもののほか，複数のベルトによって調整するものもある（**図5**）.

⑥アームサポート（アームレスト）：シートの外側にあり，前腕をのせて安寧にするほか，使用者の転落を予防する．固定式のほか，移乗時に障壁にならないように着脱できるものや跳ね上げ式がある（**図6**）[1].

⑦フットサポート（フットレスト）：足をのせるもので，片方ずつ跳ね上げられるタイプ，両側がつながったもの，外側に開くもの，着脱できるものなどがある.

⑧ブレーキ：レバー式ブレーキとトグル式ブレーキがあり，それぞれ手前に引いてブレーキをかけるタイプとレバーを前方に押してブレーキをかけるタイプがある．片麻痺で麻痺側のブレーキレバーに非麻痺側上肢が届きにくい場合，ブレーキレバーの長さを長くする工夫もする．ブレーキレバーを延長すれば，容易に非麻痺側上肢がブレーキレバーに届き，無理な姿勢での操作を避けられ，またブレーキのかけ忘れの防止も期待できる（**図7**）[1].

⑨ティッピングバー：段差や障壁を乗り越える際に介助者はハンドルを握って，この部分を踏み込むことで前輪（キャスター）部分を持ち上げることできる.

## 3. 障害と車椅子の適用

### 1）脳卒中片麻痺者

内外2個のハンドリムが片側についた片麻痺用車椅子を用いると，非麻痺側上肢で2個のハンドリムを操作して駆動することができる．標準型車椅子を使用する場合は非麻痺側上肢でハンドリムを回し，非麻痺側下肢で車椅子の舵を取って移動する.

### 2）対麻痺者

トランスファーボード（後述）を使用して移乗を行う場合は，アームサポートを跳

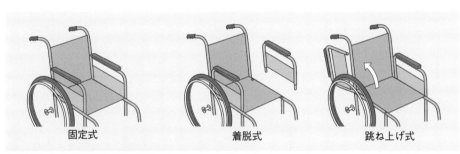

固定式　　　　着脱式　　　　跳ね上げ式

**図6　アームサポートの種類**
（佐竹將宏：車椅子，歩行補助具．石川　朗ほか編．装具学，第2版．15レクチャーシリーズ理学療法テキスト．中山書店；2020．p.95-108[1]）

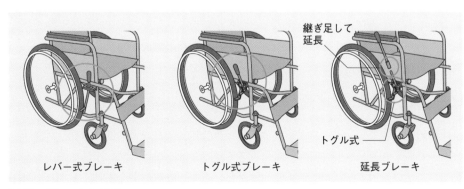

レバー式ブレーキ　　　トグル式ブレーキ　　　延長ブレーキ

継ぎ足して延長

トグル式

**図7　ブレーキの種類**
（佐竹將宏：車椅子，歩行補助具．石川　朗ほか編．装具学，第2版．15レクチャーシリーズ理学療法テキスト．中山書店；2020．p.95-108[1]）

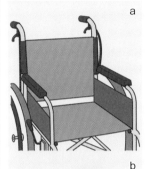

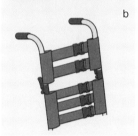

**図5　背もたれ**
a．シートタイプ，b．ベルトタイプ．

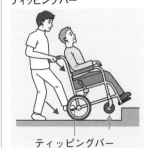

ティッピングバー

LECTURE
**14**

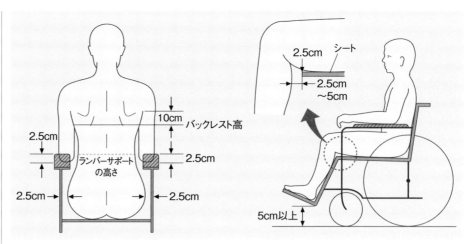

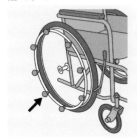

**MEMO**
レバー式ブレーキ
レバーを凹凸の溝の手前部分に
ひっかけて，駆動輪のタイヤを押
さえて止める．ブレーキを解除す
る際は，レバーを凹凸の溝の最
前方部分に移動させて，解除す
る．

**MEMO**
トグル式ブレーキには，手前に
引っ張るタイプと前方に押すタイ
プ，どちらでもかけることができる
タイプがある．

**MEMO**
握り式ノブ

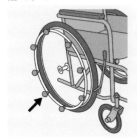

（佐竹將宏：車椅子，歩行補助
具．石川　朗ほか編．装具学，
第2版．15レクチャーシリーズ
理学療法テキスト．中山書店；
2020．p.95-108[1]）

**MEMO**
車椅子と勾配の角度
バリアフリー法の最低限にあたる
基準：1/12（5°）以下．
バリアフリー法の望ましいとされる
基準：1/12以下．屋外は1/15
（4°）以下．
欧米諸国の基準：フランス1/20
（3°）を超えない，ドイツ1/12
（5°）を超えない．

**試してみよう**
標準型車椅子に乗車したクラス
メートの身体適合をチェックしてみ
よう．

**MEMO**
装具等の製作にかかわる制度の
優先順位
各種制度には優先関係が定めら
れており，患者が利用可能な制
度が複数ある場合はそれに従う．
自動車賠償責任保険などの損害
賠償制度や労災などの業務災害
補償制度の優先順位が高く，医
療保険制度，介護保険制度，
障害者総合支援法などの社会
福祉制度，生活保護などの公的
扶助制度と続く．

**図8　身体適合のチェックポイント**
（日本整形外科学会，日本リハビリテーション医学会監：義肢装具のチェックポイント，第5版．医学書院；1998．p.247[2]）

ね上げ式や着脱式などにする．上肢機能に合わせて，ハンドリムにノブをつけたり，ブレーキの種類を選択する．自動車を運転する場合は，車に積み込みができるようコンパクトで軽量なものを選択する．

**3）四肢麻痺者**

リクライニング機能のついたものや電動車椅子を選択する．リクライニングを倒したときに後方に転倒するのを防ぐため，転倒防止装置を設置する．電動車椅子はリクライニング機能，ティルト機能，スタンドアップ機能などがつくものもあるため，使用者の姿勢変換が簡単にでき，乗車時間を延長することができる．また，スイッチの工夫により自走も可能であるため，四肢麻痺患者のQOLの向上につながる．重量が重いこと（本体は100 kg以上になる），価格が高いことなどは導入時に考慮が必要な点である（Step up参照）．

**4）脳性麻痺者**

標準型車椅子や電動車椅子を選択する．体幹支持ベルトやリクライニングバックサポートなどを用いて姿勢を保持できるようにする．

## 4．車椅子の選択

**1）身体適合のチェックポイント**

車椅子使用者の体形に車椅子があっていない場合，駆動動作時に肩関節を余分に外転する必要が出てきたり，不良姿勢につながったりする．チェックポイント（図8）[2]にそって適合を確認する．

**2）車椅子製作とチェックポイント**

身体や条件に適合したものを導入することが使用者にとって大切である．既製品を貸与するかまたは購入するか，モジュラータイプを利用するか，オーダーするかはそれぞれの使用者の事情による．表1のような手順で検討を進めていくとよい．

## 5．車椅子の基本的メンテナンス

定期的に点検をし，手入れをする．ブレーキの利きが悪い場合は使用者の安全にかかわることでもあり，早めに修理する．タイヤの空気圧が低い場合には地面からの振動が車椅子の使用者に伝わり，乗り心地が悪いので，適切な量を入れる．また，定期的にタイヤの空気圧が適切か，左右で異なっていないかを確認する．

車椅子のタイヤには，空気入りタイヤと硬性タイヤ（ソリッド）の2種類がある．

**表 1　車椅子製作とチェックポイント**

| 1. 状況把握 | 本人の心身機能，生活や介護環境，使用用途など |
|---|---|
| 2. 種類の選択 | 状況を把握した結果から車椅子の種類などを決める |
| 3. 仕様の決定 | 寸法のほか，ブレーキやアームレストなどの形状，座面や背もたれの角度などを決定する |
| 4. 車椅子の決定と入手手続き | 価格や公的支給対象の有無なども考慮することが必要．計画に合ったものが見つからない場合や価格が折り合わない場合は再検討も必要 |
| 5. 適合チェック | 処方された内容に合っているか，性能に不具合はないかなどを確認する |

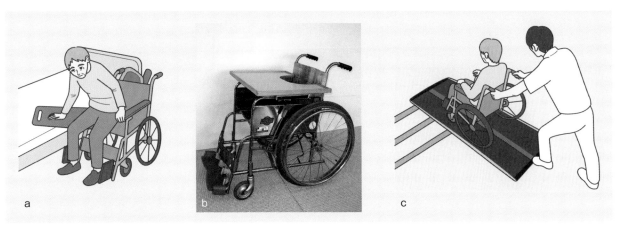

**図 9　車椅子と一緒に使うもの**
a．トランスファーボード，b．車椅子用テーブル，c．スロープ．
（a：佐竹將宏：車椅子，歩行補助具．石川　朗ほか編．装具学，第 2 版．15 レクチャーシリーズ理学療法テキスト．中山書店；2020．p.95-108[1]）

**表 2　車椅子用座クッション**

| | ウレタンフォームクッション | エアークッション | ゲルクッション |
|---|---|---|---|
| 利点 | 軽い，安価 | 圧力分散性能が高い | 圧力分散性能が高い |
| 欠点 | 耐久性，耐水性，座位保持力が劣る | 高価，調整に技術が必要，とがったものが刺さるなどして穴が開かないように注意が必要 | 高価，重い，蒸れやすい |

空気入りタイヤは，通常の自転車と同じでタイヤの空気挿入口に空気の逆流を防止する弁があり，弁にはゴム（虫ゴム）がかぶせてある．これが劣化すると弁の役割を果たさずタイヤの空気が漏れる．タイヤに空気を入れてもしばらくすると空気が抜ける場合は虫ゴムが劣化している可能性が高いので，虫ゴムを交換する．

## 6.　車椅子と一緒に使うもの（図 9）[1]

### 1）トランスファーボード

ベッドと車椅子のあいだに置いて，その上を殿部をすべらせる形で移動し，座ったまま移乗できるようにする道具である（図 9a）．板状で，いろいろなかたちのものが考案されている．

### 2）車椅子用テーブル

車椅子に設置できるテーブル（図 9b）で，腹部にあたる部分は半円に切り抜いてあるものもある．透明なものはテーブルで覆われた部分を上部から見ることができる利点がある．

### 3）車椅子用座クッション　（表 2）

車椅子上での姿勢の保持や座圧分散に役立つ重要な物品の一つである．いろいろな素材のものがあり，それぞれ利点と欠点があることを理解して対象者に合わせて選択することが大切である．

**MEMO**
**補装具申請と支給**
補装具利用者が市町村に補装具費支給の申請を行う．市町村は身体障害者更生相談所等の意見をもとに審査し，適当と認められた場合，支給を決定する．申請者は支給決定後に業者に発注するが，代理受領の手続きをとれば，利用者負担額を負担するだけでよく，補装具費の残りは業者が市町村に請求する．

**MEMO**
**硬性タイヤ（ソリッド）**
チューブを使っておらず，タイヤの空気漏れなどはなく，空気を追加する必要もないため，メンテナンスは楽である．硬いタイヤのため地面からの衝撃が乗車している人に伝わりやすく，空気入りタイヤを使用した車椅子のほうが乗り心地はよい．

**MEMO**
**車椅子用テーブル**
弛緩性麻痺の片麻痺患者が患側上肢をテーブルに乗せることで，不良姿勢の防止，良肢位保持が期待できる．また，患側上肢が視野に入り，麻痺側に意識を向けやすくなり，患側上肢の安全な取り扱いなどにつながりやすい．

LECTURE
**14**

段差や溝の部分に置いて，乗り降りがスムーズにできるようにする板状のものである（図9c）.

**MEMO**
歩行補助具は安定性を向上させ，荷重や疼痛を軽減させる．また，動作をしやすくすることで歩行速度を速め，疲労しにくくすることも期待できる．安心して移動ができるようになり，その結果，行動範囲が広がる.

# 歩行補助具

立位や歩行を補助するために用いられる．歩行補助具を使うことにより，支持基底面を広げて安定した姿勢を保ちやすくなり，体重を支持して負荷を軽減するとともに動作がしやすくなる．歩行補助装具にはたくさんの種類があり，同じ種類でもメーカーによって形状や重量などが違う．それぞれの特性を理解し，利用者に合ったものを選択することが重要である.

## 1. 種類

### 1）杖

ケイン（cane）

クラッチ（crutch）

手のみで支持するものをケイン（**図10**）[1]，手とそれ以外の部分2点以上で支持するものをクラッチ（**図11**）[1]とよび分けている．ケインは単脚と多脚があり，多脚杖は手を放しても杖そのものが自立する．クラッチは2点以上で体を支えるためケインに比べて支持性が高い.

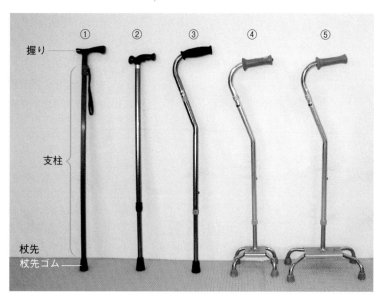

**図10　ケイン─T字杖と多点杖**
①T字杖，②T字杖（アジャスタブルタイプ），③T字杖（オフセットタイプ），④四点杖（ナローベースタイプ），⑤四点杖（ワイドベースタイプ）
（佐竹將宏：車椅子，歩行補助具．石川　朗ほか編．装具学．第2版．15レクチャーシリーズ理学療法テキスト．中山書店；2020．p.95-108[1]）

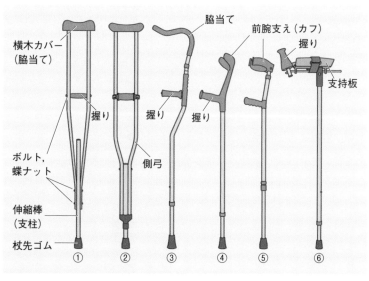

**図11　クラッチ**
①松葉杖，②松葉杖（プッシュボタン式），③オルソクラッチ，④ロフストランド・クラッチ（カフが開いている），⑤ロフストランド・クラッチ（カフが閉じている），⑥プラットホーム・クラッチ
（佐竹將宏：車椅子，歩行補助具．石川　朗ほか編．装具学．第2版．15レクチャーシリーズ理学療法テキスト．中山書店；2020．p.95-108[1]）

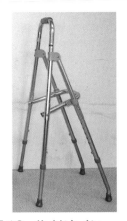

**図12　サイドケイン**

（佐竹將宏：車椅子，歩行補助具.
石川　朗ほか編. 装具学，第2版.
15レクチャーシリーズ理学療法テキ
スト. 中山書店；2020. p.95-108[1]）

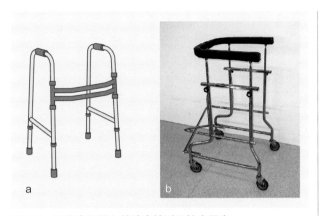

**図13　四脚歩行器と前腕支持型四輪歩行車**

a. 四脚歩行器，b. 前腕支持型四輪歩行車.

（b：佐竹將宏：車椅子，歩行補助具. 石川　朗ほか編. 装具学，第2版.
15レクチャーシリーズ理学療法テキスト. 中山書店；2020. p.95-108[1]）

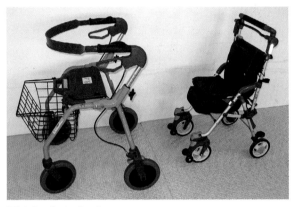

**図14　シルバーカー**

（佐竹將宏：車椅子，歩行補助具. 石川　朗ほか編. 装具学，第2
版. 15レクチャーシリーズ理学療法テキスト. 中山書店；2020.
p.95-108[1]）

① T字杖：一本杖ともよばれる. 握りの部分がアルファベットのTの字やLの字
の形をしており，長さを変えられるタイプのものもある.

② 四点杖：脚部が4つあり，指示面積が広いため安定している.

③ サイドケイン：4点で支持し，安定性に優れており，片麻痺患者の早期の歩行な
どに用いられる（**図12**）[1]. ヘミウォーカーともいう.

④ 松葉杖：下肢の免荷が必要なときや両下肢機能が低下した場合に使用され，脇当
てを腋下にあてて，握り手とよばれる部分を握るかたちで体重を支える. 脇当て
がなく，上腕背側に上腕支えをあてて上腕三頭筋の力をサポートするカナディア
ン・クラッチも松葉杖の一種である.

⑤ ロフストランドクラッチ：前腕を支持するカフで肘関節の伸展をサポートする.
カフに前腕を通したまま手部を使ってドアノブの開閉をしたり手すりをもって階
段の昇降ができるなど利点もあるが，杖の取り外しは不便である.

**2) 歩行器**　（**図13**）[1]

キャスターのついたものとついてないものに大別される. いずれも立位や歩行のバ
ランスが悪い場合に用いられ，キャスターのついたものは歩行器の支持機能や車輪に
よる機動性を使って行動範囲をより広げる場合などに用いられる.

**3) シルバーカー**　（**図14**）[1]

外出のために使われ，手押し車ともよばれる. 停車のためのブレーキが備わり，

---

💡 **ここがポイント！**
歩行能力回復度や荷重できる
程度に合わせて歩行補助具も
変更していくことが大切である.

📝 **MEMO**
**歩行補助具の有効幅員**
使用する歩行補助具の種類に
よって有効幅員は違ってくる.
1本杖：800 mm
松葉づえ：1,200 mm
歩行器：900 mm

T字杖（T cane）

サイドケイン（side cane）

ヘミウォーカー（hemi-walker）

📝 **MEMO**
**サイドケイン**
片麻痺患者の歩行に早期から使
われることも多い. 多点杖より安
定性を確保できるため，方向転
換場面にも有効である.

📝 **MEMO**
**カナディアン・クラッチ**

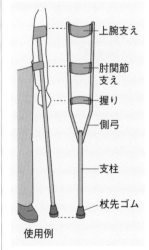

上腕支え

肘関節
支え

握り

側弓

支柱

杖先ゴム

使用例

📝 **MEMO**
**シルバーカーの車輪**
シルバーカーの車輪のタイプは，
固定式のもの，半固定式のもの，
自在輪がある. 固定式のものは
真っ直ぐ進むことには優れている
が，方向転換時には車体を持ち
上げて，方向を変える必要があ
り，バランス能力や上肢の力が
必要となる. 自在輪は小回りが利
き，操作性に優れているが，悪
路では推進力が弱まる弱点もあ
る.

**LECTURE**
**14**

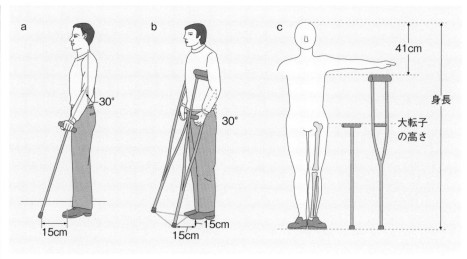

**図 15　T字杖と松葉杖の長さ**
(a, b：日本整形外科学会, 日本リハビリテーション医学会監：義肢装具のチェックポイント, 第5版. 医学書院；1998. p.269 改変, p.270[2], c：服部一郎ほか：リハビリテーション技術全書, 第2版. 医学書院；2000. p.406[3] 改変)

 **MEMO**

歩行器のバリエーションとして, 交互型歩行器がある. 交互型は, 左右のフレームを歩行に合わせて交互にずらして移動するが, フレームが固定された型と比べて歩行動作は難しくなる. いずれの型も後方へのバランスを崩しやすいので注意が必要である.

買ったものを入れるスペースや座って休憩できる座面があるものなど, さまざまなデザインのものがある.

## 2. 障害と歩行補助具の選択

歩行補助具を使用することにより支持基底面が広がり, 安定性が増す. ケイン1本より四脚杖のほうが支持基底面が広がり, サイドケインより歩行器のほうが下肢への荷重量が少なくなる. 一方, 操作性や補助具の重さの面から考えると一本杖のほうがサイドケインより軽く, 扱いやすい. 安定性や操作性, 下肢への荷重量を考慮して, 選択する.

## 3. 寸法合わせ

**MEMO**

**寸法の調整**

長さ変更可能な調整式の杖は, ボタンがサイズ調整穴から出てくるようにして長さを調整する. 調整式でない杖は, 杖先ゴムをはずし, 杖の下方を切断して長さを調整する.

いつも履く靴や装具を身に着けた使用者の体にそわせて杖（ケイン）を置き, 橈骨茎状突起または大転子の高さで長さを決定する. また, 立位で足の小指から15 cm前方ならびに外方に杖先を置き, 杖を持った上肢の肘関節が30°屈曲する長さにする（**図15**）[3].

松葉杖は立位で足の小指から15 cm前外方に杖先を置き, 肘が30°屈曲する長さにし, 脇当てが腋窩と指3本分くらい離すようにする.

### ■引用文献

1）佐竹將宏：車椅子, 歩行補助具. 石川　朗ほか編. 装具学, 第2版. 15 レクチャーシリーズ理学療法テキスト. 中山書店；2020. p.95-108.
2）日本整形外科学会, 日本リハビリテーション医学会監：義肢装具のチェックポイント, 第5版. 医学書院；1989. p.247, p.269-70.
3）服部一郎ほか：リハビリテーション技術全書, 第2版. 医学書院；2000. p.406.

### ■参考文献

1）日本整形外科学会, 日本リハビリテーション医学会監：義肢装具のチェックポイント, 第9版. 医学書院；2021.
2）松澤　正監修, 松原勝美著：移動補助具, 第2版. 金原出版；2012.
3）日本作業療法士協会監, 古川　宏, 黒岩貞枝編：義肢, 装具, リハビリテーション機器, 住宅改造. 作業療法学全書, 第9巻, 改訂第2版. 協同医書出版社；2007.
4）大川嗣雄, 伊藤利之ほか：車いす. 医学書院；1987.
5）小原謙一, 藤田大介編：目的別車椅子シーティングのススメ. 診断と治療社；2021.

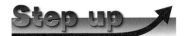

## 電動車椅子

技術革新や障害者の移動のあり方が変わってきたことにより，重度な障害者にも電動車椅子（図1）を利用する機会が，以前より格段に増えてきた．

姿勢変換機能付き車椅子（図1a）では，ティルト機能（図1b），リクライニング機能（図1c），ティルトとリクライニング機能，スタンド機能（図1d）などがついているものがある．これらの機能を利用することで殿部の除圧・減圧ができたり，休息肢位がとれ，長時間車椅子に乗車することができるようになり，社会的活動の幅が広がる．

操作スイッチ（コントローラー）部分は，ジョイスティック式（図2）のほか，顎で操作するもの（チンコントロール），両耳のそばのスイッチを頸部の動きで操作するもの，マウススティックでタッチパネルを操作するものなど多岐にわたる．また，足底板にスイッチを設置して下肢操作するタイプも考案されている．

電動車椅子の走行性能を高めるため，6輪タイプのものも多い．6輪タイプだと，主輪軸が4輪よりも前方に移動しており，真ん中の車輪で回るため，小回りがきく．後ろの車輪は転倒防止の役割も兼ねている．

### 1）導入時の注意点（総重量や高さの影響）

電動車椅子はバッテリーも含めて30kg前後になり，乗車している人の体重も含めると総重量はかなりの重さになる．段差解消用スロープや電動車椅子に乗ったまま乗れる自動車を使用する場合は，これらの重量に配慮した検討が必要になる．電動車椅子の座面は手動車椅子よりも高く，ネックサポートなどもついているタイプもあるため，自動車の開口間口や高さの寸法確認も欠かせない．

また航空機への搭乗を総重量，高さ，長さ，バッテリーの種類により断られ，航空機を利用できないといったことも起きている．現在のバッテリーは防漏型が主流であることもあまり知られておらず，以前の液体を用いたバッテリーを想定して判断されることも少なくないようである．航空機の搭乗の際には，事前に航空会社へ問い合わせするのがよいだろう．

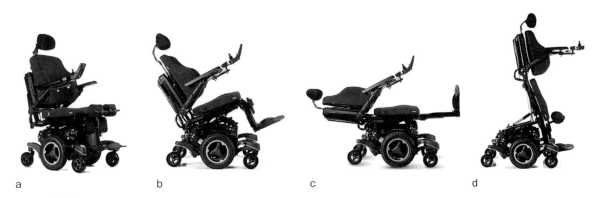

a　　　　　　　　b　　　　　　　　c　　　　　　　　d

図1　電動車椅子
a. 全景像，b. ティルト機能，c. リクライニング機能，d. スタンド機能
（サンライズメディカル，QUICKIE Q700-UP M）

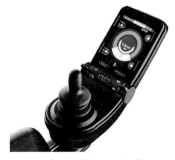

図2　ジョイスティック式
（サンライズメディカル）

LECTURE
14

### 2) 制度と支給基準—車椅子申請と支給について

①車椅子利用者が市町村に補装具費（車椅子）支給の申請を行う.

②市町村は身体障害者更生相談所等の意見をもとに審査し，適当と認められた場合，支給を決定する.

③申請者は支給決定後に業者に発注するが，代理受領の手続きをとれば，利用者負担額を負担するだけでよく，補装具費の残りは業者が市町村に請求する.

制度間優先順位（p.162 MEMO 参照）から高齢者には介護保険で既製品の貸与（レンタル）が推奨されるのが一般的である．しかし既製品では寸法が合わないなどの問題もあり，そのような場合は高齢者であっても受注生産品（オーダーメイド）をつくることができる.

### 3) 国産と海外製品の違い

欧米の製品はデザイン性に優れ，「カッコいい乗り物」というイメージを与えるものが多い．近年の日本の車椅子ユーザーもデザインや機能性を重視して選択する傾向にある．ただし，海外製品は国産のものに比べて値段が高いのが難点である．海外製品にはレジャー専用の電動車椅子があることも特徴的といえる.

### 4) 電動車椅子での移動の自由の確保

電動車椅子を処方・入手後に使用していないケースも数多く見受けられる．ピア相談員の聞き取りによると，電動車椅子への移乗のマンパワーがない，電動車椅子で動き回ることができないなどの理由である．日本家屋や建築物，公共交通機関は電動車椅子を使用することが想定されていない現状があり，一刻も早い改善が期待される.

### 5) 電動三輪車・電動四輪車

電動車椅子の範疇に入る電動三輪車・電動四輪車は，長い距離や長い時間を歩くことができない人（高齢者や身体障害者）の主に屋外の利用を想定したものである．上肢でハンドルとアクセルレバーを操作して動かす．時速6 km 以下に制限されており，道路交通法上は歩行者とみなされている．運転免許は必要とされていない．高齢者の自動車免許証返納を促進する風潮の中，このタイプの電動車の使用も増えてきている．移動に支障のある高齢者の補助手段となっているとはいえ，これに乗ったままスーパーで買い物をする，車道の走行なども報告され，想定外の使用による事故やトラブルが心配される.

### 6) 電動車椅子の交通事故

電動車椅子は，その普及に伴い交通事故が多数発生しており，その利用には十分注意が必要である．警察庁の調査によると，近年の車椅子の交通事故のうち約7割は電動車椅子の事故となっている（表1）[1].

電動車椅子の事故状況の特徴は，次のとおりである.

①**時間帯別**：朝8時から夕方6時に多発している.

②**類型別**：道路横断中に最も多く発生している．死亡事故のうち6割以上が道路横断中の事故である.

③**通行目的別**：買い物と散歩を目的に電動車椅子を利用している際の事故が多い.

④**年齢別**：負傷者の7割近くが65歳以上である.

表1　電動車椅子と手動車椅子の交通事故死傷者数の推移（人）

| | | H24 年 | H25 年 | H26 年 | H27 年 | H28 年 | 合計 |
|---|---|---|---|---|---|---|---|
| 電動車いす | 死者数 | 7 | 5 | 6 | 7 | 9 | 34 |
| | 負傷者数 | 206 | 187 | 175 | 171 | 144 | 883 |
| | 合計 | 213 | 192 | 181 | 178 | 153 | 917 |
| 手動車いす | 死者数 | 7 | 3 | 3 | 0 | 4 | 17 |
| | 負傷者数 | 93 | 101 | 97 | 83 | 78 | 452 |
| | 合計 | 100 | 104 | 100 | 83 | 82 | 469 |

（警察庁：電動車いすの安全利用に関するマニュアルについて[1].）

⑤**相手当事者別**：事故の相手は自動車がほとんどで，9割近い.

電動車椅子の利用に際しては，利用者に交通ルール・通行方法を十分に理解してもらうとともに，車椅子の点検はもちろん，利用者の服装や乗車時の姿勢，発進・走行・停止・乗降車時の基本操作の習得，道路状況の確認の習慣を身につけ，安全を確保する．安全な利用のための電動車椅子の交通ルールについては，警察庁のウェブサイト[1]に詳しく解説があり，各地で安全運転講習会も催されている.

**LECTURE 14**

■引用文献

1) 警察庁：電動車いすの安全利用に関するマニュアルについて. https://www.npa.go.jp/bureau/traffic/anzen/e_wheelchair.html

# 15 義肢・装具の支給体系とチームアプローチ

## 到達目標

- 義肢・装具，その他の支給体系を理解する．
- 切断のリハビリテーションチームと作業療法士の役割を理解する．
- 切断者の心理と行動を理解する．

## この講義を理解するために

　義肢・装具は対象者が疾患や外傷などの治療において，さらに，その後の日常生活や学業，職業において必要となる場合があります．作業療法士は対象者の生活背景をしっかりととらえ，その人にとって必要な義肢・装具がスムーズに入手できるように，義肢・装具の支給に関する制度を十分に理解しておくことが重要です．

　切断のリハビリテーションでは多くの専門職が知識と技術を共有し協業します．作業療法士が患者とその家族のニーズを代弁できるようにチームの一員として積極的にかかわることが重要です．切断者の心理と行動は画一的なものではありません．日々の変化をとらえ，信頼関係をどのように築くかを学びましょう．

　以下の項目を学習しておきましょう

　　□ 医療保険の役割について調べておく．

　　□ 義肢・装具に関連する職種について調べておく．

　　□ リハビリテーションチームはどのような専門職種で構成されるか，その役割を調べておく．

　　□ 切断者の心理状態について障害受容の過程を調べておく．

## 講義を終えて確認すること

　　□ 治療用装具と更生用装具の違いを説明できる．

　　□ 補装具として取り扱われる種目を列挙できる．

　　□ 義肢・装具の支給体系を説明できる．

　　□ 切断のリハビリテーションにおける作業療法士の役割を具体的に説明できる．

　　□ 切断者の心理と行動を理解するために障害受容や寄り添い方を具体的に説明できる．

## 1. 義肢・装具支給の流れ

### 1）義肢・装具作製の概要

義肢・装具は医師の処方に基づき義肢装具士等によって作製される．医師の処方後，採寸・採型，作製，装着，適合検査などの一連の過程を経て利用者が使用するに至る．一方，義肢・装具の作製における材料費や製作過程の加工費等含め，これらは安価なものではないため，何らかの制度を利用して経済的な支援を受けるのが一般的である．

### 2）治療用装具と更生用装具

義肢・装具は，支給制度における分類では，治療用装具と更生用装具に大別される．

#### （1）治療用装具

治療用装具は，医師が疾病または負傷の治療上必要であるとし，一時的に使用するものである．主に医療保険等により療養費として給付される．療養費として認められている治療用装具には，関節用装具，コルセット，義肢（義手，義足），義眼（眼球摘出後眼窩保護のため装着した場合），弾性着衣などがある．

この療養費とは，「保険診療において，保険医が治療上必要があると認めて，関節用装具，コルセット等の治療用装具を業者に作らせて患者に装着させた場合には，患者が業者に対して支払った装具購入に要した費用について，その費用の限度内で療養費の支給を行うことになっている．義肢（義手，義足）も治療上の必要から使用される場合は認められるが，症状固定後義肢を装着した場合の費用及びその修理の費用は認められない」と示されている[1]．

利用者は治療用装具を使用するために，かかる費用の全額をいったん直接業者などに支払い，後日各健康保険を通じて現金給付を受けるしくみ（償還払い）を利用する．健康保険制度では現物給付（診察や処置・手術等の治療，看護などの医療サービスの提供）が原則であるが，治療用装具は例外として療養費の対象となり現金給付を受けることができる．

利用者が実際に義肢・装具を使用するには，医師が治療上装具が必要と認め治療用装具を処方し，作製は義肢装具士などの作製業者が行い，完成した後，利用者が受け取る過程を経る．

#### （2）更生用装具

更生用装具は，治療が終了し症状固定後に用いられるもので，福祉制度から補装具として支給される．

補装具とは 2013 年に施行された障害者の日常生活及び社会生活を総合的に支援するための法律（以下，障害者総合支援法）の第 5 条第 25 項において以下のように示されている．「『補装具』とは，障害者等の身体機能を補完し，又は代替し，かつ，長期間にわたり継続して使用されるものその他の厚生労働省令で定める基準に該当するものとして，義肢，装具，車いすその他の厚生労働大臣が定めるものをいう」．また，障害者総合支援法施行規則の中で以下のように定義されている．

①障害者等の身体機能を補完し，又は代替し，かつ，その身体への適合を図るように製作されたものであること．

②障害者等の身体に装着することにより，その日常生活において又は就労若しくは就学のために，同一の製品につき長期間にわたり継続して使用されるものであること．

LECTURE
15

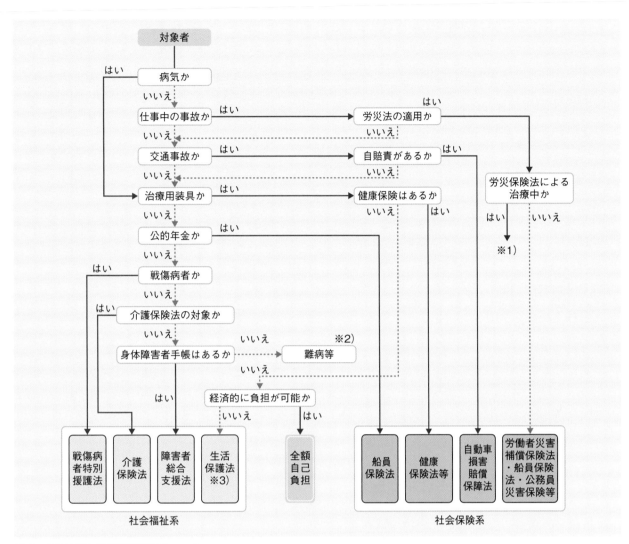

**図 1　福祉用具支給制度選択チャート**
(テクノエイド協会：補装具費支給事務ガイドブック (平成 30 年度 告示改正対応版). テクノエイド協会；2018. p.33[2])
図中※ 1〜3 については，文献 1 を参照.

③医師等による専門的な知識に基づく意見又は診断に基づき使用されることが必要
とされるものであること.

### 3) 義肢・装具の支給制度

#### (1) 他法優先の原則

　治療用装具，更生用装具にはさまざまな公的給付制度があるが，その優先順位は原則的に労働者災害補償保険法，戦傷病者特別援護法，社会保険制度 (医療保険など)，社会福祉制度 (障害者総合支援法など)，公的扶助制度 (生活保護法) の順となる. ただし，交通事故による治療にかかわる場合は自動車損害賠償制度 (自賠責) が公的給付制度よりも優先される (**図 1**)[2].

#### (2) 治療用装具の支給体系

#### a. 医療保険制度

　治療用装具を作製する場合は，必要となる費用についていったん全額を払ったあとに療養費として支給を申請する償還払いのしくみに従って手続きを行う. なお，治療用装具に係る療養費は，障害者総合支援法の「補装具の種目，購入等に要する費用の額の算定等に関する基準」に定められた装具の価格の 100 分の 106 に相当する額を基準として算定することとされている[3].

　手続きには，「医師の意見書 (同意書・証明書) および装具装着証明書」等，領収書，

🐾**MEMO**
**他法優先の原則**
法制度において，適用の順位がある場合に，「他法優先の原則」という.

🐾**MEMO**
**労働者災害補償保険法**
業務中に被った怪我や疾病に対して補償される制度.

🐾**MEMO**
**戦傷病者特別援護法**
軍人軍属等であった者の公務上の傷病に関し，戦傷病者手帳を交付して，療養の給付，療養費の給付，補装具の支給などを行う目的で制定された法律.

LECTURE
**15**

義肢装具の内訳書，療養費支給申請書を加入している健康保険へ申請し，審査を経て自己負担分額を除く金額が払い戻される。加入している健康保険によって自己負担比率は年齢と収入に応じて1〜3割と異なる。医療保険の種類は，被用者保険（全国健康保険協会〈協会けんぽ〉，組合管掌健康保険〈健保組合〉，各種共済など），国民健康保険（市町村国民健康保険，国民健康保険組合）があり，75歳以上は後期高齢者医療制度がある。

### b. 労働者災害補償保険制度

労働者災害補償保険制度（以下，労災保険）は労働者の服務中または通勤中に起きた負傷や疾患，障害，死亡などの災害に対して補償するものである。

治療用の義肢や装具を必要とする場合にその療養にかかった費用が支給される（業務災害は療養補償給付，通勤災害は療養給付）。申請は所轄の労働基準監督署へ書類を提出する。療養にあたり労災指定病院等またはその他の医療機関にかかわらず，業務災害の場合は，療養補償給付たる療養の費用請求書（様式7号），通勤災害の場合は，療養給付たる療養の費用請求書（様式16号の5）を用いて申請を行う[4]。償還払いとなるが，要した費用の全額が支給される。

### c. 生活保護

生活保護受給者が義肢・装具を必要とした場合，生活保護法による医療扶助に該当し現物給付となる。対象者は医療機関に治療材料給付要否意見書を依頼し保健福祉センター等に提出し，同センターが治療材料の給付について必要と認めたときは，治療材料券が交付される。それをもとに義肢装具作製業者は義肢・装具の作製を行い，完成後利用者に手渡される。自己負担はない。

### d. 損害賠償制度

各種損害賠償制度があり，交通事故や暴行など，第三者行為によって負った疾病や負傷の医療費は加害者による負担が求められるため，交通事故の場合には自動車損害賠償責任保険が公的な保険制度よりも優先して適用される。

## （3）更生用装具の支給体系

### a. 障害者総合支援法

厚生労働省による補装具費支給事務取扱指針[5]によれば，補装具費支給の目的について，補装具を身体障害者および18歳以上の難病患者等の職業その他日常生活の効率の向上を図ることを目的として使用することおよび身体障害児および18歳未満の難病患者等が将来，社会人として独立自活するための素地を育成・助長すること等を目的として使用することが示されている。また，こうした補装具の目的に対して，以下の点を考慮して行うこととしている。

①市町村は，補装具費の支給に当たり，医師，理学療法士，作業療法士，言語聴覚士，身体障害者福祉司，保健師等の専門職員及び補装具の販売又は修理を行う事業者との連携を図りながら，身体障害者・児の身体の状況，性別，年齢，職業，教育，生活環境等の諸条件を考慮して行うものとする。

②身体障害児については，心身の発育過程の特殊性を十分考慮する必要があること。

③補装具を必要とする身体障害者・児及び現に装着又は装用している身体障害者・児の状況を常に的確に把握し，装着等状況の観察，装着等訓練の指導等の計画的な支援を積極的に行うこと。

障害者総合支援法の利用は，身体障害者手帳の交付を受けていることや難病患者等が該当する。一方，身体障害者手帳が交付されていない場合は疾病や負傷による療養中にこの制度を用いた補装具の申請はできない。申請に必要なものは，補装具費支給申請書，補装具費支給意見書（医師が記載），身体障害者手帳（難病患者等の場合は，

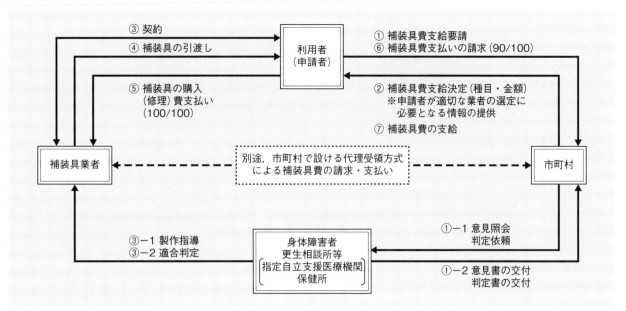

**図2　補装具費の支給の仕組み**
（厚生労働省：障害者福祉. 福祉用具—サービスの利用方法[7]）

特定医療費〈指定難病〉受給者証）申請後，身体障害者更生相談所の判定により市区町村が決定する．決定後は利用者が制作業者に費用の全額を支払う償還払い方式，あるいは申請者が自己負担分を補装具作製業者に支払い，かかる費用の残りを補装具作製業者が市町村へ請求する代理受領方式がある（**図2**）[7]．

2018（平成30）年4月の改正により補装具費の支給基準に「借受け」が追加された．補装具費は「購入」を基本とする原則を維持したうえで，身体の成長や障害の進行が短期間にあり補装具の交換が必要であると認められ，「購入」より「貸与」のほうが適当と考えられる場合に「借受け」として，補装具費の支給の対象となる制度である．種目として，歩行器，座位保持椅子や重度障害者用意思伝達装置のほか，座位保持装置，義肢・装具の完成部品が相当する．

### a）補装具の価格

補装具の種目，購入または修理に要する費用の額の算定等に関する基準をもとに価格を決定し，補装具業者が材料仕入れ時に負担した消費税相当分を考慮し，価格の100分の106に相当する額をもって購入または修理に要する費用の額の上限としている．

費用の自己負担は原則1割であるが，所得に応じた自己負担の上限額市町村税課税世帯（37,200円），生活保護受給世帯（0円），市町村税非課税世帯（0円）が設定されている．

また，使用者本人が希望するデザイン，素材等を選択することにより基準額を超えることとなる場合は，当該名称の補装具にかかる基準額との差額を本人が負担することとすることは差し支えない（差額自己負担）とされている．

### b）補装具の個数

支給対象となる補装具の個数は，原則として1種目につき1個であるが，身体障害者・児の障害の状況を勘案し職業上または教育上等特に必要と認めた場合は，2個とすることができるとされている．

### c）補装具の耐用年数

耐用年数は，通常の装着等の状態において修理不能となるまでの予想年数が示されたものである．再支給の目安となるが，個々の障害者の身体状況や補装具の使用頻度や使用環境，作業状況等により，実際の耐用年数には相当の長短があるものと予想さ

**MEMO**
BFOは完成部品のみで成り立つ補装具である．頸髄損傷，腕神経叢麻痺の事例では食事動作補助器として使用可能なのかを数週〜1か月程度の借受けを行い，有効であると判断されれば購入となる．

**MEMO**
「100分の106に相当」の趣旨について
治療用装具は身体障害者用物品として消費税が非課税であるが，事業者が治療用装具を製作（または購入）するのにあたり，必要な材料および部品の購入には消費税が課税されるため，当該仕入れに係る消費税相当分を考慮したものである．

表 1　上肢の義肢・装具の耐用年数

| | |
|---|---|
| 肩義手，上腕義手 | 装飾用 4 年，作業用・能動式 3 年 |
| 肘義手，前腕義手，手義手 | 装飾用・作業用・能動式 3 年 |
| 肘装具，手部・手指義手 | 装飾用 1 年，作業用 2 年 |
| 肩装具，肘装具 | 軟性は 2 年 |
| 手関節装具，長・短対立装具，把持装具，MP 屈曲および伸展補助装具，BFO | 3 年 |

れるため，再支給に関しては実情に沿った対応をするよう十分な配慮が必要とされ，そのため，耐用年数を経過した後も補装具の性能が十分に保たれ引き続き使用できる場合は，再支給は認められない．一方，耐用年数の経過前に修理不能となり再支給を行うこともある．

　上肢の義肢・装具の耐用年数は**表 1** のように示されている．

### b. 労働者災害補償保険制度

　症状固定後，四肢喪失，機能障害等の残った場合は，障害補償給付（業務災害），障害給付（通勤災害）が支給される（その障害の程度に応じて 1〜14 級に区分され，それに応じ支給される）．また，労災保険の社会復帰促進事業では，障害補償給付あるいは障害給付を受けた者または受けると見込まれる者に対して，義肢等補装具の購入や修理に要する費用の支給を行っている．義肢や補装具などの採型や，装着練習のために医療機関などへ行くための交通費も支給される[9]．

　義肢・装具の費用支給を申請する場合には，労働局へ「義肢等補装具購入・修理費用支給申請書」を提出，労働局において内容の審査を受け，承認後，義肢等補装具業者に義肢等補装具の購入（修理）の注文を行う．義肢採型指導医において採型指導を行い，実施義肢等補装具業者が申請者に義肢等補装具を引き渡す．費用の負担は生じないが，いったん全額を支払う償還払い方式と代理受領方式（一時的にも費用を負担しない）がある．また，この制度では筋電電動義手も支給種目となっている（詳細はStep up を参照）．

### c. 介護保険

　介護保険法は障害者総合支援法よりも優先して適用されるが，介護保険法で貸与・購入できる福祉用具の種目に義肢・装具は含まれていない．

## 2. チームアプローチ

### 1）切断のリハビリテーションチーム

　切断のリハビリテーションチームは特別なものではなく，リハビリテーションを行ううえでのチームアプローチと同様である．**図 3** は考えられる構成メンバーを示したものである．さまざまな専門職が患者・家族を中心に情報を共有しながらかかわっていることを示している．しかし，切断に対するリハビリテーションを行ううえで，義肢を専門としている施設は少なく，経験したことのある作業療法士も少ない．

　義肢装具士は，病院での専属勤務は少なく，主に民間企業である義肢装具製作事業所に所属している[10]．そのため，義肢装具士が常に一緒に働いているわけではない．また，支給制度や補装具判定の解釈にも地域格差がある[11,12]．勤務する施設，地域や環境によって，作業療法士が率先して情報収集しなければならないことも多く，患者・家族と専門職のあいだに立ち，それぞれの状況に応じて双方向の情報交換を積極的に促すことが必要である．

**患者・家族に寄り添う作業療法士の立場を意識する**

　作業療法士は，生活や仕事，社会復帰，さらにそれらの活動を維持するためのフォ

LECTURE
**15**

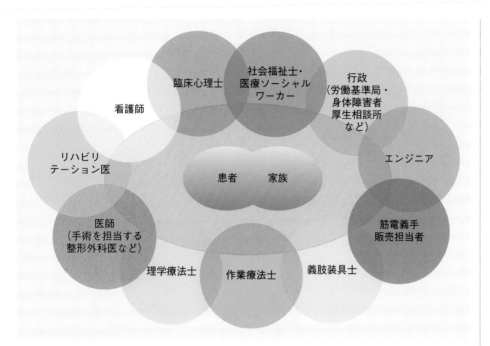

**図3　切断のリハビリテーションチーム**

ローアップを含めると，リハビリテーションチームの中で最も1回あたりのかかわりの時間が長く，さらに長期間に及ぶ専門職となる．専門的見解をわかりやすく患者へ伝え，逆に患者からの要望を専門的見解として，理解を得られるように医師や理学療法士，義肢装具士などへ伝えることは，作業療法士の役割として重要である．切断のリハビリテーションを成功させるためには，作業療法士が患者・家族に寄り添った立場を意識し，積極的に，かつ柔軟，円滑に動くことが必要不可欠である．

### 2）切断者の心理と行動の理解

切断者のリハビリテーションを担当するとき，経験不足，知識不足，切断者の心理に直面する不安などから少なからず臆することがある[13]．担当した場合は，初めて経験することも多い．切断者のリハビリテーションだけを専門的に行っている作業療法士は少なく，どのように問題を解決したらよいか迷うことも多い．しかし，切断者のおかれている状況を理解することで画一的になることなく，個々に学ぶ姿勢が重要である．

#### （1）切断に至るまでの背景を知り，家族も含めて共感する

切断の決断は，医学的に必要不可欠であったものの，患者にとっては忘れられない出来事となる．上肢の切断は見た目にもすぐにわかりやすく，周囲からの目を気にする人も少なくない．家族が作業療法場面に同席することもあるが，本人と家族の受け止め方が必ずしも同じとは限らない．切断の原因が外傷か内部障害によるものかによっても時間経過や切断に至る過程が異なり，心理状態も変わってくる．初回の作業療法では，他患者からの視線を感じないような場所を設定し，患者に集中してかかわれる環境，安心して話してくれる状況を整える必要がある．切断に至るまでの背景をカルテ，医師から事前に情報収集し，可能であれば本人，家族からも聴取する．本人・家族の苦悩を知ることで，価値観や今後の目標設定の動機などを共有することが可能となる．

#### （2）痛みや苦痛の種類を知り，それが日々変化することもある

切断者にとっての痛みや苦痛は断端部に伴うものだけでなく，不安やうつ状態，生活の質の低下，身体イメージへの低下，大切な家族が悲しむことなどへの精神的な痛みや苦痛，仕事復帰の恐怖心や役割の喪失，人間関係の不安，経済的な不安などによ

---

**ここがポイント！**
少ない経験のため，その場で返答や具体的な提示ができないこともある．返答に時間がかかることで，信頼関係にも影響し，必要以上に不安にさせてしまう可能性もある．わからない知識や情報は次回までに返答できるように準備し，できない場合であっても進捗の報告を伝えることが必要である．

**調べてみよう**
「障害受容」とは障害の受け入れ過程を示しており，ショック期，否認期，混乱期，努力期，受容期がある．しかし，すべての患者がこのとおりには経過しない．各期の具体的な心理状態を学び，必ずしも一方向の経過ではないことを理解しよう．

LECTURE
**15**

る社会的な痛みや苦痛などにつながる．また，生命の危機を脱したことが落ち着くことによって，社会とのかかわりが増え，苦痛が増える場合もある．断端形成術後は創部が落ち着くことで退院が可能であり，早期から社会復帰への必要性に直面させられる場合も少なくない．本人のおかれている環境をいかに想像し，共感できるかが重要である．

### （3）できないことに直面したときは，できるようにすることがすべてではない

切断後の生活は義手，自助具などを用いたとしても困難さが残存する．また，切断前とまったく同じ手の機能を再獲得することは不可能である．筋電電動義手であっても，人間の手と同じ機能を再現できるものは存在しない．技術の限界もあり，どんなに専門職として頑張っても難しい場合がある．しかし，現時点ではここまでならできる，時間がかかるけどできる，今は不便だけどこの方法なら可能などということを体験して知ってもらい，作業療法終了後もこれからの人生の中で本人がチャレンジできる経験を残す意識も重要である．

### （4）モチベーションの評価は患者を中心に，短期的，長期的にとらえる

リハビリテーションに対して，消極的，拒否的，受け身的な姿勢はモチベーションが低いと評価されるが，画一的なものではない．周囲から受ける刺激によって高くなったり低くなったりすることは容易にあり，作業療法場面で見るものがすべてではないことを念頭におく．また，長期的に変化することもあり，治療を選択する重要な場面ではモチベーションの評価は慎重に考え，評価する必要がある．本人の揺れ動く心情を感じ取る感性も求められるが，共感しようとする努力が重要である．

**■引用文献**

1）社会保険研究所編：療養費の支給基準，令和4年度版．社会保険研究所；2022．p.19-20．
2）テクノエイド協会：福祉用具支給制度選択チャート．補装具費支給事務ガイドブック（平成30年度 告示改正対応版）．テクノエイド協会；2018．p.33．
3）厚生労働省保険局長：「治療用装具の療養費支給基準について」の一部改正について．令和元年9月18日発．
https://kouseikyoku.mhlw.go.jp/tokaihokuriku/iryo_hoken/ryoyou/000109895.pdf
4）労働新聞社編：ひと目でわかる労災保険給付の実務，令和4年度版．労働新聞社；2022．p.37-40，p.126，p.189．
5）厚生労働省社会・援護局障害保健福祉部長：「補装具費支給事務取扱指針について」の制定について．令和4年3月31日．
https://www.mhlw.go.jp/content/000922965.pdf
6）厚生労働省：障害者総合支援法の対象疾病（難病等）の見直しについて．
https://www.mhlw.go.jp/content/000847376.pdf
7）厚生労働省：補装具費の支給の仕組み．
https://www.mhlw.go.jp/bunya/shougaihoken/yogu/riyou.html
8）厚生労働省都道府県労働局労働基準監督署：労災保険における傷病が「治ったとき」とは….
https://www.mhlw.go.jp/new-info/kobetu/roudou/gyosei/rousai/110427-1.html
9）厚生労働省都道府県労働局労働基準監督署：義肢等補装具費支給制度について．
https://www.mhlw.go.jp/new-info/kobetu/roudou/gyosei/rousai/040325-10.html
https://www.mhlw.go.jp/content/12200000/000307895.pdf
10）日本義肢装具士協会：義肢装具士とは．日本義肢装具士協会（japo.jp）．
11）大庭潤平：義肢装具（補装具）の公的支給制度．大庭潤平ほか編．義肢装具と作業療法 評価から実践まで，1版．医歯薬出版；2017．p.354-61．
12）澤村誠志：障害者福祉政策の変化と義肢装具の支給サービス．切断と義肢，2版．医歯薬出版；2016．p.499-507．
13）佐藤陽介：切断者を受け持ったらどうするか．長倉裕二ほか編．義肢療法，1版．医歯薬出版；2021．p.11-27．

**■参考文献**

1）秋山 仁：補装具費支給制度の概要と適切な活用．日本義肢装具学会誌 2018；34：163-8．

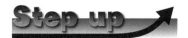

## 労災補償制度による筋電電動義手支給の変遷と現在

### 1) 2013（平成 25）年筋電電動義手の支給対象者が拡大された

　1979 年から開始された労働者災害補償保険法（以下，労災保険）における筋電電動義手の支給対象は両側上肢を手関節以上で失った者または両上肢にこれと同程度の障害を残す者とされていた．一人につき 1 本の筋電電動義手であるほか，ソケット代込で支給額が 63 万円以下とされていたが，筋電電動義手は最低でも価格が 120 万円程度であり，購入が困難な状況であった．また，筋電電動義手にかかわる練習などは各地の労災病院など 7 医療機関に限定されていた．

　1994 年から開始された身体障害者福祉法（身体障害者の日常生活，社会活動を積極的に行えるように総合的に支援する法律．2005 年に障害者自立支援法，2013 年に障害者総合支援法へ変遷）が 2005 年より障害者自立支援法として施行され，補装具支給の内容が見直されたため，労災保険における筋電電動義手の給付改善が検討された．2007 年「義肢等補装具専門家会議」が開催され，労災保険における筋電電動義手において，① 2008 年 4 月 1 日から 2013 年 3 月 31 日までの 5 年間，② 11 の協力研究機関において研究支給された．2012 年 6 月の報告で，筋電電動義手は，適切な医学管理のもと，意欲ある患者に対して，熟練したチームアプローチを行うことで，非常に有益な補装具であることが証明され，2013 年 4 月より片側上肢切断者へ支給対象が拡大された[1]．

　労災保険での筋電電動義手の支給対象の拡大の背景は，身体障害者福祉法における制度全体の見直しがきっかけではあるが，かねてから日本は諸外国に比べると筋電電動義手の普及が遅れていることが専門家の中で指摘され，周知されていたことがある．

　表 1 は厚生労働省による現在の筋電電動義手の支給対象者をまとめたものである．片側上肢切断者と，従来から対象とされていた両側上肢切断者の違いは，片側上肢切断者では就職活動も含め就労が予定されていることが前提としてあり，筋電電動義手を装着することにより就労時の作業の質の向上や種類の拡大が見込まれることがあげられている[2]．筋電電動義手は高機能で高価なものである．研究支給された成果をもとに，支給の条件が定まっていることを理解する．

表 1　筋電電動義手の支給対象者

**両上肢切断者**
1）両上肢を手関節以上で失ったことにより，障害（補償）給付を受けた方又は受けると見込まれる方で，以下の①～⑤の要件を全て満たす方．
2）1 上肢を手関節以上で失うとともに，他上肢の用が全廃又はこれに準じた状態になったことにより，障害（補償）給付を受けた方又は受けると見込まれる方で，以下の①～⑤の要件を全て満たす方．
　①手先装置の開閉操作に必要な強さの筋電信号を検出できること．
　②筋電電動義手を使用するに足る判断力を有すること．
　③筋電電動義手を使用するための十分な筋力を有すること．
　④ソケットの装着が可能である断端を有すること．
　⑤肩及び肘の関節の機能に著しい障害がないこと．

**片側上肢切断者**
1）1 上肢を手関節以上で失ったことにより，障害（補償）給付を受けた方又は受けると見込まれる方で，以下の要件を全て満たす方．
　①以下のいずれかに該当する方
　　ア）就労中（休職中を含む．）の方で，筋電電動義手の装着により就労時の作業の質の向上や作業の種類の拡大等が見込まれる方．
　　イ）申請時には就労していないが，筋電電動義手装着後に就労が予定されている方（公共職業安定所への求職申込等就職活動中の方を含む．）で，筋電電動義手の装着により就労時の作業の質や作業の種類の拡大等が見込まれる方．
　　ウ）非切断側の上肢又は手指に一定以上の障害があるため，筋電電動義手を使用しなければ社会生活ができないと認められた方．
　②筋電電動義手の装着訓練，試用装着期間における指導等並びに適合判定を実施する医療機関において，筋電電動義手の装着訓練を修了するとともに，試用装着期間を経過している方．
　③両側上肢切断者の要件①～⑤を全て満たす方で，筋電電動義手を継続して使用することが可能である方．

表2 支給要件となる装着練習の期間

| 練習の種類 | | | 装着練習の期間 | |
|---|---|---|---|---|
| | | | 原則 | 最大練習期間 |
| 装着練習 | 前腕切断 | 筋電電動義手のみまたは能動式義手のみ | 4週間以内 | 最大10週間 |
| | | 筋電電動義手＋能動式義手 | 8週間以内 | 最大14週間 |
| | 上腕切断 | 筋電電動義手のみまたは能動式義手のみ | 6週間以内 | 最大12週間 |
| | | 筋電電動義手＋能動式義手 | 10週間以内 | 最大16週間 |
| 試用装着期間 | | | 最大6か月 | |

### 2) 片側上肢切断者の支給対象者の要件として，医療機関での練習を修了する必要がある

　筋電電動義手の装着練習を行う医療機関となるためには，労災保険における義肢採型指導医の指定を受けていることや外科後処置の実施医療機関であることがあげられており，厚生労働省によると2022年6月で全国54施設ある．表2は支給要件となる装着練習の期間を示している．練習は大きく装着練習と試用装着練習に分けられ，装着練習では前腕切断と上腕切断，そしてそれぞれが筋電電動義手または能動式義手のどちらか一方か，その両者の練習を行うかによって期間が異なる．最大練習期間は，担当医が練習期間を延長することで確実に使用が可能であると判断した場合，最大4週間の練習期間とソケット適合のための日数として最大2週間の合計6週間を延長することができる．そのため，それぞれの練習期間に6週間を加えた期間が最大練習期間として設定されている．また，試用装着練習期間とは，主に自宅や職場で積極的に使用を評価する期間であり，月に1回程度の受診，定期的な外来でのリハビリテーションが必要であり，最大6か月と定められている．筋電電動義手の適否判断基準の一つに，筋電信号の十分な検出や分離が2週間でできなければ練習の継続は困難とされている[3]．そのため，筋電電動義手に必要な筋電信号の検出や分離の判断を早期に行い，限られた期間の中で，実際に物品を使用した練習や直接的な練習をより多くすることが必要となる．

### 3) 就労時の作業を作業療法士として柔軟に考える

　患者からの聞き取りで，患者の就労時の作業に「混ぜる」「袋に入れる」などが含まれることがある．その作業をするための機器の材質や対象物の種類に注意をする必要がある．筋電電動義手は精密機械であり，密閉されていない使用下でどのようなものに触れるか，またはさらされてしまう可能性があるのかを考え，使用が適切なのか，故障の原因にならないかを検討する．不適切な使用は，保証の対象外となることもある．一方，接客業においては，整髪や化粧など自身の身だしなみを適切な時間内で整えることは非常に重要で，作業にかかる時間についても聴取する．また，復職することができても受傷前の状態に戻れているとは限らない．職場によっては能力を過小評価されてしまう場合もある．仕事内容や職場の配置変更は給料が異なることや，昇格などの機会が減るなど，仕事へのやりがいや将来像などに影響する．復職後の労働条件が受傷前と比較して変化していないかも本人と共有する必要がある．

　患者から聞き取った作業から，前後の作業，連続した作業をイメージし，いかに具体的に作業療法士として柔軟に考えるかが重要となる．その中で，健側の片手のみで時間をかけて行っている作業，健側の片手だけではできないものとあきらめている作業については，作業を見直し可能性を検討する．どんなに小さな両手作業でも筋電電動義手の使用の積み重ねが重要となる．

### ■引用文献

1）厚生労働省：義肢等補装具専門家会議報告書．平成24年6月．
　　https://www.mhlw.go.jp/stf/shingi/2r9852000002eb0h-att/2r9852000002eb1y.pdf
2）厚生労働省都道府県労働局労働基準監督署：労災保険の義肢等補装具費支給対象者のみなさまへ—義肢等補装具費支給制度のご案内．
　　http://www.tokukaigi.or.jp/rousai/040325-10.pdf
3）陳　隆明編：筋電義手の適応例とは．筋電電動義手訓練マニュアル．全日本病院出版会；2006．p.8-9.

LECTURE
**15**

**巻末資料**

表 1　大腿義足歩行にみられる異常歩行とその原因

| | | 異常歩行の名称と解説 | 異常歩行の原因（義足） | 異常歩行の原因（切断者） |
|---|---|---|---|---|
| ① | | 外転歩行<br>(abduction gait)<br>● 立脚・遊脚を通じ股関節外転位のまま歩行 | ● 義足が長すぎる<br>● ソケット内壁が高すぎる<br>● ソケット外壁不適合による不安定を代償<br>● ソケット内転角が大きすぎる，または足部アウトセットで義足内倒れ | ● 股関節外転拘縮<br>● 内股部の疼痛<br>● 股関節外転筋力低下<br>● 義足歩行が不安で外転支持する |
| ② | | 体幹の側屈<br>(trunk lateral bending)<br>● 義足側の立脚相に体幹が側屈する | ● 義足が短かすぎる<br>● ソケット外壁適合不良で支持不足<br>● ソケット内壁適合不良で会陰部が痛い<br>● 体重負荷線が足部内側にある | ● 股関節外転筋力低下<br>● 股関節外転拘縮<br>● 短断端<br>● 断端疼痛 |
| ③ | | 分回し歩行<br>(circumduction gait)<br>● 義足遊脚相に弧を描くように振る | ● 義足が長すぎる<br>● 膝継手が固定あるいは曲がりにくい<br>● 懸垂が不十分で相対的に義足が長くなっている | ● 膝折れをおそれて膝屈曲できない<br>● 股関節外転拘縮 |
| ④ | | 内・外側ホイップ<br>(medial/lateral whip)<br>● 踵離れの際に踵が内・外側に動く<br>内側<br>ホイップ　外側<br>ホイップ | ● 膝継手軸が進行方向に対し直角でない<br>● ソケット適合がゆるく回旋する<br>● ソケットに対して膝継手軸が内旋位または外旋位 | ● 断端の筋力低下 |
| ⑤ | | 踵接地時の足部回旋<br>(foot rotation)<br>● 踵接地時に踵を中心に足部が回旋・振動する | ● 後方バンパー・クッションが硬すぎる<br>● トウアングルの適合不良<br>● ソケットがゆるすぎる<br>● 内・外側ホイップがみられる | ● 軟部組織量が多すぎる<br>● 断端の筋力低下 |
| ⑥ | | 膝の不安定<br>(instability of prosthetic knee)<br>義足立脚相の膝折れまたは膝折れ感 | ● ソケット初期屈曲角の不足<br>● ソケットが膝継手に対し，適正位置より後ろすぎる＝膝継手後ろ下げ不足<br>● 足部背屈位または靴の踵が高い<br>● 後方バンパー・クッションが硬すぎる | ● 股関節伸展筋力不足<br>● 随意制御の遅れ |
| ⑦ | | フットスラップ<br>(foot slap)<br>● 踵接地直後の急速な底屈 | ● 後方バンパー・クッションが軟らかすぎる | |

| | | 異常歩行の名称と解説 | 異常歩行の原因（義足） | 異常歩行の原因（切断者） |
|---|---|---|---|---|
| ⑧ | | 腰椎の過剰な前彎<br>（excessive lumbar lordosis）<br>●義足立脚相で腰椎が過度に前彎する | ●ソケットの初期屈曲角不足<br>●前壁の適合不良で坐骨支持不十分<br>●ソケットの前後径が大きすぎる<br>●ソケット後壁適合不良 | ●股関節屈曲拘縮<br>●股関節伸展筋力低下<br>●腹筋筋力低下 |
| ⑨ | | 過度の膝継手安定<br>（excessive stability of prosthetic knee）<br>●膝継手が屈曲しづらく遊脚へ円滑に移行できない | ●ソケットが膝継手に対し，適正位置より前すぎる＝膝継手後ろ下げ過大<br>●足部底屈位または靴の踵が低い | |
| ⑩ | | 蹴り上げの不同<br>（uneven heel rise）<br>●義足の膝が屈曲しすぎ踵が高く上がりすぎる | ●膝遊脚制御機構の不適合<br>●膝継手の摩擦が不十分<br>●伸展補助バンドがないか弱い | ●膝継手伸展を意識しすぎ<br>●反動をつけ義足を振り出しすぎ |
| ⑪ | | 伸び上がり歩行<br>（vaulting gait）<br>●義足遊脚相に健側下肢がつま先立ち状態 | ●義足が長すぎる<br>●懸垂が不十分<br>●遊脚期制御機構不適合で屈曲しづらい，または曲がりすぎのため振り出し遅れを代償<br>●固定膝使用 | ●膝折れをおそれ屈曲しない<br>●つまずきを恐れ伸び上がる<br>●不整地歩行の安全確保をしようとする |
| ⑫ | | ターミナルインパクト<br>（terminal swing impact）<br>●義足遊脚相最後の膝継手の衝撃的な伸展 | ●膝遊脚制御機構の不適合<br>●膝継手の摩擦が不十分<br>●伸展補助バンドが強すぎる<br>●初期屈曲角の不足で遊脚相の移行に反動がつく | ●膝継手伸展を意識しすぎ<br>●反動をつけ義足を振り出しすぎ |

# TEST 試験

## 到達目標

- 各 Lecture で学んだ知識について，自身の理解度や到達度を知る．
- 各 Lecture で学んだ内容の要点について，試験を通して理解する．
- 試験の結果を踏まえて，各 Lecture の内容を再度復習する．

## この試験の目的とするもの

これまでの講義で作業療法士に必要な義肢・装具に関する基本的な知識について学習してきました．この章は試験問題と解答で構成されています．ここでの問題は国家試験レベルの難易度を想定しています．問題形式は，I：5択の選択式問題，II：括弧内に適切な用語を書き込む穴埋め式問題，III：記述式問題，からなります．

これまでに学んだ内容をどの程度理解しているかの「力試し」として挑戦してみてください．不正解であった場合は，なぜ不正解であったかを確認し，理解することがとても重要です．解答の解説を熟読し，また本文を調べて，よく復習してください．

## 試験の結果はどうでしたか？

- □ 自身の理解度や到達度を知ることができた．
- □ 復習すべき内容を把握できた．
- □ 解答を熟読し，該当する Lecture の本文を確認した．
- □ 作業療法士に必要な義肢・装具に関する基本的な知識を理解できた．

---

comment

本書では，「義肢装具学」に関する知識を得るための学習，および代表的な装具を作製する実習を行いました．養成校には義肢・装具のサンプルが備わっているので，これらに実際に触れて動かし，さらなる知識を深めてください．

前腕および上腕能動義手については，日本義肢装具学会より新しい適合検査（能動義手適合検査表 日本語版）の案が出され（2023 年 11 月現在），これらが正式に発表された後に順次，臨床でも用いられ，さらに数年後には国家試験にもこれらが出題されることが想定されます．本書の Lecture 3 内に掲載した二次元コードからこれらの新しい適合検査を確認しましょう．

## 問題

### 問題I　選択式問題

以下の各問題について，該当するものを2つ選びなさい.

---

**問題1**

切断部位と義手の組合せで正しいのはどれか.

1. 上腕骨頸部切断 ——————— 肩義手
2. 上腕80％残存での切断 ——— 肘義手
3. 前腕20％残存での切断 ——— 前腕義手
4. 手関節離断 ——————————— 手部義手
5. 手根骨レベルの離断 ———— 指義手

---

**問題2**

靴べら式プラスチック短下肢装具について正しいのはどれか.

1. 装具の上縁は，腓骨頭上縁の高さに合わせる.
2. 固定性をよくするためには，装具の足関節部のトリミングを浅くし，後方支柱の幅を大きくする.
3. 装具の踵部をくりぬくと靴が履きにくくなる.
4. 下垂足，尖足に適応できる.
5. 槌指がある場合は，装具の前足部をMP関節部まで短くする.

---

**問題3**

切断と義肢のソケットの組合せで誤っているのはどれか.

1. 上腕切断 ——————— ノースウェスタン式
2. 前腕切断 ——————— ミュンスター式
3. 下腿切断 ——————— TSB式
4. サイム切断 ———— KBM式
5. 股関節離断 ———— カナダ式

---

**問題4**

閉塞性動脈硬化症による下肢壊疽に対して切断術が施行され大腿短断端となった. 糖尿病性末梢神経障害を合併している. この患者の術直後の断端管理で不適切なのはどれか.

1. 股関節の自動運動を行う.
2. 断端の色調を観察する.
3. 断端の温熱療法を行う.
4. 切断側股関節を外転位に保持する.
5. 弾力包帯により断端を圧迫する.

### 問題5

40歳の男性，前腕切断極短断端，肘関節が屈曲30°に制限されている．屈曲運動を補い，腹部前面での両手動作を可能にするため能動義手を作製することになった．用いられるソケットや肘継手で正しいのはどれか．

1. ノースウェスタン式ソケット
2. 倍動肘ヒンジ継手
3. ミュンスター式前腕ソケット
4. 能動単軸肘ブロック継手
5. スプリットソケット

### 問題6

上腕能動義手の適合検査で正しいのはどれか．

1. コントロールケーブルシステムの伝達効率は50%以上である．
2. 肘90°屈曲位でのフックの最大開きの操作効率は70%以上である．
3. 肘継手を最大屈曲させるための肩関節屈曲角度は60°以下である．
4. 義手装着時に20kgで下垂負荷したときのソケットのずれは2.5cm以内である．
5. 口元でのフックの最大開きの操作効率は30%以上である．

### 問題7

前腕筋電義手で正しいのはどれか．

1. 小児には使用しない．
2. 能動義手に比べ把持力が強い．
3. ハーネスが必要である．
4. 顆上支持式ソケットが用いられる．
5. 前腕義手より上腕義手の症例が多い．

### 問題8

誤っている組合せはどれか．

1. 高位橈骨神経麻痺 ———— RICスプリント
2. 高位橈骨神経麻痺 ———— トーマススプリント
3. 低位正中神経麻痺 ———— 短対立スプリント
4. 低位正中神経麻痺 ———— 虫様筋カフ
5. 低位尺骨神経麻痺 ———— ナックルベンダー

### 問題9

関節リウマチ患者の動作と自助具の組合せで正しいのはどれか．

1. 靴下を履く ———— ソックスエイド
2. タオルをしぼる ——— ボタンエイド
3. 包丁操作 ———— L字型包丁
4. キーボード操作 ——— リーチャー
5. 瓶の蓋を開ける ——— マジックハンド

## 問題 10

一般的な車椅子の適合で正しいのはどれか.

1. ハンドリムがない.
2. バックレストの高さは腋下より 10 cm 低い高さに設定する.
3. 座幅は腰幅に 5 cm 加えた広さとする.
4. 床面とフットサポートのクリアランスを 2.5 cm とする.
5. 座面長は大腿長に 5 cm 加えた長さとする.

## 問題II　穴埋め式問題

括弧に入る適切な用語は何か答えなさい.

## 問題 1

切断により失われた手足が，断端部または断端部から離れた位置に残っているかのような感覚を（1.　　　）といい，この（1.　　　）に疼痛を伴う場合を（2.　　　）とよぶ. 現在，（2.　　　）の発生のメカニズムとして，欠損した手足からの感覚入力がなくなることで生じる大脳皮質の（3.　　　）の再構築が原因と考えられている.

## 問題 2

頸椎固定用装具には，ソフトカラーやポリネックカラーとよばれる（4.　　　），および（4.　　　）や，これらより頸椎の運動制限力を有する発泡ポリエチレンフォーム製の（5.　　　）がある. また，頭頸部と体幹を固定する装具に，胸骨・後頭骨・下顎骨固定用装具である（6.　　　），（7.　　　）リングをピンで頭蓋骨に直接固定し，頸椎の全方向を強固に固定する（7.　　　）式頸胸椎装具がある.

## 問題 3

義肢・装具の支給体系は，（8.　　　）用装具と（9.　　　）用装具に大別される.（8.　　　）用装具は，医師が疾病または負傷の治療上必要であるとし，一時的に使用するものであり，主に（10.　　　）制度等により（11.　　　）として給付される. 一方，②（9.　　　）用装具は治療が終了し，症状が固定した後に（12.　　　）法から（13.　　　）として支給される.

（8.　　　）用装具，（9.　　　）用装具にはさまざまな公的給付制度があるが，原則的に（14.　　　）法，戦傷病者特別援護法が優先され，社会保険制度（医療保険など），社会福祉制度（障害者総合支援法など），公的扶助制度（生活保護法）の順となる. ただし，交通事故による治療にかかわる場合は（15.　　　）制度が公的給付制度よりも優先される.

## 問題III　記述式問題

## 問題 1

能動義手に用いられる単式コントロールケーブルシステムと複式コントロールケーブルシステムの違いについて述べ，適応となる義手をあげなさい.

## 問題 2

機能的把持装具の機能的特徴，適応となる疾患・障害について説明しなさい. また代表的な機能的把持装具の名称を 2 つあげなさい.

## 問題 3

自助具であるソックスエイドについて，目的，適応となる疾患や障害，具体的な使い方について述べなさい.

## Ⅰ　選択式問題　　　配点：1問4点　計40点

**問題1**　**1，3**

1. 上腕骨頸部切断には，肩義手が適応となる．

2. 上腕80％残存での切断は上腕切断標準断端であり，上腕義手が適応となる．

3. 前腕20％残存での切断は前腕切断極短断端であり，前腕義手が適応となる．

4. 手関節離断では，手義手が適応となる．

5. 手根骨レベルの離断には，手部義手が適応となる．

**問題2**　**2，4**

1. 腓骨神経麻痺のリスクを避けるために，装具上縁を腓骨頭より2〜3cm短くする．

2. 装具の足関節部のトリミング（切り取り）により，後方支柱の幅を調整し，足関節の動き（可撓性）をコントロールすることができる．

3. 装具の踵部をくりぬくと靴が履きやすくなる．

4. 下垂足，尖足，内反，内反尖足，外反などが主な適応である．高い筋緊張により変形を十分に矯正できない場合には，金属支柱付き短下肢装具が用いられる．

5. 槌指とは，DIP関節の伸展が不能になることである．前足部を切除するとDIP関節が屈曲位になるため不適切である．

**問題3**　**1，4**

1. 上腕切断には，差し込み式ソケット，吸着式ソケット，オープンショルダー式ソケットなどが用いられる．ノースウェスタン式ソケットは，前腕切断に用いられる．

2. 断端の短い前腕切断には，ミュンスター式の顆上支持式自己懸垂ソケットが用いられる．

3. 下腿切断には，下腿の断端全面のソケットが接触して体重支持ができるTSB（total surface bearing）式ソケットが用いられる．

4. サイム（Syme）切断には，無窓全面接触式や内側有窓式などのソケットが用いられる．KBM（Kondylen Bettung Münster）式は下腿切断に用いられるソケットである．

5. 股関節離断には，腸骨稜で懸垂可能なカナダ式ソケットが用いられる．

**問題4**　**3，4**

1. 断端の自動運動は，疼痛自制内で術後早期から許可される．

2. 術直後から断端の色調や腫脹の状態を観察することは重要である．

3. 術直後の炎症期の温熱療法は禁忌である．また，糖尿病性末梢神経障害を合併し，感覚障害も生じている可能性があり，温熱療法は適切ではない．

4. 大腿切断では股関節外転位拘縮が生じやすいため，外転位に保持することは適切ではない．

5. 術後の腫脹を改善するために，弾力包帯による断端の圧迫は有用である．

**問題5**　**2，5**

1. 前腕切断の中断端や長断端に用いられる顆上支持式自己懸垂ソケットである．

2. 前腕切断極短断端で用いられ，肘関節自動屈曲角度が少ない場合に，ヒンジのリンク機構により，実際の肘屈曲角度よりも義手の前腕幹部を2倍に屈曲させることができる継手である．スプリットソケットが併用される．

3. 前腕切断の極短断端や短断端の断端が短い症例に用いられる顆上支持式自己懸垂ソケットである．症例の肘関節が屈曲30°に制限され，屈曲運動を補うための義手のソケットとしては適切でない．

4. 能動単軸肘ブロック継手は，上腕切断に用いる肘継手である．

5. 断端を収めるソケットと前腕支持部が分かれているのが特徴である．倍動肘ヒンジ継手と併用される．

**問題6** 　1，4

1. 正しい.

2. 肘 90° 屈曲位でのフックの最大開きの操作効率は 100％でなければならない.

3. 肘継手を最大屈曲させるための肩関節屈曲角度は 45° 以下でなければならない.

4. 正しい.

5. 上腕能動義手の口元でのフックの最大開きの効率は 50％である.

**問題7** 　2，4

1. 先天性前腕横軸欠損児などにも，筋電義手が用いられる.

2. 能動義手では通常，随意開き式の能動フックが用いられる．この場合，把持力（能動フックが閉じる力）は，手先具の力源ゴムの力に依存する．一方，筋電義手ではモーターの力源で手先具の開閉が可能である.

3. 前腕筋電義手は，ハーネスやコントロールケーブルが不要である.

4. 通常，顆上支持式ソケットが用いられる.

5. 上腕義手より前腕義手の症例が多い.

**問題8** 　1，4

1. RIC スプリントは手関節伸展時の動的腱固定効果により手指の屈曲運動を補うものである．下垂手となる高位型橈骨神経麻痺では，手関節および手指・母指の伸展が困難となるため，適切ではない.

2. 手関節および手指・母指を懸垂装置により伸展補助するトーマス（Thomas）スプリントが適応となる.

3. 低位型正中神経麻痺は，猿手により母指対立障害が生じる．これらには，手関節を固定しない短対立スプリントが適応となる.

4. 虫様筋カフは，尺骨神経麻痺によるかぎ爪指変形や低位正中・尺骨神経麻痺によるかぎ爪手変形に用いられる MP 関節屈曲位を保持するための静的装具である.

5. ナックルベンダーは，尺骨神経麻痺によるかぎ爪指変形や低位正中・尺骨神経麻痺によるかぎ爪手変形に用いられる MP 関節屈曲用の動的装具である.

**問題9** 　1，3

1. ソックスエイドは肘関節，股関節や膝関節の関節可動域制限により，足元にリーチできなくなった症例に用いられる．また手指，股関節や膝関節の負担軽減に有用である.

2. ボタンエイドは，更衣のボタン操作を容易にするための自助具である.

3. L 字型包丁は，通常の包丁操作時よりも手指尺側偏位が生じにくい利点をもつ.

4. リーチャーは，肩・肘の関節可動域制限によりリーチ範囲が狭小化した症例に用いる自助具であり，更衣などで用いられる．キーボード操作の利用には相応しくない.

5. マジックハンドは，リーチャーに把持機能を付加したものであり，瓶の蓋を開ける際に用いるのは適切ではない.

**問題10** 　2，3

1. 一般的な車椅子には，自走できるように大車輪にハンドリムがついている.

2. バックレストの高さは腋下より 10 cm 低い高さに設定する.

3. 座幅は腰幅に左右それぞれ 2.5 cm，計 5 cm 加えた広さとする.

4. 床面とフットサポート（フットレスト）のクリアランスは 5.0 cm 以上にしなければならない.

5. 座面長は大腿長よりも 2.5〜5 cm 短くする.

## Ⅱ　穴埋め式問題　　　配点：1問2点　計30点

**問題1**　（Lecture 1，4 参照）

1. 幻肢

2. 幻肢痛

3. 局在（機能局在）

4. 頸椎カラー

5. フィラデルフィア・カラー

6. ソーミー・ブレース

7. ハロー

問題 3 （Lecture 15 参照）

8. 治療

9. 更生

10. 医療保険

11. 療養費

12. 障害者総合支援

13. 補装具

14. 労働者災害補償保険

15. 自動車損害賠償

## Ⅲ　記述式問題　　　　配点：1問 10 点　計 30 点

問題 1 （Lecture 2 参照）

　単式コントロールケーブルシステムは，1本のケーブルで手先具の開閉の単一の機能を制御するものである．単式コントロールケーブルシステムは前腕能動義手，手能動義手，手部能動義手で適応となる．一方，複式コントロールケーブルシステムは，1本のケーブルで手先具の開閉と肘継手の屈伸の2つの機能を制御するものである．通常，肘継手が遊動（フリー）の場合，ケーブルが牽引されると手先具が開大し，その後に肘継手の屈曲が可能になる．複式コントロールケーブルシステムは肩能動義手，上腕能動義手，肘能動義手で適応となる．

問題 2 （Lecture 8 参照）

　手関節を伸展（背屈）した際に，手指（示指・中指）MP 関節が屈曲する動的腱固定効果（ダイナミック・テノデシス効果）を補完する装具である．これらの装着により母指，示指，中指による3指での把持機能の代償を可能にする．この装具は頸髄損傷完全麻痺の C6 機能残存髄節レベルに適応できる．代表的な機能的把持装具にランチョ（Rancho）型，エンゲン（Engen）型，RIC（Rehabilitation Institute of Chicago）型などがある（2つの名称をあげられれば正答とする）．

問題 3 （Lecture 11 参照）

　目的：靴下を履くのを補助するための道具（自助具）である．

　適応となる疾患や障害：股関節や膝関節に屈曲可動域制限がある場合や，体幹の前屈ができない場合に使用する．これらの制限を有する関節リウマチや脳性麻痺患者，また人工股関節全置換術（THA）や人工膝関節全置換術（TKA）後早期の患者が適応となる．

　使用方法：まず，ソックスエイドの板の先端部分から靴下を通す．靴下によって円状に変形した板と靴下からなる空間に足部を差し込んだ後，両上肢で紐を引っ張る．ソックスエイドを自分のほうに引き寄せることで，靴下を足に通すことができる．

# 索引